R. Marxkors / H. Meiners / J. Geis-Gerstorfer
Taschenbuch der zahnärztlichen Werkstoffkunde

R. Marxkors / H. Meiners / J. Geis-Gerstorfer

Taschenbuch der zahnärztlichen Werkstoffkunde

Vom Defekt zur Restauration

Begründet von Prof. Dr. Reinhard Marxkors
und Prof. Dr. Hermann Meiners
Fortgeführt von Prof. Dr. Jürgen Geis-Gerstorfer

6. überarbeitete Auflage

Mit 151 farbigen Abbildungen und 11 Tabellen

Deutscher Zahnärzte Verlag Köln

Prof. Dr. J. Geis-Gerstorfer
Universitätsklinikum
Tübingen
Zentrum für Zahn-, Mund-
und Kieferheilkunde
Poliklinik für Prothetik
Sektion „Medizinische Werk-
stoffkunde und Technologie"
Osianderstr. 2–8
72076 Tübingen

1. Auflage 1978,
Marxkors/ Meiners,
Hanser Fachbuchverlag

2. Auflage 1982,
Marxkors/ Meiners,
Hanser Fachbuchverlag

3. Auflage 1988,
Marxkors/ Meiners,
Hanser Fachbuchverlag

4. Auflage 1993,
Marxkors/ Meiners,
Hanser Fachbuchverlag

5. Auflage 2000,
Marxkors/ Meiners,
Deutscher Zahnärzte Verlag

ISBN 978-3-7691-3344-8

zahnheilkunde.de

Bibliografische Information der Deutschen Nationalbibliothek
Die Deutsche Nationalbibliothek verzeichnet diese Publikation in der Deutschen Nationalbibliografie; detaillierte bibliografische Daten sind im Internet über http://dnb.d-nb.de abrufbar.
Die Wiedergabe von Gebrauchsnamen, Handelsnamen, Warenbezeichnungen usw. in diesem Werk berechtigt auch ohne besondere Kennzeichnung nicht zu der Annahme, dass solche Namen im Sinne der Warenzeichen- oder Markenschutz-Gesetzgebung als frei zu betrachten wären und daher von jedermann benutzt werden dürften.
Wichtiger Hinweis:
Die Zahnmedizin und das Gesundheitswesen unterliegen einem fortwährenden Entwicklungsprozess, sodass alle Angaben immer nur dem Wissensstand zum Zeitpunkt der Drucklegung entsprechen können.
Die angegebenen Empfehlungen wurden von Verfassern und Verlag mit größtmöglicher Sorgfalt erarbeitet und geprüft. Trotz sorgfältiger Manuskripterstellung und Korrektur des Satzes können Fehler nicht ausgeschlossen werden.
Der Benutzer ist aufgefordert, zur Auswahl sowie Dosierung von Medikamenten die Beipackzettel und Fachinformationen der Hersteller zur Kontrolle heranzuziehen und im Zweifelsfall einen Spezialisten zu konsultieren.
Der Benutzer selbst bleibt verantwortlich für jede diagnostische und therapeutische Applikation, Medikation und Dosierung.
Verfasser und Verlag übernehmen infolgedessen keine Verantwortung und keine daraus folgende oder sonstige Haftung für Schäden, die auf irgendeine Art aus der Benutzung der in dem Werk enthaltenen Informationen oder Teilen davon entstehen.
Das Werk ist urheberrechtlich geschützt. Jede Verwertung in anderen als den gesetzlich zugelassenen Fällen bedarf deshalb der vorherigen schriftlichen Genehmigung des Verlages.

Copyright © 2012
Deutscher Zahnärzte Verlag
Dieselstraße 2, 50859 Köln

Die Deutsche Zahnärzte Verlag DÄV GmbH ist ein Tochterunternehmen der Deutscher Ärzte-Verlag GmbH.

Umschlagkonzeption: Sybille Rommerskirchen
Titelfoto: Visuals Unlimited/Corbis
Satz: Plaumann, 47807 Krefeld
Druck / Bindung: Medienhaus Plump GmbH, 53619 Rheinbreitbach

5 4 3 2 1 / 612

Vorwort

Die stürmische Entwicklung der Zahnheilkunde, insbesondere im Bereich der zahnärztlichen Werkstoffe und der dentalen Technologie, ist nach wie vor ungebrochen. Die sechste Auflage dieses Taschenbuches der zahnärztlichen Werkstoffkunde bedurfte daher erneut einer gründlichen Überarbeitung und Ergänzung.

Zahnarzt und Techniker müssen sich, wollen sie die angebotenen Werkstoffe optimal nutzen, um die naturwissenschaftlichen Grundlagen bemühen. Mit dieser Bearbeitung soll erneut versucht werden, den Interessierten mit wesentlichen Problemen der zahnärztlichen Werkstoffkunde vertraut zu machen. Dabei war, dem Charakter eines Taschenbuches entsprechend, eine größtmögliche Straffung des umfangreichen Stoffes, nicht zuletzt auch im Interesse der Leser, geboten.

Für den tätigen Zahnarzt kann es keine Werkstoffkunde um ihrer selbst willen geben, sondern ausschließlich des klinischen Erfolges wegen. Aus diesem Grunde haben wir nicht die einzelnen Werkstoffe zum Gegenstand unserer Betrachtungen gemacht, sondern die klinische Aufgabe in den Mittelpunkt gestellt und abzuhandeln versucht, welchen Einfluss die verwendeten Werkstoffe auf das Gelingen der Arbeit nehmen. Bei dieser Betrachtungsweise ist unschwer zu erkennen, dass der Zahnarzt, wenn er die naturwissenschaftlichen Gesetzmäßigkeiten missachtet, sich dem Zufall ausliefert, und dass der Erfolg sich zusammensetzt aus der Summe der vermiedenen kleinen Fehler. Die Kenntnis der klinischen Maßnahmen und der labortechnischen Verrichtungen wird als bekannt vorausgesetzt.

Durch die Aufteilung nach klinischen Gesichtspunkten soll vor allem dem Zahnarzt und dem Studierenden der Zahnheilkunde eine Hilfe für das Bewältigen ihrer therapeutischen Aufgaben an die Hand gegeben werden. Darüber hinaus glauben wir, dass die Ausführungen auch für den Zahntechniker von Nutzen sind.

Der Anhang enthält Werte-Tabellen mit Angaben zu wichtigen physikalischen Eigenschaften sowie spezielle Erläuterungen zu den im Text mit Indizes gekennzeichneten Begriffen. Neben dem alphabetischen Stichwortverzeichnis soll das Register nach Werkstoffgruppen einen schnellen Zugriff auf Informationen zu einzelnen Werkstoffen ermöglichen.

Im April 2008
Jürgen Geis-Gerstdorfer
Hermann Meiners

Inhaltsverzeichnis

I		Die Gusskrone	1
1		Abformung und Modellherstellung	3
	1.1	Elastische Abformmaterialien – 5	
		1.1.1 Silikone – 5	
		1.1.2 Polyäther – 8	
		1.1.3 Polysulfide (Thiokole) – 9	
		1.1.4 Hydrokolloide – 10	
	1.2	Verarbeitung elastischer Abformmaterialien – 12	
		1.2.1 Fließverhalten – 12	
		1.2.2 Anmischen – Verarbeitungszeit – 12	
		1.2.3 Rückstellvermögen – 15	
		1.2.4 Volumeneffekte – 18	
	1.3	Starre Abformmaterialien – 22	
		1.3.1 Thermoplastische Abformmaterialien – 22	
		1.3.2 Abformgips – 23	
	1.4	Abformmethoden – 23	
		1.4.1 Korrekturabformung – 24	
		1.4.2 Doppelmischtechnik – 26	
		1.4.3 Einphasenabformung – 27	
		1.4.4 Ringabformung – 27	
		1.4.5 Desinfektion – 28	
	1.5	Modellwerkstoffe – 28	
		1.5.1 Gips – 29	
	1.6	Arbeitsmodell – 33	
	1.7	Modellgenauigkeit – 34	
2		Wachsmodellation	37
3		Gießen und Gussprobleme	41
	3.1	Kompensation der Erstarrungskontraktion des Metalls – 42	
	3.2	Kompensation der thermischen Kontraktion des Metalls – 43	
	3.3	Gießbedingungen und Eigenschaften des Gussstückes – 46	
		3.3.1 Temperatur der Schmelze – 46	

	3.3.2	Abkühlungsgeschwindigkeit – 47	
	3.3.3	Gussform – 48	
	3.3.4	Zusammensetzung der Legierung – 48	
	3.4	Rautiefe – 50	
	3.5	Galvanoformung – 55	
4	**Einsetzen der Krone**		57
	4.1	Befestigungszemente – 57	
	4.1.1	Zinkphosphatzemente – 59	
	4.1.2	Zinkoxid-Eugenol-Zemente – 59	
	4.1.3	EBA-Zemente – 60	
	4.1.4	Polyacrylsäurezemente – 60	
	4.1.5	Glas-Ionomer-Zemente – 61	
	4.1.6	Befestigungskomposite – 61	
	4.2	Geometrische Verhältnisse – 61	
5	**Schlussbemerkung**		65
II	**Der Stiftaufbau**		67
6	**Der gegossene Stiftaufbau**		69
III	**Das Implantat**		71
7	**Werkstoffkundliche Voraussetzungen**		73
IV	**Die Brücke**		75
8	**Löten**		78
	8.1	Dentallote – 79	
	8.2	Löteinbettmassen – 79	
	8.3	Flussmittel – 80	
9	**Klebebrücke**		81
V	**Die totale Prothese**		83
10	**Situationsabformung – Alginate**		85
11	**Individuelle Löffel**		87
	11.1	Wachswall – Wachse – 87	
12	**Funktionsabformung**		91
	12.1	Formung des Funktionsrandes – 91	

12.2	Schlussabformung – 91		
	12.2.1	Kunststoffpasten – 91	
	12.2.2	Zinkoxid-Eugenol-Pasten – 92	
	12.2.3	Grundsätzliches zur Schlussabformung – Reproduktion – 92	

13 Funktionsmodell 97

14 Künstliche Zähne 99

15 Basiswerkstoffe 101
- 15.1 Acrylate – 102
  - 15.1.1 Pulver-Flüssigkeit-Verfahren – 103
  - 15.1.2 Heißpolymerisate – 104
  - 15.1.3 Autopolymerisate – 105
  - 15.1.4 Porosität – 107
  - 15.1.5 Formfüllvermögen – 108
  - 15.1.6 Einfluss verschiedener Verarbeitungsverfahren auf die Prothesengenauigkeit – 111
  - 15.1.7 Wasseraufnahme und Löslichkeit – 115
  - 15.1.8 Vernetzung – 116
  - 15.1.9 Mechanische Eigenschaften – 116
- 15.2 Copolymerisate – 118
- 15.3 Thermoplaste – 119
- 15.4 Prothesenreinigung – 120
- 15.5 Schlussbemerkung – 121

16 Metalle als Basiswerkstoffe 123

17 Weich bleibende Kunststoffe 125

VI Die partielle Prothese 127

18 Gebogene Klammern 129
- 18.1 Elastische und plastische Verformung – 129
  - 18.1.1 Zugversuch – 129
  - 18.1.2 Biegeversuch – 134
- 18.2 Innere Spannungen – 137
- 18.3 Kriechen und Relaxation – 139
- 18.4 Verformung und Verfestigung – Rekristallisation – 141
- 18.5 Drahtlegierungen – 143

19 Modellgegossene Metallgerüste 147
- 19.1 Modellgusslegierungen – 147
  - 19.1.1 Gipsfreie Einbettmassen – 148

19.1.2 Dubliermassen – 149
19.1.3 Beschichten – 150
19.2 Gussklammern – Klammerretention – 151
19.3 Andere Retentionssysteme (Kombinationsarbeiten) – 159
19.4 Die Basis – 160
19.4.1 Schweißen – 161

VII Die Keramikkrone (Vollkeramikkrone) ... 163

20 Allgemein: Keramische Werkstoffe ... 165
20.1 Dentalkeramische Massen – 168
20.2 Volumenänderungen – 170
20.3 Mechanische Eigenschaften – 171
 20.3.1 Oxidkeramiken – 173
20.4 Transluzenz, Transparenz und Opazität – 174
20.5 Zahnfarbe und Lichtquelle – 175

21 Aufbau und Herstellung von Keramikkronen ... 177
21.1 Herkömmliche Verfahren – 178
21.2 Gießverfahren – Glaskeramik – 179
21.3 Spritzpressverfahren/Heißpressen – 180
21.4 Kopierschleifen – 180
21.5 Elektrophorese – 180
21.6 Rechnergestützte Frästechnik (CAD-CAM-Technik) – 181
21.7 Befestigung vollkeramischen Zahnersatzes – 182
 21.7.1 Silikatkeramik – 182
 21.7.2 Oxidkeramik – 182
21.8 Schlussbemerkung – 182

VIII Die Kunststoffmantelkrone ... 185

22 Provisorien ... 187

IX Die Verblendung von Kronen und Brücken ... 189

23 Kunststoffverblendung ... 191
23.1 Verschleißerscheinungen – 193
 23.1.1 Thermische Belastungen – 193
 23.1.2 Chemische Einflüsse – 194
 23.1.3 Mechanische Einwirkungen – Zahnpflege – 194
23.2 Indikation – 195

24	Aufbrennkeramik	197
	24.1 Gerüststabilität – 197	
	24.2 Aufbrennfähige Legierungen – 201	
	24.2.1 Edelmetall-(EM-)Legierungen – 201	
	24.2.2 Edelmetallfreie (EMF-)Legierungen – 203	
	24.2.3 Titan – 204	
	24.2.4 Andere Techniken der Gerüstfertigung – 206	
	24.3 Aushärtung (Vergütung) – 207	
	24.3.1 Härte – 209	
	24.4 Bindung Metall/Keramik – 211	
25	Löten von Verblendarbeiten	217
26	Reparaturmöglichkeiten keramischer Verblendungen	219

X Füllungswerkstoffe 221

27	Komposite	224
	27.1 Zusammensetzung – 225	
	27.1.1 Konventionelle Komposite – 225	
	27.1.2 Mikrogefüllte Komposite – 227	
	27.1.3 Hybrid-Komposite – 227	
	27.2 Verarbeitung der Komposite – 228	
	27.3 Kompositkleber – 229	
	27.4 Kompositinlays – 229	
28	Kompomere	231
29	Ormocere	233
30	Schmelz-Dentin-Adhäsive	235
31	Silikatzemente	237
32	Glas-Ionomer-Zemente (Glas-Polyalkenoat-Zemente)	239
	32.1 Lichthärtende Glas-Ionomer-Zemente – 240	
	32.2 Cermet-Zemente – 240	
33	Amalgame	241
	33.1 Legierungspulver – 241	
	33.1.1 Herkömmliche Amalgame – 242	
	33.1.2 Kupferreiche Amalgame – 243	
	33.2 Abbindereaktionen – 243	
	33.2.1 Herkömmliche Amalgame – 244	
	33.2.2 Kupferreiche Amalgame – 244	

33.3 Eigenschaften – 245
    33.3.1 Dimensionsverhalten – 245
    33.3.2 Mechanische Eigenschaften – 247
    33.3.3 Klinisches Verhalten – 249
33.4 Kupferamalgam – 249

XI Die Mundbeständigkeit der Metalle 251

34 Innerer Aufbau der Metalle 253
34.1 Legierungen – 256
34.2 Thermische Analyse – 257
34.3 Zustandsdiagramme – 258
    34.3.1 Lückenlose Mischbarkeit – 259
    34.3.2 Rein eutektische Legierungen – 260
    34.3.3 Begrenzte Mischbarkeit – 262
34.4 Interpretation von Zustandsdiagrammen – 262
    34.4.1 Mischkristallbildung – 263
    34.4.2 Inhomogene Mischkristalle – 264
    34.4.3 Homogenisieren – 266
34.5 Schliffbild – Metallografie – 267

35 Verhalten metallischer Werkstoffe im Mund 269
35.1 Grundsätzliche Betrachtungen – 269
    35.1.1 Galvanische Elemente – 269
    35.1.2 Korrosion – 271
    35.1.3 Passivierung – 272
    35.1.4 Strom-Potenzial-Diagramme – 273
    35.1.5 Zwei Metalle im Kontakt – 277
35.2 Situation im Mund – 280
    35.2.1 Gewebsflüssigkeit als zweiter Elektrolyt – 282
35.3 Korrosion von Dentallegierungen – 285
    35.3.1 Edelmetalllegierungen – 286
    35.3.2 Edelmetallfreie Legierungen – 288
    35.3.3 Amalgame – 289

XII Die Wirkung von zahnärztlichen Werkstoffen auf den menschlichen Organismus ... 291

36 Allergische Reaktionen ... 294

37 Lokaltoxische Effekte ... 297

38 Systemtoxische Effekte ... 299
- 38.1 Dentallegierungen, Amalgame – 300
- 38.2 Prothesenkunststoffe – 304
- 38.3 Füllungswerkstoffe, Zemente – 304
- 38.4 Keramische Werkstoffe – 305

39 Elektrische Wirkungen ... 307

40 Mechanische Irritationen ... 311
- 40.1 Gewebeverdrängung – 311
- 40.2 Dauerkontakt – 311
- 40.3 Oberflächenqualität – 312
- 40.4 Schleifen und Polieren – 314
  - 40.4.1 Schleif- und Poliermittel – 316
- 40.5 Sandstrahlen – 316
- 40.6 Elektrolytisches Polieren (Glänzen) – 316

Anhang ... 319

Register nach Werkstoffgruppen ... 339

Stichwortverzeichnis ... 341

I Die Gusskrone

1 Abformung und Modellherstellung – 3
2 Wachsmodellation – 37
3 Gießen und Gussprobleme – 41
4 Einsetzen der Krone – 57
5 Schlussbemerkung – 65

Von der Präparation eines Zahnes bis zum Einsetzen der fertigen Gusskrone ist es ein langer Weg. Die einzelnen Arbeitsgänge sind Abformung, Modellherstellung, Wachsmodellation, Einbetten, Gießen, Ausarbeiten, Polieren und Befestigen. Alle bei den einzelnen Fertigungsschritten verwendeten Materialien und Formtechniken nehmen später Einfluss auf die Passgenauigkeit der Krone.

In der Dentaltechnik erfolgt die Herstellung eines Gegenstandes mit vorgegebenen Abmessungen nach wie vor nahezu ausschließlich nach einer einfachen Methode. Ein zunächst noch weiches, also modellierbares oder flüssiges, vergießbares Material wird in die gewünschte Form gebracht und dann durch eine chemische Reaktion (Abbinden) oder durch Abkühlung (Erstarren) in den festen Zustand überführt; dabei ist die Verfestigung grundsätzlich von einer Volumenänderung – meist einer Kontraktion – des Werkstoffes begleitet. Inzwischen finden sich auch in der Dentaltechnik Verfahren wie computergestützte Schleifmaschinen oder Funkenerosion, die nach einer anderen klassischen Methode der Formgebung arbeiten, nämlich das Herausarbeiten der gewünschten Form aus einem festen Rohling durch Abtragen des Überschusses.

1 Abformung und Modellherstellung

Im Grunde wäre es notwendig, die beiden Arbeitsphasen der Abformung und Modellherstellung getrennt voneinander zu betrachten und abzuhandeln; wir beschränken uns aber hier auf die durch Abformung mit einem plastisch, elastischen Material gewonnenen Modelle. Dabei ist jedoch zu berücksichtigen, dass die Eigenschaften des Abformmaterials und der verwendeten Modellwerkstoffe die Dimensionen des Modells beeinflussen. Sollen die Einflüsse von Abform- und Modellmaterial auf die Dimensionstreue und spätere Passung untersucht werden, so sind selbstverständlich die Herstellerangaben zur Verarbeitung der verwendeten Materialien einzuhalten.

Bei Untersuchungen zur Dimensionstreue und Passgenauigkeit von Abformnegativen, Arbeitsmodellen und fertig gegossenen Kronen wird im Mikrometerbereich (1 μm = 10^{-3} mm) gemessen. Die Bedeutung dieser Bemühungen um eine so weitgehende Präzision wird verständlich, wenn man bedenkt, dass von der Abformung bis zum Ausarbeiten des gegossenen Teiles mindestens fünf Arbeitsgänge erforderlich sind, bei denen immer wieder Negative der vorausgehenden Form angefertigt werden müssen. Dabei nimmt jeder Arbeitsgang Einfluss auf die Genauigkeit. Wenn sich im ungünstigsten Fall alle Fehler addieren, dann kann ohne Weiteres eine Dimensionsabweichung zwischen dem zu versorgenden Zahnstumpf und dem gegossenen Ersatz von 100 µm und mehr entstehen. Abweichungen dieses Ausmaßes können bei Patienten bereits nach kurzer Zeit irreparable Schädigungen nicht nur des Parodontiums und der Zahnhartsubstanz, sondern des gesamten Kausystems hervorrufen.

Selbst eine auf wenige Mikrometer genau angefertigte Arbeit kann aufgrund geometrischer Gegebenheiten zu nicht tolerierbaren Störungen führen. Das sei am Beispiel einer Krone demonstriert, deren lichter Durchmesser zu klein ist (s. Abb. 1): Die Krone lässt sich nicht ganz über den Zahnstumpf schieben, sondern bleibt um einen Betrag Δh oberhalb der ihr zugedachten Position stecken. Dieser Betrag Δh ist immer größer als der Fehlbetrag Δr im lichten Radius, sofern der Präparationswinkel α kleiner als 45° bleibt. Das Verhältnis $\Delta r/\Delta h$ wird umso kleiner, je kleiner der Winkel α wird.

Für einen durchaus realistischen Präparationswinkel von 5–6° ist Δh bereits 10-mal größer als Δr. Das bedeutet, dass bei einem um 20 µm zu kleinen Lumendurchmesser (Δr = 10 µm) die Krone um 0,1 mm zu hoch ist. Entsprechend breit ist dann der Streifen beschliffener Zahnhartsubstanz zwischen Präparationsgrenze und Kronenrand. Wenn die okklusale Störung durch Einschleifen eventuell behoben werden kann, so bleibt doch der mangelhafte Randschluss mit der am ungeschützten Dentin erhöhten Gefahr der Kariesbildung.

Mit Einführung der elastischen Abformmaterialien Mitte der fünfziger Jahre wurden auch neue Abformtechniken entwickelt, die die bis dahin vorherrschende Einzelstumpfabformung („Kupferringabdruck") mit thermoplastischen Massen und nachfolgender Sammelabformung („Überabdruck") praktisch vollkommen verdrängt haben. Trotz mancher Neuerungen hat sich das Gipsmodell bei der Modellherstellung bis heute bewährt. Im Folgenden seien deshalb zunächst alle zur Fertigung von festsitzendem Zahnersatz (Kronen, Brücken, Inlays) genutzten Abformmaterialien und -techniken aufgezeigt.

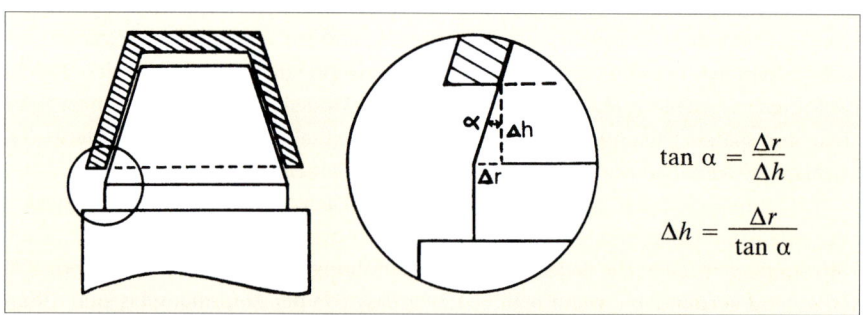

Abb. 1: Fehlpassung und okklusale Diskrepanz einer zu kleinen Krone

1.1 Elastische Abformmaterialien

Abformmaterialien unterscheidet man nach ihren mechanischen Eigenschaften im verfestigten Zustand in **starre** (z.b. Abformgips) und **elastische** (genauer: gummielastische) Abformmaterialien. Bei einer Verfestigung durch chemische Reaktion spricht man von **irreversiblen** (z.b. Alginate, Silikone, Polyäther), bei Plastifizierung und Erstarrung durch Erwärmung bzw. Abkühlung und umgekehrt von **reversiblen** (z.b. Hydrokolloide) Materialien. Der Vorteil der elastischen Massen ist, dass sie in einfacher Weise die Abformung von Unterschnitten erlauben, wogegen eine solche Abformung mit einem starren Material, etwa Gips, zur Entfernung aus dem Mund erst zerteilt werden muss. In der heutigen Zeit werden bei uns keine Abdrücke mehr aus Gips angefertigt.

1.1.1 Silikone

Die Abformmaterialien auf Silikonbasis sind **irreversibel-elastisch**. Silikone (Synonym: Siloxane) sind makromolekulare Substanzen, deren Molekülketten aus Si-O-Gruppen bestehen. Die beiden restlichen Valenzen des Si-Atoms sind durch Alkylreste (meist –CH$_3$) abgesättigt, z.b.

$$H_3C - \underset{\underset{CH_3}{|}}{\overset{\overset{CH_3}{|}}{Si}} - O - \left[\underset{\underset{CH_3}{|}}{\overset{\overset{CH_3}{|}}{Si}} - O - \right]_n \underset{\underset{CH_3}{|}}{\overset{\overset{CH_3}{|}}{Si}} - CH_3 \quad \text{Polydimethylsiloxan}$$

Die Ketten entstehen durch Polykondensation von Silanolen unter Abspaltung von Wasser:

$$n \cdot HO - \underset{\underset{CH_3}{|}}{\overset{\overset{CH_3}{|}}{Si}} - OH \rightarrow - \left[\underset{\underset{CH_3}{|}}{\overset{\overset{CH_3}{|}}{Si}} - O - \right]_n + n \cdot H_2O$$

Je nach Anzahl der OH-Gruppen des Monomers spricht man von mono-, bi-, tri- und tetrafunktionellen Molekülen, die entsprechend kettenabbrechend, -fortsetzend oder -verzweigend wirken.

Die **kondensationsvernetzenden** (C-)Silikon-Abformmassen enthalten lineare Ketten mit endständigen OH-Gruppen (Polydimethylsilanol). Die Überführung in den gummielastischen Zustand erfolgt nach dem Zumischen der Härterkomponente. Diese enthält tetrafunktionelles Äthylsilikat und eine organische Zinnverbindung als Katalysator. Das Äthylsilikat reagiert mit den endständigen OH-Gruppen der Ketten unter Abspaltung von Alkohol (Kondensat). Dadurch werden die Kettenenden multifunktionell und können durch Reaktion mit weiteren OH-Endgruppen anderer Ketten reagieren, wobei es zur Kettenverlängerung, -verzweigung und -vernetzung kommt:

$$\begin{array}{c c c c} CH_3 & OR & CH_3 & OR \\ | & | & | & | \\ \sim\!\!\sim Si - \overline{\vphantom{|}OH + R} \, O - Si - OR & \rightarrow & \sim\!\!\sim Si - O - Si - OR + ROH \\ | & | & | & | \\ CH_3 & OR & CH_3 & OR \end{array}$$

mit $R = -C_2H_5$

Durch Verdunstung des freigesetzten Alkohols kommt es zu einer Kontraktion des abgebundenen Materials. Aus diesem Grund wurden **additionsvernetzende**, also kondensatfreie A-Silikone eingeführt: Die Kettenmoleküle der einen Komponente besitzen endständige Vinylgruppen, die der zweiten Komponente seitliche H-Gruppen. In Gegenwart eines geeigneten Katalysators (organische Platin-Verbindungen) bilden sich Äthylbrücken zwischen den einzelnen Silikonmolekülen[1]:

$$\begin{array}{c c c c} CH_3 & O & CH_3 & O \\ | & | & | & | \\ \sim\!\!\sim Si - CH = CH_2 + H - Si - CH_3 & \rightarrow & \sim\!\!\sim Si - CH_2 - CH_2 - Si - CH_3 \\ | & | & | & | \\ CH_3 & O & CH_3 & O \end{array}$$

Silikone sind hydrophob; das beeinträchtigt sowohl die Abformung feuchter Strukturen (Blut, Speichel), vor allem aber auch die Benetzbarkeit durch den Gipsbrei bei der Modellherstellung. Bei den A-Silikonen sind daher auch hydrophilierte Produkte verfügbar.

Die Verfestigung der Silikone beruht auf der Verlängerung und insbesondere der Vernetzung der Kettenmoleküle untereinander. Durch diese Verknüpfungen wird die vor dem Anmischen mögliche freie Beweglichkeit der Moleküle gegeneinander (flüssiger bzw. plastischer Zustand) beeinträchtigt. Der gummielastische Zustand findet sich nur bei makromolekularen Substanzen (elastische Polymere = **Elastomere**). Lineare Makromoleküle befinden sich im Allgemeinen nicht im gestreckten Zustand, sondern weisen eine unregelmäßige „verknäulte" Konfiguration auf (s. Abb. 2): Der Abstand zwischen den beiden Molekülenden ist deutlich kleiner als die Gesamtlänge des Moleküls.

Abb. 2: Bei einem linearen Makromolekül ist der Abstand der Molekülenden voneinander im Allgemeinen kleiner als die Moleküllänge.

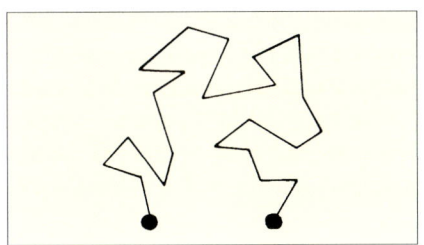

Eine Vergrößerung dieses Abstandes nähert das Molekül dem wenig wahrscheinlichen gestreckten Zustand. Zur Streckung der Molekülkette ist daher nach den Gesetzen der Thermodynamik eine Kraft erforderlich, der diese Verknäulungstendenz, also das Streben nach einer wahrscheinlicheren Konfiguration, als Rückstellkraft entgegenwirkt. Da bis zur völligen Streckung die Bindungen zwischen den einzelnen Atomen des Makromoleküls nicht beansprucht werden, sind die zur Streckung (große Deformation) benötigten Kräfte gering.

In einer aus Kettenmolekülen bestehenden polymeren Substanz ergibt sich der Zusammenhalt der Moleküle untereinander durch Bindungen sekundärer Art. Das Ausmaß dieses im Vergleich zu direkten chemischen Bindungen sehr schwachen Zusammenhaltes bestimmt die Beweglichkeit der einzelnen Ketten gegeneinander und ist entscheidend dafür, ob die Substanz im flüssigen oder festen Zustand vorliegt (vgl. Kap. V. 15.1). Im festen Zustand haben die einzelnen Makromoleküle den Spielraum für den Übergang aus der verknäulten in die gestreckte Konfiguration und umgekehrt verloren. Im flüssigen Zustand fehlt es an einer dauerhaften Zugriffsmöglichkeit äußerer Kräfte auf die Konfiguration der einzelnen Moleküle: Sie werden während einer makroskopischen Verformung (Rühren, Gießen) zwar gestreckt, doch spätestens nach Beendigung der Verformung können sie sich weitgehend unabhängig von ihrer Umgebung wieder verknäulen. Gummielastische Materialien nehmen daher eine Mittelstellung zwischen flüssigen und festen Polymeren ein. Diesen Zustand erreicht man durch vereinzelte chemische Verknüpfungen der Kettenmoleküle (s. Abb. 3). Dadurch entsteht ein dreidi-

Abb. 3: Vernetzte Makromoleküle im entspannten und gedehnten Zustand

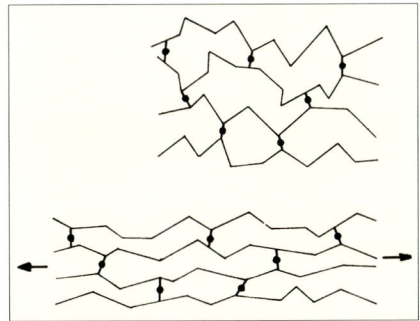

mensionales Netzwerk, dessen Maschen während der Einwirkung äußerer Kräfte deformiert bleiben. Die Verknäulungstendenz der einzelnen Molekülteilstücke summiert sich zur Rückstellkraft des deformierten Elastomers.
Die zunehmende Vernetzungsdichte steigert die Festigkeit auf Kosten der gummielastischen Eigenschaften (Hartgummi); ebenso wirkt eine zusätzliche Vernetzung in einem a priori festen makromolekularen Werkstoff festigkeitssteigernd.

1.1.2 Polyäther

Ausgangspunkt der **irreversibel-elastischen** Abformmassen auf Polyätherbasis sind Copolymerisate aus Äthylenoxid und Tetrahydrofuran. Die Heterozyklen addieren sich unter Ringöffnung zu linearen Makromolekülen:

$$H_2C-CH_2\diagdown O \diagup CH_2-CH_2 \;+\; \underset{H_2C-CH_2}{\overset{H_2C-CH_2}{\diagdown O \diagup}} \;\rightarrow\; H-O-[(CH_2-)_n\,O-]_m\,H \quad \text{mit } n = 2 \text{ und } 4$$

Die endständigen OH-Gruppen werden mit einer ungesättigten Säure (z.B. Crotonsäure) verestert. Die Doppelbindung dieser Säure vermag mit Äthylenimin zu reagieren, sodass die Molekülketten schließlich endständige Aziridin-Gruppen besitzen:

$$\sim\!\!\sim O-(CH_2-)_n\,O-\overset{\overset{O}{\|}}{C}-CH=CH-CH_3 \;+\; \underset{CH_2-CH_2}{\diagup\diagdown}^{NH} \;\rightarrow$$

$$\sim\!\!\sim O-(CH_2-)_n\,O-\overset{\overset{O}{\|}}{C}-CH_2-\underset{\underset{CH_2-CH_2}{\diagup\diagdown}}{\overset{|}{N}}\!\!-CH-CH_3$$

Äthylenimin ist als dreigliedriger, heterozyklischer Ring sehr reaktionsfähig und spaltet leicht auf. Die Verbindung wird durch die katalytische Gegenwart von Säuren (kationischer Mechanismus) unter **Polyaddition** zur Vernetzung veranlasst. So enthält die Härterpaste z.B. einen Benzolsulfonsäureester, dessen R^+-Ionen die katalytische Funktion zur Ringspaltung und anschließenden Reaktion der bifunktionellen Molekülenden untereinander übernehmen.

$$\text{C}_6\text{H}_5-\text{SO}_2\text{O}^-\text{R}^+ + \underset{\text{CH}_2-\text{CH}_2}{\overset{|}{\text{N}}} \rightarrow \underset{\text{CH}_2-\text{CH}_2^+}{\overset{|}{\text{N}^-}}$$

1.1.3 Polysulfide (Thiokole)

Das erste speziell für Abformzwecke konzipierte Elastomer war ein Polysulfid-Kautschuk. Die Polysulfide, auch Thiokole genannt, gehören wie die Silikone zu den **irreversibel-elastischen** Abformmaterialien. Das Ausgangsprodukt ist ein Dichlordialkylformal, meistens Dichlordiäthylformal:

$$\text{Cl} - (\text{CH}_2 - \text{CH}_2 - \text{O} - \text{CH}_2 - \text{O} - \text{CH}_2 - \text{CH}_2 -) \text{Cl}$$

im Folgenden als Cl–(X–)Cl abgekürzt, dem zwei Mol.-% trifunktionelles Trichlorpropan beigegeben ist:

$$\underset{\text{Cl}}{\overset{\text{C}_2\text{H}_5}{\underset{|}{\overset{|}{\text{Cl} - \text{C} - \text{Cl}}}}}$$

Durch Polykondensation mit Natriumpolysulfid Na_2S_x (x = 3–7) entstehen Makromoleküle der Form

$$\underset{\underset{\text{H}-\text{S}-}{\smile}}{\text{S}-\text{S}-}[(\text{X}-)\,\text{S}-\text{S}-]_n\; \underset{\underset{\underset{\text{S}-\text{H}}{|}}{\text{S}-\text{S}}}{\overset{\text{C}_2\text{H}_5}{\overset{|}{\text{C}}}} -\text{S}-\text{S}-[(\text{X}-)\,\text{S}-\text{S}-]_m (\text{X}-)\,\underset{\underset{-\text{S}-\text{H}}{\smile}}{\text{S}-\text{S}}$$

Das freie Disulfid wird durch Reduktion gespalten und in SH-Gruppen überführt. Die ebenfalls pastenförmige Härtersubstanz enthält in feinster Suspension Bleidioxid, dessen oxidierende Wirkung eine **Kondensationsreaktion** der Merkaptangruppen untereinander und damit das Abbinden des angemischten Materials ermöglicht:

$$\sim\!\!\sim -S-H \quad\quad H-S-\!\!\sim\!\!\sim \;\longrightarrow\; \sim\!\!\sim -S-S-\!\!\sim\!\!\sim \;+\; H_2O$$

Zur Vernetzung tragen nur die Moleküle bei, die mindestens drei funktionelle Gruppen enthalten, also während der Synthese mit einem oder mehreren Trichlorpropanmolekülen reagiert haben.

1.1.4 Hydrokolloide

Die ältesten elastischen Abformmaterialien sind die Hydrokolloide (seit 1926); sie spielen aber heute eher eine untergeordnete Rolle. Die Massen bestehen neben geringfügigen Zusätzen (z.B. Borax[2], Paraffin[3], Talkum[4]), die die Festigkeits- bzw. Fließeigenschaften verbessern sollen, im Wesentlichen aus einer wässrigen kolloidalen Lösung (Hydrokolloid) von mit Schwefelsäure veresterter, polymerer Galaktose (Molekulargewicht ca. 150 000). Die Lösungen, die unter der bekannteren Bezeichnung Agar-Agar[5] als Nährboden für Bakterienzüchtungen Verwendung finden, sind bei höheren Temperaturen flüssig (Solzustand) und verfestigen sich bei Abkühlung zu einem elastischen Gel (reversibel-elastisch), wobei die Verfestigungstemperatur niedriger als die Verflüssigungstemperatur ist (Hysterese). Die Übergangstemperaturen sind abhängig vom Wassergehalt und Molekulargewicht des Polysaccharides und liegen bei den Abformmaterialien mit Wassergehalten von 70–85% – je nach Fließfähigkeit im Solzustand – zwischen 70 und 100 °C für die Verflüssigung bzw. 37 und 42 °C für die Verfestigung. Die Hydrokolloide werden ausschließlich nach der Spritzen-Löffel-Technik (vgl. Kap. I. 1.4.2) verwendet. Das Löffelmaterial wird in Tuben geliefert, das dünn fließende Spritzenmaterial dagegen in Stabform. Die Stäbchen werden dann vor dem Verflüssigen in entsprechende Spritzen geschoben.

Der Gebrauch der Hydrokolloide erfordert besondere Geräte. Angeboten werden Apparate, die drei voneinander unabhängig temperierbare und thermostatisch kontrollierte Wasserbäder aufweisen (s. Abb. 4). Im ersten, auf 100 °C aufheizbaren Bad wird das Material in etwa 10 min verflüssigt. Danach wird es in das zweite, auf 60 °C erwärmte Bad gelegt, wo es beliebig lange in gebrauchsbereitem Zustand gehalten werden kann. Im dritten Bad wird das auf den Löffel gebrachte Material auf 45–40 °C abgekühlt und danach appliziert. Die Spritze mit dem dünn fließenden Material wird dagegen zum Gebrauch unmittelbar dem Vorratsbad (60 °C) entnommen, da das Material sonst beim Passieren der Düse zu stark abkühlen würde. Damit eine gute Verbindung von Spritzen-

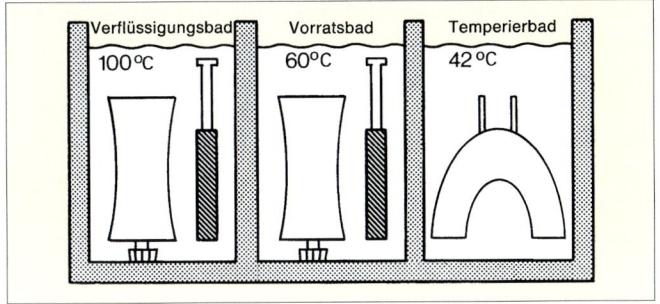

Abb. 4: Hydrokolloid-
wärmer

und Löffelmaterial resultiert, ist vor dem Applizieren die Oberfläche des Löffelmaterials trocken zu tupfen.

Um eine schnelle und zuverlässige Abkühlung deutlich unter die Mundtemperatur zu erreichen, müssen Hydrokolloidabformungen gekühlt werden. Das gelingt mit doppelwandigen Speziallöffeln, die, mit einem Zu- und Ablaufanschluss versehen, eine Wasserdurchlaufkühlung ermöglichen. Die Genauigkeit der Hydrokolloidabformungen ist unter anderem darauf zurückzuführen, dass die Verfestigung an den gekühlten Löffelwänden beginnt. Auf diese Weise können Kontraktionseffekte während der Abkühlung (ca. 0,15% linear) bis zuletzt durch Nachfließen in den der Zahnreihe benachbarten Schichten kompensiert werden. Das Hydrokolloid haftet mittels eines Feuchtigkeitsfilms an den Löffelwandungen; um ein Herausgleiten aus dem Löffel zu verhindern, sind auf den Löffelrändern Wülste aufgelötet. Wenngleich die Verfestigung der Hydrokolloide reversibel ist, scheint eine abermalige Benutzung des sterilisierten Materials nicht ratsam, weil sich durch wiederholte Verflüssigung des nicht mehr im Schutz der Tube befindlichen Materials die physikalischen Eigenschaften deutlich ändern.

Wegen des hohen Wassergehaltes erfahren diese Abformmassen bei Lagerung an der Luft starke Volumenkontraktionen durch Verdunsten. Deshalb ist ein sofortiges Ausgießen der Abformungen mit Modellgips erforderlich. Wenn eine Verzögerung der Modellherstellung unvermeidbar ist, sollte die Abformung bei 100% relativer Luftfeuchtigkeit in einem Hygrophor oder in Wasser aufbewahrt werden; die Meinungen gehen hier auseinander. Gegebenenfalls ist den Herstellerangaben zu folgen. In keinem Fall sollte die Abformung länger als eine Stunde gelagert werden.

Agar-Agar beeinträchtigt das Abbinden des Modellgipses. Dieser Effekt wird verstärkt durch die erwähnte Zugabe von Borax[2], einem spezifischen Verzögerer für die Abbindereaktion von Gips. Dieser insbesondere für die Oberflächenqualität des Modells nachteilige Umstand kann kompensiert werden durch die Verwendung von Kaliumsulfat (K_2SO_4), einem Beschleuniger für die Gipsverfestigung. Diese Substanz ist in einigen Fällen in geeigneter Menge dem Abformmaterial zugegeben. Andernfalls ist die Abformung vor dem Ausgießen in eine 2%ige K_2SO_4-Lösung zu tauchen. Einige Hersteller empfehlen für ihre Massen bestimmte Gipsfabrikate oder liefern selbst einen speziell auf ihr Produkt abgestimmten Modellgips: Alle Verarbeitungshinweise sollten genau beachtet werden! Bei richtiger Anwendung liefern Hydrokolloidabformungen sehr gute und präzise Gipsmodelle.

Es wird auch eine Kombination von dünn fließendem Hydrokolloid (Spritzenmaterial) mit einem geeigneten Alginat (vgl. Kap. V. 10) als Löffelmaterial praktiziert; bei diesem Verfahren mit vergleichbarer Präzision entfällt die Kühlung des Löffels.

Reversible Hydrokolloidmassen werden auch beim Dublieren (vgl. Kap. VI. 19.1.2) von Modellen eingesetzt.

1.2 Verarbeitung elastischer Abformmaterialien

Für eine bestimmte Anwendung konzipierte Werkstoffe haben selbstredend gerade für diesen Zweck günstige Eigenschaften. Dazu aber treten auch unvermeidlich ungünstige Eigenschaften für diese Anwendung auf, sodass immer ein Zwang zum Kompromiss besteht. Die Vielfalt der Angebote auf einem Sektor, etwa bei den Abformmassen, beinhaltet denn auch eine Palette nuancierter Kompromisslösungen, die für eine gegebene Indikation optimal zu nutzen nur mit guten Kenntnissen gelingt.

1.2.1 Fließverhalten

Das Fließverhalten der elastomeren Abformmassen unmittelbar nach dem Mischen wird bestimmt vom Gehalt an anorganischen Füllstoffen feinster Körnung, z.B. Calciumcarbonat ($CaCO_3$), Calciumsulfat ($CaSO_4$), Siliziumdioxid (SiO_2), Titandioxid (TiO_2) und Zinkoxid (ZnO), die den in reiner Form ölartigen, makromolekularen Substanzen zugesetzt werden. Man unterscheidet leicht, mittel und schwer fließende sowie knetbare Massen (Typ 0–3).

1.2.2 Anmischen – Verarbeitungszeit

Alle irreversibel härtenden Materialien müssen vor ihrer Verwendung angemischt werden. Das Ende der Verarbeitungszeit – gerechnet vom Mischbeginn – ist erreicht, wenn als Folge des Abbindens die Fließfähigkeit für den Anwendungszweck nicht mehr ausreicht.

Das Vermischen zweier Komponenten ist am einfachsten, wenn sie ähnliche Fließeigenschaften haben. Vorteilhaft ist eine unterschiedliche Einfärbung der Komponenten: Das Auftreten einer einheitlichen Mischfarbe bestätigt dann eine homogene Vermischung. Die vom Hersteller angegebenen Mischzeiten sollten weder unter- noch überschritten werden.

Auch bei sorgfältiger Nutzung der konventionellen Dosierhilfen (Hohlmaße, Tropfenzählung, Stranglängen) ist die Reproduzierbarkeit der Dosierungen mit Abweichungen bis zu 20% nicht sonderlich gut. Sehr exakt dagegen arbeiten Hand-Mischgeräte, bei denen die beiden Pasten aus entsprechenden Reservoiren durch eine Mischkanüle gepresst und als fertige Mischung dann unmittelbar im Abformgebiet appliziert oder in den Abformlöffel gefüllt werden; bei diesen Geräten reduziert sich die Mischzeit auf wenige Sekunden. Seit einigen Jahren werden auch für höher viskose Massen zur exakten Dosierung und Mischung elektrisch betriebene Misch- und Dosiergeräte angeboten. Besonders für die Löffelmaterialien, die in größeren Mengen verarbeitet werden und sich durch ihre zähplastische Konsistenz nur schwer mit Handgeräten austragen lassen, wird die Verarbeitung dem Anwender erleichtert. Diese Materialien werden üblicherweise in Schlauchbeuteln oder großen Einwegkartuschen angeboten.

Experimentelle Untersuchungen haben gezeigt, dass bei Verwendung von elastischen Abformmaterialien die Abformlumina unmittelbar nach dem Trennen von den präparierten Stümpfen sehr oft kleiner sind als die Originale. Diese Lumenverkleinerung ist nur mit der Existenz elastischer Spannungen zu erklären, die während der Abformung im Abformmaterial induziert wurden. Mit solchen elastischen Deformationen ist bei jeder Abformung mit Elastomeren zu rechnen: Die Abbindereaktion beginnt schon während des Anmischens (s. Abb. 5), sodass nach dem Mischen und Füllen des Abformlöffels (mindestens 1–1,5 min) bei der Abformung selbst bereits ein gewisser Vernetzungsgrad erreicht ist. Damit besitzt das Abformmaterial, das dann durchaus noch das Erscheinungsbild einer plastischen Masse bzw. Flüssigkeit aufweist, auch schon elastische Eigenschaften. Mit beginnender Vernetzung entstehen Molekülgeflechte, die gegenüber der nicht vernetzten Umgebung einen höheren Reibungswiderstand haben. Geraten diese Geflechte beim Eintauchen des Stumpfes in das Schergefälle einer Strömung, so können sie dabei elastisch beansprucht werden. Wegen des hohen Reibungswiderstandes ist ihre Rückstellung verzögert. Da gleichzeitig die Abbindereaktion fortschreitet, werden die verspannten Molekülgeflechte durch weitere Verknüpfungen mit ihrer zunehmend fester werdenden Umgebung in ihrem Spannungszustand fixiert (endogene

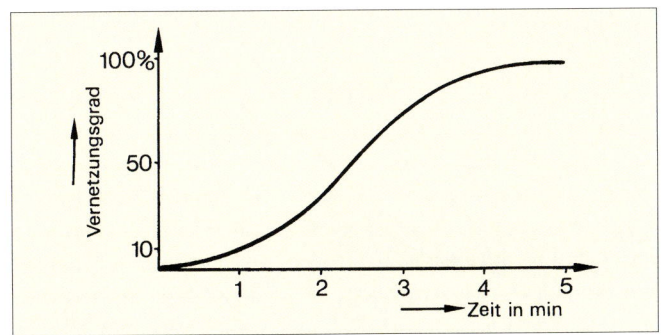

Abb. 5: Vernetzungsgrad in Abhängigkeit von der Zeit (halbschematisch)

Spannungen). Da elastische Kräfte immer der Deformationsursache – hier dem eindringenden Stumpf – entgegengerichtet sind, bewirkt die elastische Rückstellung nach der Trennung von Stumpf und Abformung eine Lumenverkleinerung. Das Ausmaß dieser inneren Spannungen wird umso größer, je zahlreicher und/oder größer die Molekülgeflechte sind, je höher also der Vernetzungsgrad zum Zeitpunkt der Abformung ist. Außerdem spielt das Ausmaß der Deformation als Voraussetzung für elastische Rückstellkräfte eine Rolle: Je stärker die Abflussbehinderung der vom Stumpf verdrängten Abformmasse ist, desto größer ist die Verspannung der elastischen Molekülgeflechte.

Die für irreversibel-elastische Abformmaterialien angegebenen Verarbeitungszeiten (Mischbeginn bis endgültige Positionierung des Löffels) markieren die Frist, innerhalb welcher die theoretisch unvermeidbaren Fehler durch endogene Spannungen klinisch tolerierbar bleiben. Die Verarbeitungszeit sollte daher nach Möglichkeit unterschritten werden. Für die Minimierung des Fehlers ist es auch wichtig, die Reaktionsgeschwindigkeit in dem angemischten Material nicht durch unkontrollierte Überdosierung des Härters oder fahrlässige Erwärmung, z.B. durch falsche Lagerung beispielsweise in der Nähe von Heizkörpern oder durch Handwärme, zu erhöhen. Da die Viskosität der unangemischten Silikonmassen von der Temperatur praktisch unabhängig ist, kann für diese Abformmaterialien eine Lagerung der Massen im Kühlschrank (ca. 8 °C) und das Anmischen auf gekühlten Unterlagen empfohlen werden. Es sei hier noch erwähnt, dass bei Vermeidung des Einflusses der Handwärme allein die Reibungswärme während des Anmischens, insbesondere bei den schwer fließenden und knetbaren Massen, eine Temperaturerhöhung von mehreren Grad bewirken kann. Die Wärmetönung der Abbindereaktion ist zwar nachweisbar, aber vernachlässigbar klein, sodass das Abbinden der Masse nach der anfänglichen Erwärmung auf Mundtemperatur bei praktisch konstanter Temperatur erfolgt.

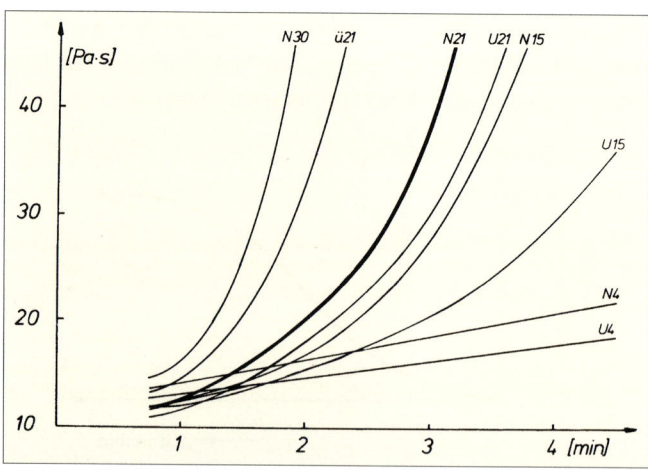

Abb. 6: Viskosität-Zeit-Kurven eines dünn fließenden Silikonabformmaterials bei verschiedenen Versuchsbedingungen. Die Indizes kennzeichnen Dosierung (N = normal, U und Ü jeweils 15% unter- bzw. überdosiert) und die Lagerungstemperatur in °C vor Mischbeginn.

In der Abbildung 6 ist der Einfluss von Lagerungstemperatur und Härterdosierung auf den Viskositätsanstieg als Maß für die zunehmende Vernetzung eines dünn fließenden, kondensationsvernetzenden Silikonabformmaterials dargestellt. Bei den additionsvernetzenden Silikonen kann die Verfestigung anfänglich so verzögert werden, dass die endogenen Effekte zwar nachweisbar sind, aber bei Beobachtung der Verarbeitungszeit ohne praktische Bedeutung bleiben. Die längsten Verarbeitungszeiten haben die Polysulfide; die der Polyäther sind denen der C-Silikone vergleichbar.

1.2.3 Rückstellvermögen

Die Bedeutung der elastischen Abformmassen liegt in der Tatsache, dass mit diesen Materialien auf einfache Weise auch solche Gebilde abgeformt werden können, die in Bezug auf die Abzugsrichtung Unterschnitte aufweisen.

Dieses Problem stellt sich aufgrund der anatomischen Gegebenheiten bei den meisten Abformungen und sei am Beispiel eines unbeschliffenen Zahnes erläutert (s. Abb. 7). Die leichte Deformierbarkeit der Elastomere ermöglicht die erforderliche Stauchung der im zervikalen Bereich liegenden Materialschichten (b), wenn diese beim Abziehen die Engstelle am Zahnäquator (a) passieren müssen; die hohe Elastizität der Massen soll die Rückstellung der deformierten Bereiche und damit die Abformgenauigkeit auch im Unterschnitt sicherstellen.

Wie bei allen hochpolymeren Festkörpern ist auch bei den elastomeren Abformmassen eine einfache Trennung zwischen elastischem und plastischem Verhalten nicht möglich. Bei jeder mechanischen Beanspruchung finden auch zeitabhängige Veränderungen im Material statt, die eine völlige Rückstellung verzögern oder auch unmöglich machen (bleibende Deformation). Diese Eigentümlichkeit wird als viskoelastisches Verhalten bezeichnet.

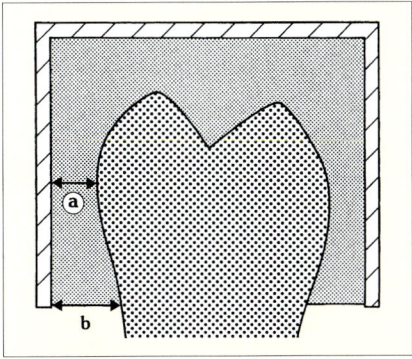

Abb. 7: Unterschnitt bei der Abformung eines unbeschliffenen Zahnes

Ein rein elastisches Verhalten, entsprechend dem Hookeschen Gesetz, ist nur für einen idealen Einkristall zu erwarten. Bei realen Werkstoffen verursachen strukturbedingte, zeitabhängige Vorgänge zusätzliche Deformationseffekte. Auch bei konstanter Belastung σ wird die Gesamtdeformation ε eine Funktion der Zeit; sie lässt sich in drei additive Anteile aufgliedern:

$$\varepsilon = \varepsilon_1 + \varepsilon_2 + \varepsilon_3 \tag{1}$$

Hierbei beschreibt ε_1 den Hookeschen Anteil der Deformation (vgl. Kap. VI. 18.1.1). Er ist zeitunabhängig und erscheint bzw. verschwindet spontan mit der Belastung. Die zeitliche Darstellung entspricht der Rechteckkurve der angelegten Spannung (s. Abb. 8 a und b).

Die mit ε_2 beschriebene Dehnung wird als anelastisches Verhalten bezeichnet. Der Effekt resultiert aus reversiblen Platzwechselvorgängen der Moleküle bzw. Atome unter der Wirkung der angelegten Spannung. ε_2 ist zeitabhängig und strebt während der Be-

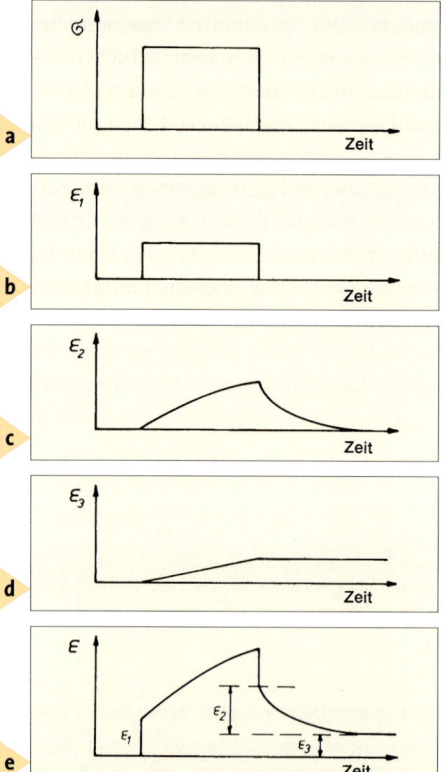

Abb. 8: Dehnung-Zeit-Kurve eines Werkstoffes (e), bei konstanter, zeitlich begrenzter Belastung (a) als Überlagerung von rein elastischen (b), anelastischen (c) und Fließanteilen (d)

lastung einem auch von der Spannung abhängigen Grenzwert zu. Entsprechend erfolgt auch die Rückstellung dieses Effektes nur allmählich (s. Abb. 8 c).

Mit ε_3 werden Kriech- bzw. Fließvorgänge erfasst. Diese Effekte sind irreversibel und verursachen somit eine bleibende Deformation (s. Abb. 8 d). ε ist proportional zur Belastungszeit.

Durch Überlagerung der drei Anteile ergibt sich die in der Abbildung 8 e wiedergebene Deformationscharakteristik für einen realen Werkstoff. Bei langen Belastungszeiten und hinreichend hohen Temperaturen sind bei jedem Werkstoff Abweichungen vom ideal elastischen Verhalten nachweisbar.

Die Unterschiede im Deformationsverhalten der verschiedenen Werkstofftypen ergeben sich aus der Tatsache, dass die einzelnen Effekte in sehr unterschiedlichem Ausmaß an der Gesamtdeformation beteiligt sind. So ist für kristalline Werkstoffe (z.B. Metalle) die spontane Deformation dominierend, sodass die beiden anderen Effekte in vielen Fällen vernachlässigt werden dürfen (Hookesches Verhalten). Ein hoher Vernetzungsgrad begünstigt das Rückstellvermögen. Daraus folgt, dass ein Unterdosieren, etwa zur Verlängerung der Verarbeitungszeit, nicht zu empfehlen ist. Ebenso muss die Abformung ausreichend lange im Munde verbleiben, um eine möglichst vollständige Vernetzung zu gewährleisten.

Die Deformation eines Werkstückes ist immer in Relation zu seiner Ausgangsdimension zu sehen; der absolute Wert einer Verformung ist dagegen von nachgeordneter Bedeutung. Die relative Stauchung der Abformschicht bei der Entfernung eines bauchigen Zahnes aus seinem Abformlumen ist somit nicht nur von der Größe des Unterschnittes $b-a$ (s. Abb. 7), gegeben durch die Zahnform und -stellung, sondern auch von der Schichtdicke a abhängig. Je geringer die relative Stauchung $(b-a)/b$, desto größer ist der Anteil der rein Hookeschen Deformation und desto geringer ist also die mögliche Beeinträchtigung der Abformgenauigkeit.

Das Rückstellvermögen der Elastomere wird als ausreichend bezeichnet, wenn ein für 5 s auf 70% seiner Ausgangshöhe gestauchter Prüfkörper 2 min nach der Entlastung mindestens 98% (entsprechend 2% bleibender Verformung) seiner Ausgangshöhe zurückgewonnen hat. Die für die Stauchung erforderlichen Kräfte sind materialspezifisch und insbesondere umso größer, je geringer die Fließfähigkeit des noch nicht verfestigten Abformmaterials war.

Die Polysulfide als Gruppe besitzen ein geringeres Rückstellvermögen als die Silikone, während der Polyäther in seinem Rückstellverhalten den besten Silikonen gleichkommt; das Rückstellvermögen der Hydrokolloide dagegen ist geringer als das der Elastomere. Die relative Stauchung sollte für Elastomere nicht größer als 30% sein. Das ist gewährleistet, wenn die Mindestschichtdicke a zwischen Zahnreihe und Löffelwand mindestens doppelt so groß ist wie die Unterschnittstiefe $b-a$ (s. Abb. 7), was im Allgemeinen mit a = 3 mm erreicht wird; bei den Hydrokolloiden sind eher 5 mm zu empfehlen. Der Einfluss der relativen Stauchung ist auch bei der Verwendung individueller

Löffel zu berücksichtigen. Um eine möglichst vollständige Rückstellung der deformierten Bereiche zu erreichen, sollte mit der Modellherstellung mindestens 15 min gewartet werden.
Allgemein gilt:
Je geringer die Deformation und je kürzer die Dauer der Belastung, desto kleiner die bleibende Deformation.

1.2.4 Volumeneffekte

Volumenänderungen (Expansion, Kontraktion) von Festkörpern und Flüssigkeiten beruhen auf Abstandsänderungen im atomaren bzw. molekularen Bereich. Diese Abstände sind materialspezifisch, aber zusätzlich – entsprechend dem ebenfalls spezifischen thermischen Ausdehnungskoeffizienten (vgl. Anhang, Tab. 3) – von der Temperatur abhängig; eine Abkühlung bedingt in der Regel eine Kontraktion. Chemische Veränderungen, z.B. Abbindereaktionen, sind immer auch von Volumenänderungen des Reaktionsgemisches begleitet.

Die Volumenänderung eines Festkörpers lässt sich durch die Veränderung einer beliebigen Messstrecke an oder in diesem Körper beschreiben. Der Betrag Δl der Messstreckenänderung ist gleich der Summe aller atomaren bzw. molekularen Distanzänderungen entlang der Messstrecke und somit der Ausgangslänge l_0 der Messstrecke proportional. Der Quotient $\Delta l/l_0$ – meist in Prozent angegeben – heißt lineare Ausdehnung (%lin) und ist eine charakteristische Beschreibung des Volumeneffektes[18].

Bei unbehinderter Volumenänderung ändern sich die Abmessungen eines Festkörpers maßstabsgerecht. Das ist in der Abbildung 9 an dem zweidimensionalen Beispiel eines Rechtecks erläutert: Ob nun das größere Rechteck kontrahiert oder das kleinere expandiert, die beiden Rechtecke sind und bleiben ähnlich (= winkeltreu = maßstäblich) zueinander. Welche Messstrecke man auch wählt, die relative lineare Änderung ist immer gleich (s. Abb. 9 a). Mit Ausnahme des als fixiert betrachteten Punktes F haben sich im Falle der Kontraktion alle anderen Punkte des großen Rechtecks auf F zubewegt, im Falle der Expansion alle Punkte des kleineren Rechtecks von F wegbewegt, jeweils um eine Strecke, die dem Produkt aus relativer linearer Veränderung und ursprünglichem Abstand des jeweiligen Punktes von F entspricht. Die Abbildung 9 b zeigt aber, dass Richtung und Betrag der Verlagerung eines Punktes von der Wahl der Lage des Fixpunktes abhängen.

Ist ein Körper an mehr als einem Punkt fixiert (Abb. 9 c und d), so wird eine Volumenänderung behindert. Es resultieren nicht maßstäbliche, verzerrte Dimensionen; die relative lineare Änderung ist vom Ort der Messung abhängig. Die Deformierung gegenüber der nicht verzerrten Dimension bedingt innere Spannungen (vgl. Kap. VI. 18.2). Sind die Verzerrungen nur elastisch, so erfolgt nach Behebung der Behinderung – etwa Freigabe im Punkt F_2 oder Versagen der Klebung – eine Rückstellung in die maßstabge-

Abb. 9: Maßstäbliche und verzerrte Volumenänderung. Einfluss des Bezugspunktes (Fixpunkt F) auf Betrag und Richtung der Verlagerung eines Punktes (**a** und **b**); Verzerrungen infolge behinderter Kontraktion durch zwei Fixpunkte (**c**) oder Fixierung einer Fläche z.B. durch Kleben (**d**)

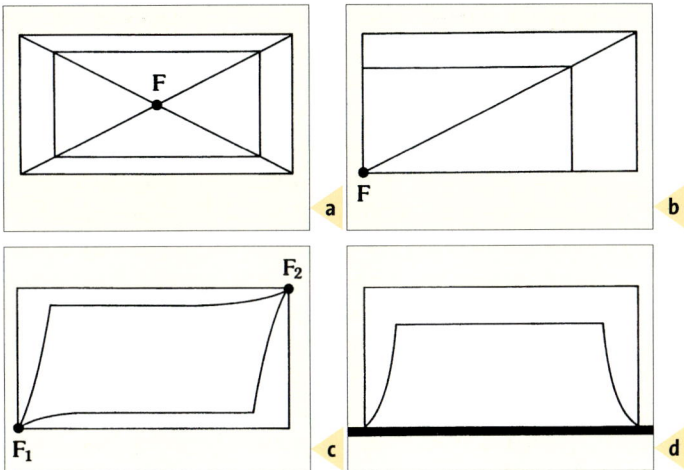

rechte Dimension. Sind die Verzerrungen dagegen auch plastisch, so bleibt auch nach einer Behebung der Behinderung zumindest ein Teil der Verzerrung bestehen.

Die bei der Verarbeitung zahnärztlicher Werkstoffe, aber auch während ihrer Gebrauchsphase auftretenden Volumenänderungen sind durchweg behindert und bedingen somit verzerrte Dimensionen und Spannungszustände.

Für Flüssigkeiten ist die Angabe einer relativen linearen Änderung nicht sinnvoll. Unter Wirkung der Gravitation werden Volumenänderungen zwanglos über eine Niveauänderung der freien Oberfläche (etwa in einem Gefäß) bewerkstelligt. Spannungen können nur bei einer Expansion in einem vollständig gefüllten, geschlossenen Gefäß entstehen.

Komplizierte Effekte resultieren bei Volumenänderungen im Zusammenhang mit Verfestigungsvorgängen. Da der Übergang vom fließfähigen in den festen Zustand kontinuierlich erfolgt, ist eine quantitative Erfassung und damit eine Vorhersage der Endsituation bezüglich der Abmessungen und inneren Spannungen im verfestigten Werkstück praktisch unmöglich.

Bei den Volumenänderungen von Abformmaterialien handelt es sich vorwiegend um Kontraktionseffekte; zu nennen sind:

- **Abbindekontraktion:** Sie ist bei den Elastomeren wegen der geringen Reaktionsdichte relativ klein und – von den Polysulfiden abgesehen – praktisch ohne Bedeutung.
- **Thermische Kontraktion:** Diese findet infolge der Abkühlung der Abformung von der während des Abbindens im Mund erreichten Temperatur (ca. 32 °C) auf Raumtemperatur statt. Da die Elastomere wesentlich größere thermische Ausdehnungskoeffizienten haben als die Löffelmaterialien (vgl. Anhang, Tab. 3), bedingt auch die Abkühlung für die Abformung eine behinderte Änderung.

◢ **Lagerzeitabhängige Kontraktion:** Diese Veränderung beruht auf der Verdunstung flüchtiger Anteile aus den Abformmassen. Insofern sind die additionsvernetzenden Elastomere (A-Silikone, Polyäther) den kondensationsvernetzenden (C-Silikone: Alkohol; Polysulfide: Wasser) deutlich überlegen; ist bis zur Modellherstellung eine längere Lagerung der Abformung unvermeidlich, dann ist die Verwendung eines additionsvernetzenden Materials dringend zu empfehlen. Das Ausmaß der Veränderung ist anfänglich am größten (Einfluss der Konzentration der flüchtigen Substanz) und zudem abhängig vom Füllstoffgehalt, sodass schwer fließende Massen generell volumenstabiler sind (s. Abb. 10). Außerordentlich groß ist der Effekt bei den Hydrokolloiden (und Alginaten, vgl. Kap. V. 10); während trockener Lagerung bewirkt der Wasserverlust schon nach zwei Stunden Kontraktionen von 2–3% linear.

Eine Expansion von Abformmaterialien ist möglich, wenn sie in Kontakt mit einer Flüssigkeit quellen können. Diese Möglichkeit ist vor allem bei den Hydrokolloiden (und Alginaten) in Wasser und wässrigen Lösungen gegeben; aber auch Polyäther haben eine nennenswerte Quellfähigkeit gegenüber Wasser. Das ist im Zusammenhang mit der Desinfektion und/oder dem Galvanisieren von Abformungen zu beachten.

Da elastische Abformmaterialien wegen ihrer einfachen Deformierbarkeit durch einen möglichst starren Löffel gestützt werden müssen und dies eine Haftung der Materialien an den Löffelwandungen voraussetzt, sind alle Volumenänderungen in einer Abformung behindert.

Die Abbildung 11 zeigt die Folgen einer Kontraktion der an den Löffelwandungen haftenden Abformmasse für das Abformnegativ: Die zu den Löffelwänden gerichtete Schrumpfung vergrößert das Stumpfnegativ in nicht maßstäblicher Weise, da die dicke-

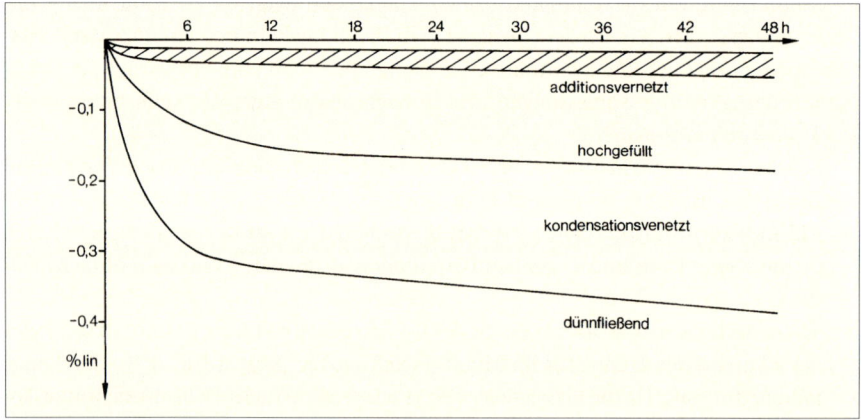

Abb. 10: Kontraktionsverhalten additions- und kondensationsvernetzter Silikonabformmassen während der Lagerzeit (halbschematisch)

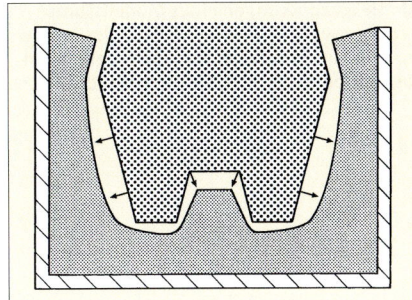

Abb. 11: Abformung mit vergrößertem Stumpf-, aber verkleinertem Kavitätennegativ

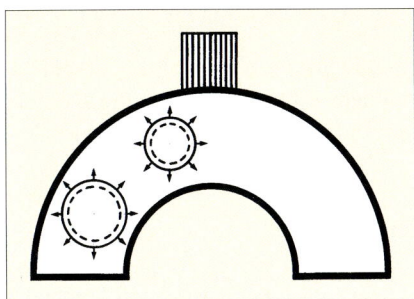

Abb. 12: Im Löffel bewirkt die Haftung eine Vergrößerung der Stumpflumina, lässt aber deren Zentren praktisch ortsfest.

ren Materialschichten die größeren Veränderungen erfahren. Der Fehler der Lumenabmessung variiert also von Ort zu Ort und ist dort am größten, wo der Stumpf den kleinsten Durchmesser aufweist. Das Negativ der Kavität dagegen wird zumindest im pulpanahen Bereich verkleinert, da hier die Kontraktion weitgehend unbehindert verläuft. In einer durch behinderte Kontraktion verzerrten Abformung finden sich also sowohl vergrößerte als auch verkleinerte Bereiche gegenüber der Solldimension des Abformnegativs. Eine weitere wichtige Folge der Haftung ist, dass sich die Kontraktionseffekte im Wesentlichen nur lokal als Veränderungen der einzelnen Lumina auswirken, während die Achsabstände der Lumina untereinander praktisch unverändert bleiben (s. Abb. 12). Das ist eine unverzichtbare Voraussetzung für Brückenkonstruktionen. Ein Versagen der Haftung zwischen Löffel und Abformmaterial macht eine Abformung unbrauchbar!

Die Abbildung 13 zeigt, dass mit zunehmend niedrigerer Temperatur des zur Modellherstellung verwendeten Gipsbreies (z.B. Leitungswasser im Winter) die durch thermische Kontraktion bedingte Lumenvergrößerung zunimmt. Um zumindest diesbezügliche Schwankungen zu vermeiden, sollte das zum Gipsanmischen erforderliche Wasser stets einem Vorratsbehälter mit gleich bleibender Raumtemperatur entnommen werden.

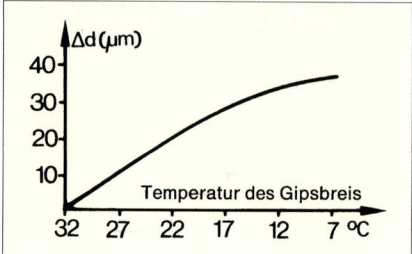

Abb. 13: Veränderungen eines Modellstumpf-Durchmessers in Abhängigkeit von der Temperatur des Gipsbreies; das Abbinden der Silikonmasse erfolgte bei 32 °C (halbschematisch).

1.3 Starre Abformmaterialien

Nach der Einführung der **irreversibel-elastischen** Abformmaterialien Mitte der fünfziger Jahre haben die starren Massen für Abformungen schnell an Bedeutung verloren, werden aber für andere Zwecke immer noch verwendet.

1.3.1 Thermoplastische Abformmaterialien

Die reversibel-starren Massen werden vor allem zur Individualisierung von konfektionierten Abformlöffeln benutzt. Als thermoplastisch bezeichnet man ein Material, das durch Erwärmen in einen weichplastischen Zustand übergeht und sich bei anschließender Abkühlung wieder verfestigt; dieser Zyklus verläuft ohne chemische Veränderung und ist deshalb – zumindest theoretisch – beliebig oft wiederholbar. Die Thermoplastizität ist eine typische Eigenschaft unvernetzter, makromolekularer organischer Substanzen. Thermoplastische Abformmaterialien sollen im erhärteten Zustand möglichst fest sein und Erweichungstemperaturen nur geringfügig oberhalb der Mundtemperatur aufweisen. Da die Festigkeit der Thermoplaste mit abnehmender Erweichungstemperatur abnimmt, lassen sich die Forderungen am ehesten durch geeignete Mischungen erreichen (**Kompositionsabformmassen**); eine solche Mischung wurde zuerst von **Stent** angegeben. Als sehr feste Komponenten mit Erweichungstemperaturen von etwa 100–250 °C dienen Harze[6]. Die hohen Erweichungstemperaturen der Harze, aber auch ihre Sprödigkeit im erhärteten Zustand werden herabgesetzt durch Zumischen von weichen Substanzen (Paraffine[3], pflanzliche Wachse[26]) mit entsprechend niedrigerer Erweichungstemperatur. Die Naturprodukte sind allerdings zunehmend durch synthetische Materialien ersetzt worden, die eine bessere Reproduzierbarkeit der Eigenschaften ermöglichen. Zur Festigkeitssteigerung werden als Füllstoffe Talkum[4] und Kreide[7] zugemischt. Da sich der verfestigende Effekt auch im erweichten Zustand in einer Minderung der Fließfähigkeit auswirkt, ist der Füllstoffgehalt limitiert. Im speziellen Fall einer harzhaltigen Matrix reduzieren Füllstoffe auch die Klebrigkeit der Massen.

Die thermoplastischen Materialien werden im Wasserbad bei einer Temperatur von 55–65 °C erweicht. Das Erwärmen über der Flamme ist nicht ratsam, weil dabei flüchtige Substanzen entweichen können, wodurch die Zusammensetzung ungünstig verändert würde. Bei der Abkühlung von 60 °C auf Raumtemperatur erfolgt eine thermische Kontraktion von ca. 1,2%/lin.

1.3.2 Abformgips

Diese irreversibel-starren Materialien wurden früher häufig bei der Gesamtabformung („Überabdruck") im Zusammenhang mit der Einzelstumpfabformung („Kupferringabdruck") verwendet. Werden bei einer Gesamtabformung mit Gips auch unter sich gehende Bereiche erfasst, so muss die Abformung im Munde zerbrochen werden; das setzt voraus, dass zunächst der Löffel entfernt wird, der deshalb keine mechanischen Retentionen, etwa Perforationen oder Wülste, aufweisen darf. Abformgips wird noch genutzt zur Fixierung der Bisslage im Rahmen von Kieferrelationsbestimmungen und bei Kompressionsabformungen. Er unterscheidet sich vom Modellgips (vgl. Kap. I. 1.5.1) durch bestimmte Zugaben, die ein schnelleres Abbinden (z.B. Kaliumsulfat) und eine geringere Härte (Talkum[4], Kieselgur[8], weißer Bolus[9]) bewirken. Bei einigen Fabrikaten wird durch Zugabe von rotem Bolus[10] der Abformgips zur Unterscheidung von Modellgipssorten rosa eingefärbt.

1.4 Abformmethoden

Das Abformmaterial wird mithilfe eines Abformlöffels appliziert; nach dem Verfestigen werden Material und Löffel als eine Einheit (Ausnahme: Gipsabformung!) gemeinsam vom abgeformten Bereich getrennt.

Der Löffel muss ausreichend groß gewählt werden, damit beim Abziehen der Abformung die relative Deformation der Abformmasse im Bereich von Unterschnitten so klein bleibt, dass deren Rückstellvermögen nicht überfordert wird. Ebenso muss der Löffel ausreichend dimensionsstabil sein, damit er weder durch den bei der Applikation ausgeübten Druck noch durch Kontraktionseffekte im verfestigten Material nennenswert deformiert wird. Insbesondere eine beim Applizieren von schwer fließenden Materialien auftretende Aufweitung des Löffels kann sich infolge der oft schnell zunehmenden Vernetzung möglicherweise in situ nicht vollständig zurückstellen, sodass die restliche Rückstellung erst beim Abziehen erfolgt mit einer entsprechenden Einbuße an Abformgenauigkeit. Bei der Verwendung von schwer fließenden oder knetbaren Abformmassen sollten deshalb ausschließlich Metalllöffel verwendet werden.

Grundsätzlich darf bei einer Abformung der (mäßige, ein Durchdrücken der Stümpfe bzw. Zähne bis zum Löffelboden vermeidende) Applikationsdruck nur während der ersten 5–10 s ausgeübt werden: Bleiben nämlich während der Verfestigung Abformmassen und/oder Löffel durch manuellen Druck elastisch deformiert, so wird die Abformung beim Abziehen durch Rückstellung zusätzlich verändert. Die Bezeichnung „Abdruck" verleitet zu der falschen Vorstellung, das Ergebnis einer Abformung sei umso besser, je länger der Applikationsdruck aufrechterhalten wird.

Elastische Abformmassen sind so dimensionslabil, dass sie einer Formstabilisierung, eventuell schon gegenüber der Wirkung des Eigengewichtes, bedürfen. Dies gelingt nur, wenn das Abformmaterial an den Löffelwandungen haftet. Ein auch nur teilweises Abreißen macht einen Abdruck unbrauchbar! Perforierte Löffel bieten Elastomeren gegenüber keine ausreichende Retention; zusätzlich sind spezielle Haftvermittler[11] erforderlich, damit die Haftung insbesondere auch der starken Belastung beim Abziehen der Abformung standhält.

Nur dünn fließende Materialien werden nach dem „Eintauchen" des abzuformenden Bereiches diesen perfekt umfließen und auch feinste Details darstellen (Reproduktion). Dünn fließende Massen sind aber schwierig zu handhaben, da sie leicht aus dem Löffel tropfen; sie erlauben zudem nicht den in bestimmten Situationen erforderlichen Staudruck, etwa zur Darstellung einer subgingival gelegenen Präparationsgrenze. Bei den weniger fließfähigen Materialien ist es gerade umgekehrt. Aus diesem Grund wurden für die elastischen Abformmaterialien Techniken entwickelt, die den kombinierten Einsatz von schwer und leicht fließenden Massen nutzen, wobei der Mengenanteil der schwer fließenden, also auch volumenstabileren Massen deutlich überwiegt.

1.4.1 Korrekturabformung

Bei dieser sehr häufig genutzten Methode wird mit einem schwer fließenden oder auch knetbaren Material eine Vorabformung gewonnen, die dann mithilfe eines dünn fließenden Materials in einer Zweitabformung korrigiert wird.

Der Zweck dieses Vorgehens ist es, durch die Stempelwirkung des Stumpfes beim Eindringen in das mit dünn fließendem Material gefüllte Lumen der Erstabformung einen ausreichenden Druck zu erzeugen, der das Zweitmaterial auch in sonst schwer zugängliche Bereiche, z.B. den Sulkus, presst. Voraussetzung für die Korrekturabformung ist eine gute Haftung zwischen Erst- und Zweitmaterial. Diese kommt nur zustande, wenn die beiden Massen gleicher chemischer Provenienz sind (z.B. beide additionsvernetzende Silikone).

Bei der Korrekturabformung ist der während der Zweitapplikation im dünn fließenden Material auftretende Druck so groß, dass das Erstmaterial trotz seines hohen Füllungsgrades deutlich elastisch verdrängt wird. Diese Deformation kann sich wegen der zunehmend schlechteren Fließbedingungen des Zweitmaterials während der Abbindephase im Allgemeinen nicht völlig zurückstellen. Das Erstmaterial bleibt also elastisch

1.4 Abformmethoden

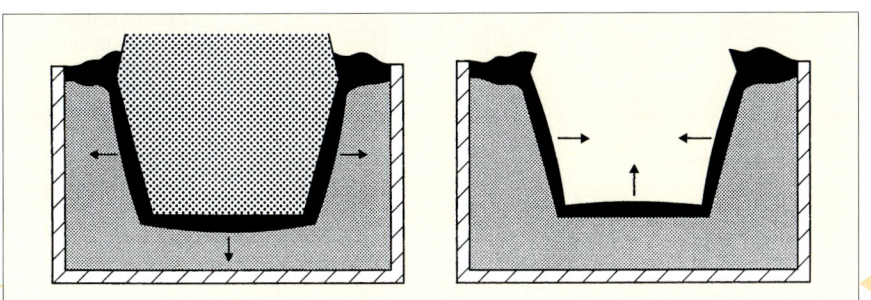

Abb. 14: a) Elastische Deformation während der Korrektur; **b)** durch Rückstellung des Erstmaterials verkleinertes Abformlumen

verspannt bis zur Entfernung der Stümpfe, sodass bei Korrekturabformungen unmittelbar nach dem Trennen die Abformlumina im Vergleich zum abgeformten Stumpf in aller Regel als zu klein gemessen werden. Aufgrund der Druck- und Stabilitätsverhältnisse bei der Zweitabformung ergibt sich eine Aufwölbung des Erstmaterials mit maximaler Deformation etwa in Höhe der Stumpfmitte (s. Abb. 14). Das Abdrucknegativ und entsprechend die Modellstümpfe zeigen daher eine hohlkehlartige Verjüngung.

Die elastische Deformation der Erstabformung lässt sich vermindern durch die Wahl eines im abgebundenen Zustand möglichst festen, also hoch gefüllten Erstmaterials in Kombination mit einem sehr leicht fließenden Korrekturmaterial. Sofern neben den präparierten Stümpfen auch nicht präparierte Zähne mit abgeformt werden, ist ein Beschneiden der Erstabformung erforderlich, weil sonst ein einwandfreies Reponieren, z.B. wegen Interdentalsepten, nicht möglich ist. Darüber hinaus sind in der Erstabformung alle unter sich gehenden Bereiche zu beseitigen, da bei der Zweitabformung die Zähne und Stümpfe wegen der Zwischenschicht aus Korrekturmaterial nicht wieder exakt in die Lumina passen. Bei bauchigen Formen kommt es dann zervikal vom Äquator zu Deformationen der Erstabformung (s. Abb. 15).

Das Beschneiden der Erstabformung erleichtert das Abfließen des Zweitmaterialüberschusses und mindert somit den Druck. Dadurch wird einerseits zwar auch der beschriebene Rückstelleffekt des Erstmaterials vorteilhaft verkleinert, andererseits aber beeinträchtigt die Druckminderung die eigentliche Intention der Korrekturabformung; das Beschneiden darf somit nicht zu großzügig erfolgen. In jedem Fall ist die gesamte Erstabformung zu korrigieren und nicht nur der Bereich mit den präparierten Zähnen, da andernfalls Kippungen der Erstabformung beim Reponieren zu erwarten sind, die wiederum zu Verzerrungen im Abformmaterial führen. In sicherer Entfernung von den interessierenden Bereichen können zusätzlich Abflussrinnen in der Erstabformung angebracht werden.

Die anfänglich zu kleinen Lumina einer Korrekturabformung werden durch eventuelle Kontraktionseffekte vor allem während der Lagerungszeit vergrößert. Wegen der da-

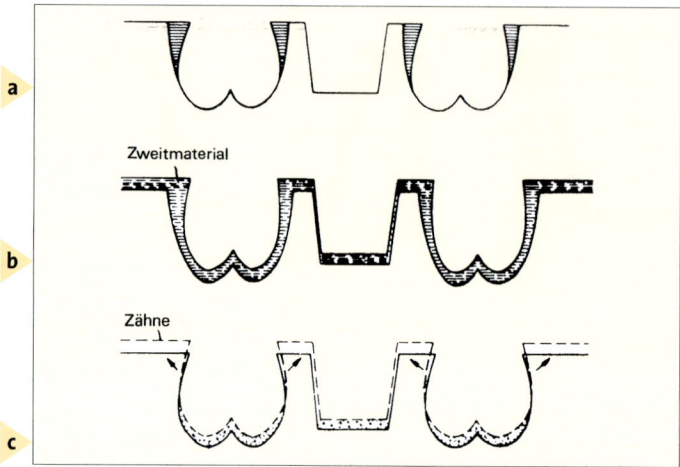

Abb. 15: Unterschnitte in der Erstabformung sind zu beseitigen (a), um zusätzliche Deformierungen (c) während der Korrektur zu vermeiden (b).

bei unvermeidlichen Verzerrungen aber wird ein Lumen während des Kontraktionsprozesses zu keinem Zeitpunkt ein exaktes Negativ des zugehörigen Zahnstumpfes sein. Alle Überlegungen zu einer optimalen Zeitspanne zwischen Abformung und Modellherstellung sind müßig, da sowohl die die Verkleinerung bedingenden Ursachen als auch die die Vergrößerung bestimmenden Parameter von Abformung zu Abformung und innerhalb einer gegebenen Abformung noch von Ort zu Ort variieren. Allerdings ist bei einer Korrekturabformung eine gewisse Verzögerung der Modellherstellung nicht von vornherein kontraproduktiv.

1.4.2 Doppelmischtechnik

Bei diesem Verfahren wird das dünn fließende Material aus einer Spritze um die präparierten Zähne appliziert und unmittelbar danach ein im Löffel befindliches, schwerer fließendes Material gleicher chemischer Provenienz nachgeschoben, sodass sich beide Materialien lokal vermischen und gemeinsam abbinden. Diese von der Abformung mit Hydrokolloiden übernommene Spritzen-Löffel-Technik ermöglicht sehr genaue Abformungen, da eine elastische Deformation des Löffelmaterials entfällt, wenn man von endogenen Spannungen (vgl. Kap. I. 1.2.2) absieht. Die Doppelmischtechnik setzt eine ausreichende Assistenz voraus (gleichzeitiges Anmischen zweier Massen). Insbesondere erfordert das Füllen einer Spritze und die Applikation des dünn fließenden Materials relativ viel Zeit, sodass dieses Verfahren längere Verarbeitungszeiten der dabei eingesetzten Massen voraussetzt. Die vergleichsweise langen Verarbeitungszeiten der Polysulfide erklären sich aus der Tatsache, dass sie als die ältesten Elastomere speziell für die mit den Hydrokolloiden etablierte Spritzen-Technik konzipiert wurden.

Bei der Sandwich-Technik wird das dünn fließende Material direkt über das Löffelmaterial geschichtet, sodass beide Massen gleichzeitig mithilfe des Löffels appliziert werden und dann gemeinsam verfestigen.

1.4.3 Einphasenabformung

Bei diesen Abformungen wird für Spritze und Löffel das gleiche Material verwendet. Da ein solches Material eher dünn fließend sein muss, ist die Verwendung eines individuellen Löffels erforderlich (vgl. Kap. V. 11). Speziell für diese Abformtechnik wurden Silikone mit thixotropem Fließverhalten entwickelt; diese Massen haben im Ruhezustand eine hohe Viskosität (geringe Fließfähigkeit, sie tropfen nicht), die jedoch, wenn ein Fließen erzwungen wird, deutlich abnimmt. Dieser Effekt beruht auf der Anziehung von Partikeln untereinander, wodurch in der Masse eine Art Gerüst entsteht. Wird dieses durch das Einleiten eines Fließvorganges zunehmend zerstört, so verschwindet auch seine formstabilisierende Wirkung und das umso mehr, je größer die Fließgeschwindigkeit wird. Sowohl die Zerstörung des Gerüstes als auch seine Neubildung und die damit einhergehende Regeneration der Viskosität nach Beendigung des Fließens sind zeitabhängig. Normal fließende Materialien können durch Zugabe geeigneter, das heißt Gerüst bildender Substanzen, thixotropiert werden.

1.4.4 Ringabformung

Bei diesem Verfahren wird jeder präparierte Stumpf einzeln abgeformt mithilfe eines weichen, wenig elastischen Kupferringes („Kupferringabdruck"), der dem Stumpfdurchmesser entsprechend ausgesucht und durch Zuschneiden dem Sulkusverlauf angepasst wird. Der so vorbereitete Ring wird mit einer thermoplastischen Masse oder einem knetbaren Elastomer gefüllt und über den Stumpf gestülpt. Da für die Einzelabformungen bzw. für die von ihnen gewonnenen Modellstümpfe jegliche räumliche Zuordnung untereinander oder zu den nicht präparierten Nachbarzähnen fehlt, ist eine zusätzliche Sammelabformung („Überabdruck") erforderlich. Diese kann unmittelbar über die noch in situ befindlichen Einzelabformungen genommen werden und enthält dann nach dem Entfernen die Ringe mit den Stumpflumina. Aufwendiger, aber Erfolg versprechender, weil jeder Einzelabdruck zunächst beurteilt und gegebenenfalls wiederholt werden kann, ist die Trennung von Einzel- und Gesamtabformung. Dabei werden von den Ringabformungen Modellstümpfe gefertigt und auf diesen – entsprechend der Herstellung einer Gusskrone – Transferkäppchen aus Phantommetall (Messing, eine Cu-Zn-Legierung) erstellt. Diese werden in einer folgenden Sitzung auf die präparierten Stümpfe gesetzt; danach erfolgt die Gesamtabformung, die nunmehr nach dem Entfernen die Käppchen mit den Stumpflumina enthält.

Mit der Einführung der Elastomere hat die Einzelstumpfabformung schnell an Bedeutung verloren und wird nur noch selten praktiziert, dann vorwiegend mit einem elastischen Abformmaterial.

1.4.5 Desinfektion

Abformungen sind nach dem Entfernen aus dem Mund mit Speichel, oft auch mit Blut kontaminiert. Sie bedürfen daher nicht nur einer gründlichen Säuberung mit Wasser, sondern auch einer Desinfektion, um bei Transport und Weiterverarbeitung der Abformung dem Risiko vor allem von Hepatitis-B- oder HIV-Infektionen vorzubeugen. Die Effizienz eines Desinfektionsverfahrens für alle nicht sterilisierbaren Materialien im zahnärztlichen Bereich orientiert sich an seiner Wirksamkeit gegenüber Hepatitis-B-Viren, den in diesem Zusammenhang widerstandsfähigsten Keimen. Ein ausreichend langes Eintauchen in eine Desinfektionslösung ist zur sicheren Benetzung der gesamten Oberfläche allen Sprühverfahren vorzuziehen.

Aus werkstoffkundlicher Sicht ist zu beachten, dass die Lagerung von Abformmaterialien in einer Lösung volumenrelevante Effekte verursachen kann und dass insbesondere nach Quellung das Desinfektionsmittel die Oberflächenqualität bezüglich Härte und Rauigkeit des im Kontakt zur desinfizierten Abformung abbindenden Modellgipses empfindlich beeinträchtigen kann. Inzwischen sind jedoch Mittel verfügbar, die gegenüber den Elastomeren (und Alginaten) bei korrekter Anwendung keine signifikanten Veränderungen bewirken. Die Desinfektion von Hydrokolloiden ist dagegen aufgrund derer Quellfähigkeit und der daraus resultierenden Ungenauigkeit nach wie vor problematisch. Versuche, eine desinfizierende Substanz den Abformmaterialien oder Modellgipsen direkt zuzumischen, machen wenig Sinn: Bei den Abformungen bleiben die freien Löffelflächen kontaminiert; eine Desinfektion erst bei der Modellherstellung erfolgt zu spät.

1.5 Modellwerkstoffe

Für die Modellherstellung werden unterschiedliche Materialien verwendet, wieder nach dem Prinzip, dass sie nach der Formgebung, also nach dem Ausgießen der Abformung, verfestigen. Die dabei auftretenden Volumenänderungen sollen gering bleiben, da sie – bezogen auf das Abformnegativ – wiederum die Präzision des Modells beeinträchtigen. Für den Fall einer Kontraktion ist der Effekt am einfachsten zu beschreiben, da die Änderung unbehindert erfolgt, sofern sich das Modellmaterial frei vom Abformmaterial lösen kann: Zwischen der Wandung der Abformung und dem Modell entsteht ein Spalt, allerdings erst dann, wenn sich der Modellwerkstoff so weit verfestigt hat, dass ein

Nachfließen von der freien Oberfläche nicht mehr stattfindet. Eine Expansion des Modellmaterials ist behindert und bewirkt zunächst ein Herausquellen des Modellmaterials aus der Abformung. Nach Verlust der Fließfähigkeit kommt es zu inneren Spannungen und es bleibt zu klären, inwieweit der Expansionsdruck des Modellmaterials in der Lage ist, das Abformmaterial zu verdrängen und die Ausdehnung zu realisieren. Wenn die Expansion auch nach der primären Verfestigung andauert, wie es etwa bei Gips über Stunden der Fall ist, so erfolgt sie unbehindert, sobald Abformung und Modell getrennt sind. Gute Detailwiedergabe (Reproduktion), die eine anfänglich gute Fließfähigkeit voraussetzt, sowie Härte und Kantenfestigkeit zum Schutz des Modells gegen Verschleiß und Beschädigung während der Nutzung sind weitere wichtige Forderungen an einen Modellwerkstoff.

Amalgame und Zemente, früher häufig genutzte Modellmaterialien, müssen gestopft werden und sind deshalb zusammen mit elastischen Abformmaterialien unbrauchbar. Sie werden im Folgenden nicht weiter erwähnt.

1.5.1 Gips

Wenngleich Härte und Kantenfestigkeit zu wünschen übrig lassen, ist Gips wegen seiner einfachen und zeitsparenden Handhabung das meistgenutzte Material zur Herstellung von Modellen.

Chemisch gesehen ist Gips ein zweifach hydratisiertes Calciumsulfat ($CaSO_4 \cdot 2\,H_2O$; Calciumsulfatdihydrat) in kristalliner Form (monoklin). Beim Erhitzen auf 110–120 °C verliert das Calciumsulfatdihydrat 75% seines Kristallwassers; es bildet sich das Calciumsulfathemihydrat:

$$2\,CaSO_4 \cdot 2\,H_2O \rightarrow (CaSO_4)_2 \cdot H_2O + 3\,H_2O$$

Bei weiterer Erhitzung bildet sich das Anhydrit ($CaSO_4$), das bis zu Brenntemperaturen von etwa 400 °C wasserlöslich, dann aber unlöslich (tot gebrannter Gips) ist.

Bei Zugabe von Wasser zu gebranntem Gips (fälschlich Gipspulver) erfolgt in umgekehrter, exothermer Reaktion die Hydratisierung: Zunächst geht das Calciumsulfathemihydrat in Lösung; seine Löslichkeit in Wasser ist etwa 4-mal so groß wie die des Dihydrats. Mit zunehmender $CaSO_4$-Konzentration wird daher ein Auskristallisieren des Dihydrats möglich, allerdings erst in größerem Umfang, wenn eine ausreichende Zahl von Kristallisationskeimen gebildet ist (Induktionsphase). Danach nimmt die Reaktionsgeschwindigkeit unter Bildung von kristallinem Dihydrat stark zu, erkennbar an dem Temperaturanstieg im Gipsbrei. Die Übersättigung der Lösung bezüglich des Dihydrats bleibt erhalten, solange weiteres Hemihydrat in Lösung geht. Die meist länglichen Kristalle bilden ein verfilztes Geflecht (s. Abb. 16), der Brei erstarrt.

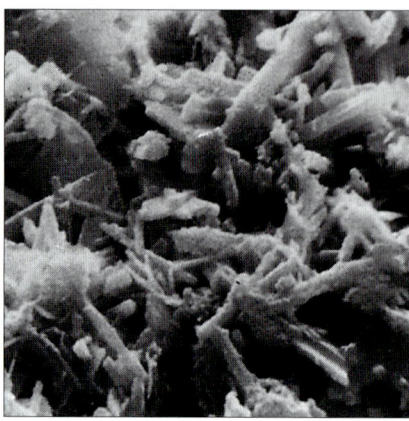

Abb. 16: REM-Aufnahme einer Gipsoberfläche, V = 1000 x [Vahl J, Zentrum für ZMK-Heilkunde, Münster]

Zur Verarbeitung des Gipsbreies ist eine ausreichende Fließfähigkeit erforderlich. Diese ist nur mit einer den stöchiometrischen Bedarf von 18,6 ml auf 100 g Hemihydrat überschreitenden Menge Wasser zu erreichen. Der Überschuss an Wasser ist zunächst noch im abgebundenen Gips enthalten und verdunstet erst im Laufe der Zeit.

Dieser Sachverhalt erklärt folgende Eigenschaften der Gipse:

- Die zunächst in der Lösung „schwimmenden" Gipskristalle können sich im Verlauf des weiteren Kristallwachstums bei Berührung auseinander schieben. Die Summation dieser Schübe in dem entstehenden Kristallhaufwerk bewirkt die makroskopische Abbindeexpansion der Gipse. Die Expansion ist umso größer, je weniger Wasser einer gegebenen Menge Gipspulver zugesetzt wurde; sie dauert über Stunden an, bevor sie ein Maximum erreicht. Die einzelnen Kristallite selbst haben dagegen ein um 7,1% kleineres Volumen als die Summe der Volumina der entsprechenden Ausgangssubstanzen Hemihydrat und Wasser, das heißt, lediglich das Kristallhaufwerk expandiert.
- Auch das Dihydrat ist in geringem Maß löslich. Überschüssiges Wasser beeinträchtigt deshalb die mechanische Festigkeit der Kristallansammlung durch eine Art Schmiermitteleffekt der im Kontaktbereich angelösten Kristalle. Entsprechend nimmt die Härte von Gips mit zunehmender Austrocknung zu. Bei normaler Lagerung eines Modells erfordert die völlige Trocknung 5–7 Tage. Gleichzeitig mit der Trocknung erfolgt eine Kontraktion, die etwa ein Drittel der Abbindeexpansion ausmacht (s. Abb. 17). Während bei einer erneuten Wässerung des Gipses der Effekt bezüglich der Härte reversibel ist, geht die mit der Wasseraufnahme verbundene Expansion bei nachfolgender Trocknung nicht vollständig zurück.
- Je größer der Wasserüberschuss im Gipsbrei ist, desto weniger kompakt ist die Kristallansammlung des abgebundenen Gipses. Das bedeutet, dass die Endhärte eines Gipses mit zunehmendem Wassergehalt der Mischung abnimmt.

1.5 Modellwerkstoffe

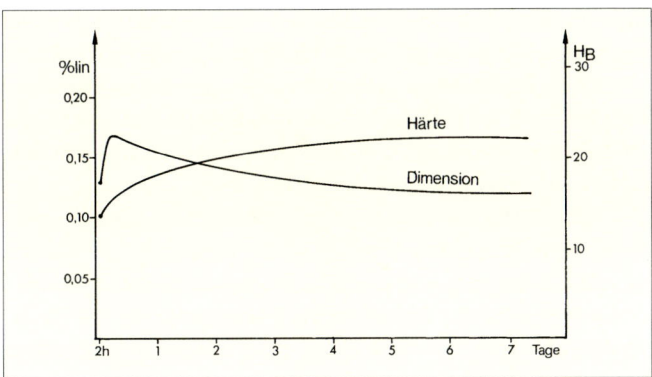

Abb. 17: Dimension und Härte H$_B$10/50/15 (vgl. Kap. IX. 24.3.1) von Spezialhartgips in Abhängigkeit von der Lagerzeit, halbschematisch [Umzeichnung nach: Franz G (1981) Dentalgipse. Hanser, München]

Wie erwähnt, erfordert der Verwendungszweck der Gipse eine ausreichende Fließfähigkeit. Die dafür notwendige Wassermenge ist nun abhängig von der Art und Weise, wie das Gipspulver gebrannt wurde. Wird in einem offenen Gefäß gebrannt („Trockenbrennen"), so erfolgt die Wasserabgabe sehr schnell. Dabei entsteht das sogenannte **Betahemihydrat**, das aus sehr kleinen, unregelmäßig geformten, porösen Kristalliten besteht. Beim Brennen von Gips in einem geschlossenen Reaktionsgefäß (**Autoklav**) unter Nassdampfatmosphäre („Nassbrennen") entstehen regelmäßige, insbesondere porenfreie Kristallite, die als **Alphahemihydrat** bezeichnet werden. Die beiden Erscheinungsformen des Hemihydrats unterscheiden sich jedoch nicht in ihren Kristallgittern (rhomboedrisch). Es handelt sich um chemisch identische Phasen, sodass die Unterscheidung zwischen α und β im kristallografischen Sinne nicht korrekt ist.

Wegen seiner größeren spezifischen Oberfläche (Porosität) erfordert das Betahemihydrat mehr Wasser (ca. 50 ml auf 100 g Pulver) als das Alphahemihydrat (ca. 30 ml auf 100 g Pulver) für eine ausreichende Fließfähigkeit des Gipsbreies. Entsprechend ist das Betamaterial Ausgangsstoff für weiche Gipssorten (Typ I: Abformgips, Typ II: Alabastergips), während das Alphahemihydrat die Grundlage der Hartgipse (Typ III) bildet.

Eine weitere Reduzierung der spezifischen Oberfläche des Alphahemihydrats resultiert, wenn der Gips im Autoklaven in einer 30%igen wässrigen Calciumchloridlösung gekocht wird. Diese Gipspulver erfordern nur etwa 22 ml H_2O auf 100 g Pulver und besitzen gegenüber den Hartgipsen eine deutlich größere Härte (Typ IV: Spezialhartgipse, vgl. Anhang, Tab. 11).

Ausgangsstoffe sind zum einen Naturgipse (ein weit verbreitetes Mineral) und zum anderen synthetische Gipse. Bei der industriellen Produktion von Phosphorsäure fällt in großen Mengen Calciumsulfatdihydrat als Nebenprodukt ab. Dieser Chemiegips (synthetischer Gips) wird in zunehmendem Maße als Ausgangsmaterial für die Herstellung von Halbhydrat benutzt, auch für die Verwendung im Dentalbereich als Spezialhartgips. Bedingt durch andere Verunreinigungen unterscheiden sich die synthetischen

Gipse in ihren Eigenschaften von den Naturprodukten; so zeigen die Chemiegipse etwas höhere Werte sowohl für die Endhärte als auch für die Abbindeexpansion.

Die handelsüblichen „Gipspulver" können neben dem Hemihydrat als Hauptbestandteil auch noch einige Massenprozente Dihydrat sowie lösliches und tot gebranntes Anhydrit enthalten. Da die Dihydratpartikel als Kristallisationskeime fungieren, reduziert ihre Anwesenheit die Induktionsphase.

Durch chemische Zusätze (Stellmittel) kann die Abbindegeschwindigkeit eines Gipsbreies beeinflusst werden, indem diese Substanzen die Bildungsgeschwindigkeit der Kristallisationskeime oder die Löslichkeitsbedingungen für Hemihydrat und/oder Dihydrat variieren. Ob der Zusatz eine Beschleunigung oder eine Verzögerung des Abbindens verursacht, hängt in einigen Fällen ausschließlich von der Konzentration ab. So wirkt NaCl bis zu 2% (bezogen auf das Anrührwasser) beschleunigend, bei höheren Konzentrationen jedoch verzögernd. K_2SO_4 wirkt dagegen in allen Konzentrationen als Beschleuniger, Borax[2] als Verzögerer.

Die Zusätze mindern die Härte und die Abbindeexpansion der Gipse. Insbesondere Kaliumsulfat reduziert die Abbindeexpansion. Dieser Effekt beruht auf der Tatsache, dass die Zusätze auf die Kristallgröße und -form des Dihydrats Einfluss nehmen. Je größer die Kristalle sind, desto geringer ist die Expansion des Breies.

Ist bei der Anfertigung eines Situationsmodells in einem konkreten Fall Eile geboten, so kann die Abbindereaktion durch Verwendung von warmem Wasser (bis zu 40 °C) und/oder durch verlängertes Anrühren (etwa 2 min) erheblich beschleunigt werden. Eigenmächtige Veränderungen der Zusammensetzung bieten jedoch kaum eine Chance, die Qualität der angebotenen Sorten zu verbessern. (Wichtig: Beim Wasser/Pulver-Mischungsverhältnis sind unbedingt die jeweiligen Herstellerangaben einzuhalten.)

Die Gesamtexpansion der verschiedenen Gipsarten variiert zwischen 0,3% (Alabastergips) und 0,06% linear (Spezialhartgips). Die geringe Expansion der nur wenig Mischwasser erfordernden Spezialhartgipse wird durch chemische Zusätze erzielt. Nach dem Erreichen der Endhärte sind die Gipse unter Laborbedingungen praktisch volumenstabil.

Die Trennung von Gipsmodell und Abformung sollte nicht früher als 30 min nach Mischbeginn erfolgen; zu diesem Zeitpunkt ist in der Regel das Temperaturmaximum im Gips bereits überschritten. Da Hartgipse erst nach einigen Tagen ihre optimalen Eigenschaften erreichen (s. Abb. 17), ist zumindest bei Präzisionsarbeiten eine mehrtägige Lagerung des Arbeitsmodells empfehlenswert, bevor mit der Modellation des Zahnersatzes begonnen wird. In jedem Fall aber sollte das Modell 24 Stunden reifen.

Die vergleichsweise raue und vor allem poröse Gipsoberfläche ermöglicht beim Aufbringen von fließfähigen oder plastischen Materialien (Gips, Kunststoff, Wachs) im Verlauf weiterer Arbeitsschritte ein oberflächliches Eindringen, sodass nach dem Verfestigen dieser Materialien eine exakte Trennung erschwert und die Oberflächenqualität des dem Gipsmodell adaptierten Gegenstandes in der Kontaktfläche beeinträchtigt ist. Die-

sem Effekt, aber auch eventuellen wechselseitigen chemischen Beeinflussungen kann man durch das Auftragen (mittels Pinsel oder Spray) geeigneter Isoliermittel auf die Gipsoberfläche vorbeugen. Verwendet werden:
- Seifenlösung, wässrige Lösungen von Wasserglas[12], Talkum[4] (gegen Gips).
- Wässrige Natriumalginatlösungen, die mit Calciumionen aus der Gipsoberfläche zu einem festen Film reagieren (gegen Gips und Kunststoff).
- Dünnflüssige Silikone, die entweder durch Einwirkung von Luftfeuchtigkeit abbinden oder vor dem Gebrauch anzumischen sind (gegen Gips, Kunststoff und Wachs).
- Lackartige Lösungen natürlicher oder künstlicher Harze[7] in leicht flüchtigen, organischen Lösungsmitteln (gegen Kunststoff und Wachs).

1.6 Arbeitsmodell

Ein Arbeitsmodell für die Fertigung von Kronen (bzw. Inlays, Brücken) muss ein Abnehmen der zu versorgenden Modellstümpfe ermöglichen, da nur am frei zugänglichen Stumpf eine präzise Gestaltung der Wachsmodellation möglich ist. Zu diesem Zweck erhält das von der Abformung gewonnene Modell („Zahnkranz") einen Sockel. Eine Isolierung im Bereich der interessierenden Stümpfe erlaubt nach dem Anbringen von Sägeschnitten durch das Modell jeweils mesial und distal das Abnehmen des Einzelstumpfes vom Sägemodell (s. Abb. 18).

Meist wird der Stumpf schon bei der Modellherstellung mit einem ausreichend langen, nach zervikal konisch verjüngten Stift („Dowelpin") versehen, der das Zurücksetzen des Stumpfmodells sichert, etwa zur Überprüfung der Wachsmodellation bezüglich ihrer approximalen und okklusalen Passung oder zur Ergänzung um ein Brückenglied.

Bei einer Sockelung mit Gips bewirkt die Abbindeexpansion eine Kippung der Modellstümpfe (s. Abb. 18). Dieser Effekt ist umso größer, je instabiler das Modell und je größer die Expansion im Sockel ist. Daraus folgt:
- Das Modell ist in ausreichender Dicke aus einem möglichst formstabilen Material zu fertigen.

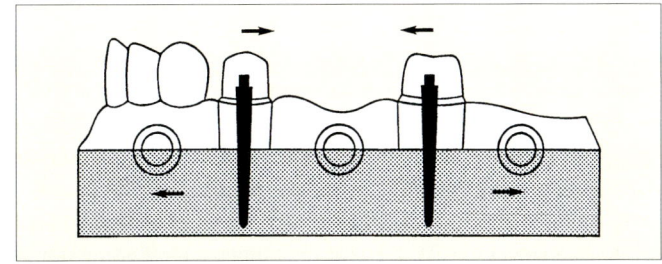

Abb. 18: Kippung der Stümpfe durch die Expansion des Sockelgipses

◢ Die Sockelung sollte frühestens 24 Stunden nach der Modellherstellung erfolgen, um zumindest einen Teil der mit der Alterung einhergehenden Härtesteigerung der Gipse zu nutzen.

◢ Für den Sockel ist wegen der geringen Abbindeexpansion ebenfalls ein Spezialhartgips – in mäßiger Schichtdicke – zu nutzen.

Bei den verschiedenen **Modellsystemen** dienen als Sockel vorgefertigte, möglichst starre Platten, die auf den noch weichen Gips des Modells gelegt werden. Diese Platten enthalten dann in Bohrungen die erforderlichen Dowelpins, deren korrekte Position mithilfe eines Parallelometers von der Abformung auf die Platte übertragen wird; zusätzlich – in einigen Fällen auch ausschließlich – dient ein spezielles Oberflächenrelief der Platten für ein zuverlässiges Reponieren der nach dem Sägen abnehmbaren Einzelstümpfe. Aber auch bei der Verwendung dimensionsstabiler Sockel resultieren Spannungen im Gesamtmodell, diesmal durch die Expansion des Modellmaterials, sodass auch bei den Modellsystemen prinzipiell mit Veränderungen der Stumpfpositionen zu rechnen ist.

Zur Herstellung von Präzisionsmodellen müssen Gipse grundsätzlich unter Vakuum angemischt und auf einem Rüttler in kleinen Portionen in die Abformung gefüllt werden. Damit wird zugunsten von Glätte und Detailgenauigkeit des Modells dem Auftreten von Luftbläschen in der Grenzfläche zum Abformmaterial vorgebeugt. Im Übrigen ist den Herstellerempfehlungen zur Verarbeitung exakt zu folgen. Die unvermeidliche Sedimentation im Gipsbrei führt zu einer Härte mindernden Wasseranreicherung in den oberen Gipszonen. Damit dieser Effekt nicht den Okklusalbereich im Modell betrifft, muss die Abformung während der Gipshärtung unter dem Gips verbleiben.

1.7 Modellgenauigkeit

Zieht man nach der Abformung und Modellherstellung eine erste Zwischenbilanz, so ist festzustellen, dass es praktisch nicht möglich ist, verlässlich ein Modell herzustellen, das exakt dem Urmodell entspricht. Die Ursachen sind Volumenänderungen der verwendeten Abform- und Modellmaterialien, die beim Abbinden, beim Lagern oder durch Temperaturdifferenzen entstehen. Ausschalten lassen sich diese Vorgänge nicht. Man kann jedoch versuchen, durch eine geeignete Kombination von Werkstoffen und Arbeitsmethoden zu erreichen, dass sich Ungenauigkeiten möglichst nicht addieren, indem z.B. ein zu kleines Lumen auch noch mit einem kontrahierenden Modellwerkstoff ausgegossen wird. Es fehlt nicht an Vorschlägen, die durch Kontraktionseffekte im Abformmaterial bedingte Lumenvergrößerung (Schrumpfen zur Löffelwand) mit einem Modellmaterial zu kompensieren, das in seiner Abbindekontraktion speziell auf die benutzte Abformmasse eingestellt ist. Da aber die Lumenvergrößerung durch die Schichtdicke des

Abformmaterials, die Modellstumpfverkleinerung dagegen vom Durchmesser des Lumens abhängt, ist die Bereitstellung einer solchen Werkstoffkette allenfalls für eine spezielle Abformsituation, aber nicht generell möglich. Durch unterschiedliche Schichtdicken bedingte maßstäbliche Verzerrungen des Lumens können mit einer solchen Werkstoffkombination nicht mehr rückgängig gemacht werden.

Eine erfolgreiche Methode, die Kontraktionseffekte des Abformmaterials zu kompensieren, besteht in der Erwärmung der Abformung während der Modellherstellung. Nach Abbildung 13 stimmen die Gipsstümpfe innerhalb der Messgenauigkeit mit dem Urmodell überein, wenn die Temperatur des Gipsbreies der Abbindetemperatur entspricht. Diese thermische Kompensation der Kontraktionseffekte im Abformmaterial ist auch theoretisch befriedigend, da die Korrektur das Abformmaterial selbst betrifft und die thermische Expansion ebenso wie die vorausgegangene Kontraktion der Schichtdicke proportional ist. Mögliche Verzerrungen werden dabei rückgängig gemacht, sofern inzwischen keine irreversiblen Veränderungen in der Masse stattgefunden haben. Allerdings sind auch von dieser Methode keine absolut genauen Resultate zu erwarten, da das bei höheren Temperaturen angefertigte Stumpfmodell bei der nachfolgenden Abkühlung auf Raumtemperatur eine maßstäbliche Kontraktion erfährt. Die thermischen Ausdehnungskoeffizienten der üblichen Modellmaterialien sind jedoch bedeutend kleiner als die der Abformmaterialien.

2 Wachsmodellation

Auf die Stümpfe der Modelle wird zunächst als Platzhalter für den späteren Befestigungszement Stumpflack aufgetragen (vgl. Kap. I. 4).

Bei der Wachsverarbeitung ist vor allem der außerordentlich große thermische Ausdehnungskoeffizient (vgl. Anhang, Tab. 3) zu beachten, der trotz der vergleichsweise kleinen Temperaturdifferenzen zwischen Erweichungs- und Zimmertemperatur bei der Abkühlung zu starken Kontraktionen führt. Unter diesem Gesichtspunkt sind Wachse mit niedrigen Erweichungstemperaturen von Vorteil, wobei allerdings die zu fordernde Festigkeit der Erniedrigung Grenzen setzt.

Beim Modellieren von Kronen wird das Gusswachs (vgl. Kap. V. 11.1) in kleinen flüssigen Portionen aufgetragen, die dann erstarren (**Aufwachstechnik**). Die sich dabei abspielenden Vorgänge sollen schematisch an nur drei Tropfen aufgezeigt werden. Angenommen, zwei benachbarte Tropfen sind bereits erstarrt und werden anschließend mit einem dritten verbunden (s. Abb. 19). An den Berührungsstellen werden dann die erhärteten Tropfen lokal wieder erweicht, sodass eine Art Verschweißung zustande kommt. Während der Abkühlung des noch flüssigen Bereiches erfolgt die thermische Kontraktion an der freien Oberfläche, häufig erkennbar an der dort entstehenden Delle. Sobald jedoch das Wachs unter den Erweichungspunkt abgekühlt ist, wird ein Nachfließen unmöglich. Die weitere Kontraktion wird durch die festen Nachbartropfen und die Haftung zur Unterlage behindert. Die Folge einer behinderten Volumenänderung ist das Auftreten innerer Spannungen (vgl. Kap. VI. 18.2): Im Falle einer Kontraktion entstehen Dehnspannungen (das behinderte Werkstück ist gezwungenermaßen zu groß), bei einer Expansion treten Druckspannungen auf. Nach beendeter Modellation befindet sich das Wachsmodell somit unter Dehnspannungen, die beim Abheben des Modells vom Stumpf, also bei der Beseitigung des Kontraktionshindernisses, zu einer spon-

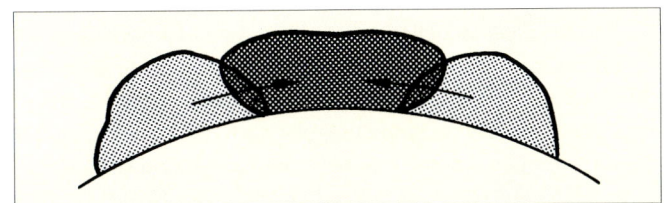

Abb. 19: Verschweißung von Wachstropfen

tanen Rückstellung und damit zur Verkleinerung des Lumens führen (Frakturrisiko beim Abheben der Wachsmodellation).

Auch unterhalb des Erweichungspunktes besitzen die Wachsmoleküle untereinander noch eine gewisse, wenn auch sehr kleine Beweglichkeit, sodass über längere Zeit innere Spannungen durch Molekülgleiten abgebaut werden können. Dieses als Relaxation (vgl. Kap. VI. 18.3) bezeichnete Verhalten, das übrigens alle Werkstoffe – wenn auch in sehr unterschiedlichem Ausmaß – aufweisen, erfolgt umso schneller, je höher die Lagerungstemperatur ist. Bei ausreichender Kühlung können innere Spannungen somit auch eingefroren werden. Die Veränderungen der Molekülanordnungen in Richtung auf den spannungsfreien Zustand bleiben im Allgemeinen nicht ohne Einfluss auf die makroskopische Dimension des Werkstückes, sodass es infolge von Relaxationsprozessen zu beträchtlichen Verzerrungen kommen kann, wenn der betroffene Gegenstand nicht in seiner Form fixiert wird, z.B. durch Einbringen in eine Schablone.

Solange eine Wachskrone fest auf dem Modellstumpf sitzt, kann sie ihr Lumen auch über längere Zeit nicht verkleinern. Untersuchungen zeigen, dass nach 15–20 Stunden Verweilzeit bei Raumtemperatur die Spannungen so weit abgebaut sind, dass Rückstelleffekte beim Trennen vom Stumpf nicht mehr nachzuweisen sind.

Zur mechanischen Stabilisierung der Wachskronen gegenüber den Einflüssen weiterer Manipulationen (z.B. Fräsen) verwendet man Kunststoffkäppchen, die dem Stumpf durch **Tiefziehen** (Druckformen) von thermoplastischen Folien, z.B. aus Polystyrol[16] oder Polykarbonat[17], angepasst werden. Auf den vom Folienüberschuss befreiten Käppchen wird dann die gewünschte Kronenform in Wachs modelliert. Herstellungsbedingt (innere Spannungen) erweisen sich die Käppchen beim Zurücksetzen auf den Stumpf als zu klein mit einer über etliche Stunden andauernden Kontraktion. Deshalb wird mit der eigentlichen, ca. 0,5 mm dicken Verstärkerfolie gleichzeitig eine dünnere (ca. 0,1 mm) Folie gezogen, wobei diese dem Stumpf anliegende Unterziehfolie eine Platzhalterfunktion hat: Je nach System wird sie sofort nach dem Ziehen verworfen oder mit dem Käppchen auf dem Stumpf reponiert, dann aber, nach Fertigstellung der Modellation, vor dem Einbetten aus dem Lumen entfernt (Gefahr der Verletzung des Kronenrandes!). Wegen der unzureichenden Genauigkeit der Tiefziehkäppchen muss der Kronenrand komplett in Wachs modelliert werden; die Käppchen sind daher so zu trimmen, dass ihr Rand mindestens 1,5 mm oberhalb der Präparationsgrenze verläuft. Nur unter dieser Voraussetzung sind denen der Aufwachstechnik vergleichbar präzise Resultate zu erwarten. Relaxationsmaßnahmen an mit Tiefziehkäppchen verstärkten Wachskronen haben keinen Effekt; die Modellationen sollten deshalb unverzüglich eingebettet werden.

Vor allem eine Zeitersparnis gegenüber der ausschließlichen Aufwachstechnik bietet das **Tauchverfahren**: Der Stumpf wird in flüssiges Wachs getaucht; auf der Kappe aus erstarrtem Wachs wird dann die Krone nach der Aufwachstechnik modelliert. Auch bei diesem Verfahren empfiehlt es sich, den Kronenrand komplett aufzuwachsen.

Abb. 20: Veränderungen des lichten Kronendurchmessers in Abhängigkeit von der Temperatur der Einbettmasse während des Einrüttelns (halbschematisch)

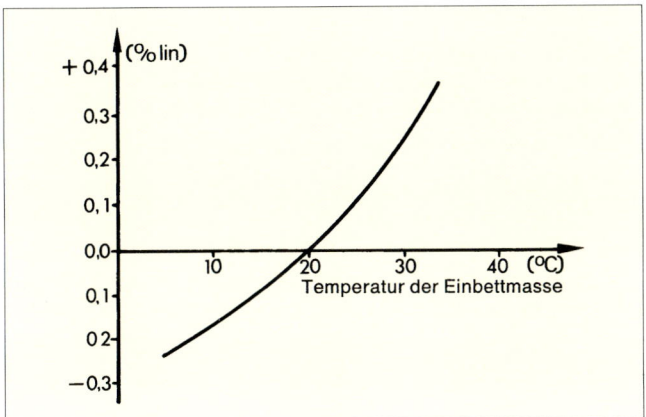

Eine weitere Dimensionsänderung der Wachskrone kann bei der Einbettung auftreten, wenn die Temperatur der Einbettmasse, z.B. beim Anmischen mit kaltem Wasser, von der Zimmertemperatur abweicht. Die Abbildung 20 zeigt, welchen Einfluss diese Temperaturdifferenz auf den lichten Durchmesser der gegossenen Metallkronen hat. Weitere Ausführungen zu den geometrischen Verhältnissen siehe Kapitel I. 4.2.

3 Gießen und Gussprobleme

Das Überführen der Wachsmodellation in Metall erfolgt in drei Schritten: Das Wachsmodell wird in ein feuerfestes Material eingebettet; nach dessen Erstarrung wird das Wachs ausgeschmolzen bzw. rückstandslos verbrannt und der so entstandene Hohlraum mit Legierungsschmelze ausgegossen. Dieser Vorgang besteht aus zwei Schritten: dem Schmelzen der Legierung und dem Transport der Schmelze aus dem Schmelztiegel in die Gießform (Muffel). Das Schmelzen der Legierung kann durch Flammen-, Widerstands-, Hochfrequenz- und Lichtbogenheizung erfolgen.

Beim Schmelzen mit der offenen Flamme ist auf eine korrekte Einstellung des Gas-Sauerstoff(Luft)-Gemisches zu achten, die eine vollständige Verbrennung der Wasserstoff- und Kohlenstoffanteile ermöglicht. Ein Sauerstoffüberschuss birgt die Gefahr des Abbrennens unedler, das heißt leicht oxidierbarer Legierungsbestandteile in sich. Die Aufnahme von Gasen und/oder Kohlenstoff aus der Flamme in die Schmelze kann beim Erstarren unerwünschte Poren (Mikrolunker) und Ausscheidungen verursachen.

Zum temperaturgeregelten Schmelzen und Gießen der Legierungen dienen kombinierte, zunehmend automatisierte Apparaturen, die entweder mithilfe der Zentrifugalkraft (**Schleuderguss**) oder im **Vakuum-Druck-Guss** sicherstellen, dass die Schmelze in alle Details des Hohlraumes ausfließt. Das Schmelzen erfolgt in einem Widerstandsofen oder mit einem Hochfrequenzgenerator (HF- oder auch Induktions-Anlage genannt; Frequenz z.B. 1,5 MHz): Dieser erzeugt in einer den Tiegel umfassenden Spule, deren Windungen aus einem durchflussgekühlten Kupferrohr bestehen, einen entsprechenden Wechselstrom. Das zugehörige Magnetwechselfeld induziert nach dem Transformatorprinzip in leitfähigen Substanzen Wirbelströme und damit Wärme. Die mit den Widerstandsöfen möglichen Temperaturen reichen in der Regel nicht zum Vergießen von hoch schmelzenden Legierungen aus. Weiterhin gibt es noch **Lichtbogen-Schmelz-Anlagen**, die insbesondere beim Titanguss Anwendung finden.

Beim Schmelzen kann dem Oxidieren der Legierung (Risiko: Versprödung) durch die Verwendung von Kohle- bzw. **Graphittiegeln** vorgebeugt werden, in denen eine reduzierende Atmosphäre herrscht. Bei den edelmetallfreien Legierungen, aber z.B. auch bei palladiumreichen Legierungen sind **Keramiktiegel** erforderlich; der sicherste Oxidationsschutz ist dann das Schmelzen unter Vakuum oder Schutzgas.

Das gegossene Werkstück soll
- lunkerfrei sein und eine einwandfreie innere Struktur aufweisen,
- auf wenige tausendstel Millimeter genau der Wachsform entsprechen.

3.1 Kompensation der Erstarrungskontraktion des Metalls

Als **Lunker** bezeichnet man Hohlräume, die unter anderem als Folge der **Erstarrungskontraktion** auftreten.

Flüssiges Metall hat im Liquiduspunkt (Temperatur bei Erstarrungsbeginn) ein um ca. 5% größeres Volumen als das erstarrte im Soliduspunkt (Temperatur bei Erstarrungsende, vgl. Kap. XI. 34.2). Das darzustellende Gussstück ist nur dann lunkerfrei, wenn man Schmelze im Überschuss verwendet, sodass während des Erstarrens Schmelze aus einem Reservoir nachfließen kann. Das Volumen dafür wird durch einen dicken Gussstift, eventuell mit kugeliger Erweiterung (verlorener Kopf), in der Einbettmasse vorgehalten. Das Nachfließen ist aber nur möglich, wenn das Metall im Reservoir länger flüssig bleibt als in dem zu gießenden Objekt. Das Reservoir muss daher im Zentrum der Muffel liegen, denn dort ist die Temperatur während der Abkühlung – die immer von außen beginnt – höher als in den Randzonen. Die Kugelform bietet bei gegebenem Volumen die kleinste Oberfläche und reduziert so zusätzlich die Abkühlgeschwindigkeit des Reservoirs.

Das Gussobjekt hingegen sollte möglichst nahe an der Peripherie liegen und zwar mit dem dünnsten Teil nach außen. Die Schichtdicke der Einbettmassen am Boden der Muffel muss aber mindestens 6 mm betragen, damit sie von der einschießenden Schmelze nicht durchgeschlagen wird (s. Abb. 21). Andererseits darf sie aber auch nicht wesentlich dicker sein, damit die durch die Schmelze zu verdrängende Luft genügend schnell durch die poröse Einbettmasse entweichen kann. Die in die äußersten Teile der Hohlform einschießende Schmelze erstarrt dann zuerst (gerichtete Erstarrung). Solange im Reservoir noch Schmelze vorhanden ist und ungestört nachfließen kann, wird der durch die Erstarrung entstehende Volumenschwund kompensiert. Die Verbindung zwischen Gussobjekt und Schmelzreservoir ist aus diesem Grund möglichst kurz und mit ausreichendem Durchmesser zu gestalten (2–3 mm).

Vermeiden lassen sich die Lunker als Folge der Erstarrung nicht, sie dürfen nur nicht im Gussobjekt gelegen sein; bei einem gelungenen Guss befinden sie sich im verlorenen Kopf bzw. im Gussstift.

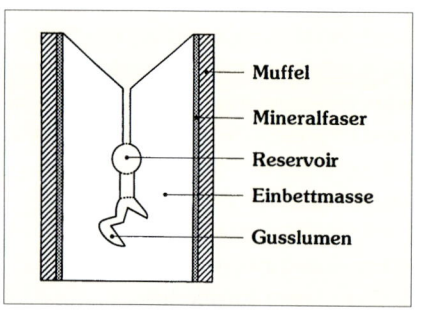

Abb. 21: Gusseinbettung

- Muffel
- Mineralfaser
- Reservoir
- Einbettmasse
- Gusslumen

3.2 Kompensation der thermischen Kontraktion des Metalls

Die Erstarrung einer Legierung ist beim Erreichen des Soliduspunktes abgeschlossen. Während der Abkühlung von der Solidustemperatur auf Zimmertemperatur erfolgt eine thermische Kontraktion, die z.b. bei den einfachen Edelmetalllegierungen ca. 1,6% linear beträgt (vgl. Anhang, Tab. 3).

Will man diese Kontraktion kompensieren, muss die Hohlform in der Muffel beim Einschießen der Schmelze um den gleichen Betrag größer sein als das eingebettete Wachsmodell. Man erreicht dies durch regulär oder auch schnell härtende (Speed-)Einbettmassen, deren Abbinde- und thermische Expansion zusammen diesen Wert ergeben. Die thermische Expansion wird durch die in den Einbettmassen enthaltenen feuerfesten Bestandteile erreicht. Man verwendet hierfür Quarz und seine Modifikationen (SiO_2 kommt in verschiedenen Gitterstrukturen vor, z.b. Cristobalit, Tridimit), da dieser polymorph ist, das heißt bei Erhitzung eine Kristallgitterumwandlung erfährt, die mit einer Volumenänderung verbunden ist.

Die einfachsten Einbettmassen enthalten Gips und als feuerfesten Bestandteil Cristobalit, eine Quarzmodifikation mit großer thermischer Ausdehnung infolge einer Kristallgitterumwandlung (β- → α-Modifikation) bei ca. 270 °C. Das Bindemittel Gips verursacht die Abbindeexpansion, die Quarzkomponente verhält sich beim Abbinden indifferent. Beim Erhitzen zeigen Gips und Quarz ein entgegengesetztes Verhalten. Bei höheren Temperaturen kontrahiert Gips infolge von Zersetzung (vgl. Kap. I. 1.5.1), während Quarz expandiert (s. Abb. 22). Durch eine entsprechende mengenmäßige Zusammensetzung kann jedoch insgesamt eine Expansion erreicht werden, die sich außerdem durch Zusätze von Lithiumchlorid (LiCl) oder Natriumchlorid (NaCl) steigern lässt. Die Werte der thermischen und der Abbindeexpansion schwanken bei den einzelnen Fabrikaten. Beide Expansionen zusammen müssen jedoch der thermischen Kontraktion der Legierung entsprechen und zwar bei der für diese Legierung erforderlichen Muffeltemperatur (600–900 °C bei Edelmetalllegierungen). Die Temperatur im Vorwärmeofen wird dann um 50 °C höher geregelt, weil in der Zeit, während der die Muffel aus dem Ofen in die Schleuder gelegt und diese zum Gießen vorbereitet und schließlich in Gang gesetzt wird (**Gussverzugszeit**), die Temperatur in der Muffel um etwa 50 °C fällt.

Bei der Einbettung ist dafür Sorge zu tragen, dass die Expansion auch tatsächlich zustande kommt. Bettet man direkt in die Muffel ein, so verhindert der stabile Stahlring eine gleichmäßige Expansion. Eine unbehinderte Abbindeexpansion erreicht man, wenn die Muffel auf der Innenseite mit einer wassergetränkten Manschette aus feuerfestem Material[18] ausgelegt wird. Die gequollene Schicht setzt der Expansion praktisch keinen Widerstand entgegen, weil das Wasser auf den geringsten Druck hin entweicht. Anstelle des Stahlrings gibt es auch die Möglichkeit z.B. spezielle Papiermanschetten zu verwenden, wodurch ebenso eine unbehinderte thermische Expansion der Einbettmasse während des Vorwärmens ermöglicht wird. Diese Expansion kann in bestimmten

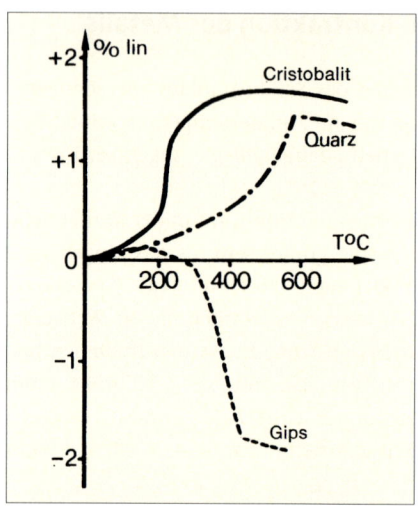

Abb. 22: Volumenverhalten von Quarz, Cristobalit und Gips beim Erhitzen [Umzeichnung nach: Eichner K (1981) Zahnärztliche Werkstoffe und ihre Verarbeitung. Hüthig, Heidelberg]

Temperaturbereichen besonders steil verlaufen (s. Abb. 22) und dort die Expansion der Muffel beträchtlich übertreffen.

Es scheint schwierig zu sein einzusehen, dass bei einer freien Expansion eines Gegenstandes auch in ihm enthaltene Hohlräume ihr Volumen vergrößern (und bei einer freien Schrumpfung entsprechend verkleinern). Die Expansion besteht in einer allseitigen Ausdehnung, und deshalb – so könnte man folgern (s. Abb. 23) – dehnen sich die Wandungen auch nach innen aus, unter Verkleinerung des Hohlraumes.

Das ist jedoch ein Trugschluss: Eine Expansion (Kontraktion) beruht auf einer Vergrößerung (Verkleinerung) der Atom- bzw. Molekülabstände und bedingt daher eine Vergrößerung (Verkleinerung) aller Strecken, Flächen und Volumenelemente des be-

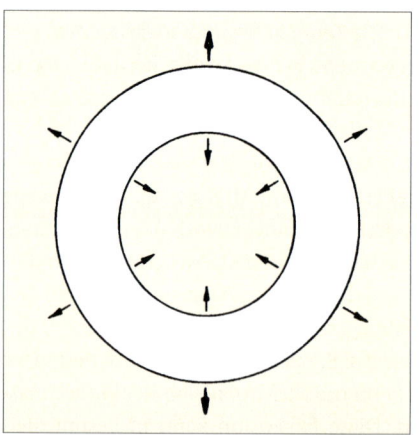

Abb. 23: Falsche Vorstellung von der Expansion eines Hohlzylinders

Abb. 24: Expansion (Kontraktion) eines Hohlzylinderquerschnittes; die maßstäbliche Veränderung gilt natürlich auch für die 3. Dimension (Höhe des Zylinders).

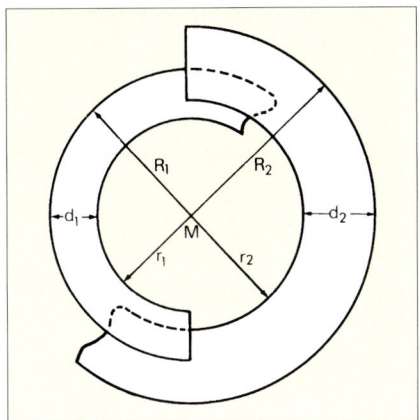

trachteten Körpers (s. Abb. 24). Bei unbehinderter Volumenänderung werden alle Strecken proportional zu ihrem Ausgangswert verändert[19].

Die erwünschte Expansion der Einbettmasse kommt nur dann zustande, wenn das richtige Mischungsverhältnis von Wasser zu Pulver eingehalten wird. Je weniger Wasser vorhanden ist, desto größer ist die thermische Expansion. Das vom Hersteller angegebene optimale Mischungsverhältnis ist daher sorgfältig einzuhalten. Aus diesem Grund sollte die Manschette auf keinen Fall tropfnass sein. Die richtig angemischte Einbettmasse ist von solch fester Konsistenz, dass sie sich nur auf dem Rüttler entsprechend dicht an die Wachsform anlagert. Das Anmischen mit möglichst wenig Wasser wirkt sich außerdem günstig auf die Härte aus; je dünnflüssiger die Einbettmasse angerührt wird, desto geringer ist die Härte. Eine Härtesteigerung wird auch dadurch erzielt, dass man die Einbettmasse unter Vakuum anmischt, weil dadurch die Porositäten aufgrund von Lufteinschlüssen reduziert werden.

Die Abbildung 25 zeigt, dass die thermische Expansion cristobalithaltiger Einbettmassen im Bereich von 200–300 °C besonders stark ist. Das Aufheizen der Muffel muss entsprechend langsam erfolgen, da sonst wegen eines zu großen Temperaturgefälles vom Rand zum Zentrum der Muffel Risse in der Einbettmasse entstehen. Es ist daher nicht anzuraten, die Muffel aus dem Ausbrennofen (200–300 °C) direkt in den schon auf Endtemperatur erhitzten Vorwärmeofen zu setzen. Der Vorwärmeofen sollte beim Umsetzen der Muffel keine wesentlich höhere Temperatur aufweisen als der Ausbrennofen und erst dann auf Solltemperatur aufgeheizt werden. Eine andere Möglichkeit zur schonenden Aufheizung ist das Umsetzen der Muffel in zunehmend wärmere, auf konstante Temperatur geregelte Öfen.

Auch wenn die Hohlform im Augenblick des Gießens um das richtige Maß vergrößert war, so ist damit noch nicht unbedingt gewährleistet, dass das Werkstück am Ende passt. Die Expansions- bzw. Kontraktionskurven von Legierung und Einbettmasse weichen stark voneinander ab (s. Abb. 25).

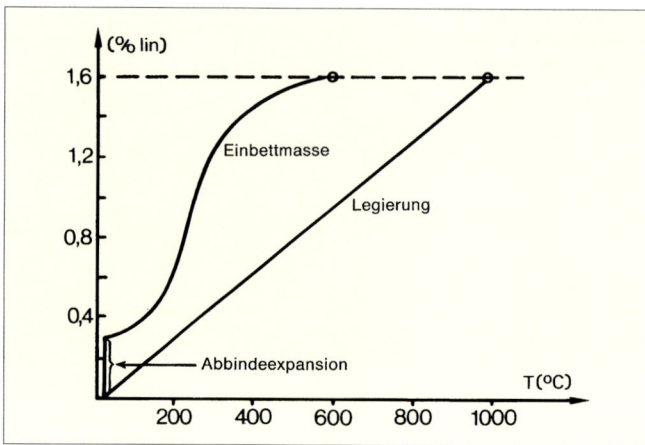

Abb. 25: Unterschiedliche Dehnungskurven von Einbettmasse und Legierung (schematisch)

Während der Abkühlung ist das Gussstück immer kleiner als das Lumen in der Muffel. Bei einem allseitig konvexen oder planen Gusskörper (z.b. Kugel oder Quader) erfolgt die Kontraktion unbehindert. Bei einer Krone aber, die in ihrem Lumen Einbettmasse umfasst, ist die Kontraktion behindert; die Krone gerät unter Dehnspannungen.

3.3 Gießbedingungen und Eigenschaften des Gussstückes

Die mechanischen Eigenschaften der Gusslegierungen, aber auch ihre Mundbeständigkeit (vgl. Kap. XI. 34.4.3) sind umso besser, je feiner das Korn ist, je kleiner also die Kristallite sind. Abhängig ist die Korngröße (sie kennzeichnet den mittleren Korndurchmesser) von der

- Temperatur der Schmelze,
- Abkühlungsgeschwindigkeit,
- Gussform,
- Zusammensetzung der Legierung.

3.3.1 Temperatur der Schmelze

Auch eine Schmelze enthält noch quasi kristalline Bereiche (s. Abb. 26), die sich allerdings im statistischen Wechsel auflösen und neu bilden. Denn auch oberhalb des Liquiduspunktes wirken noch Bindungskräfte, sodass die Atome nicht völlig regellos verteilt sind (dieser Zustand wird erst in der Gasphase erreicht). Diese auch „präkristallin" genannten Bereiche sind jedoch sehr klein und können deshalb bei der normalen Erstar-

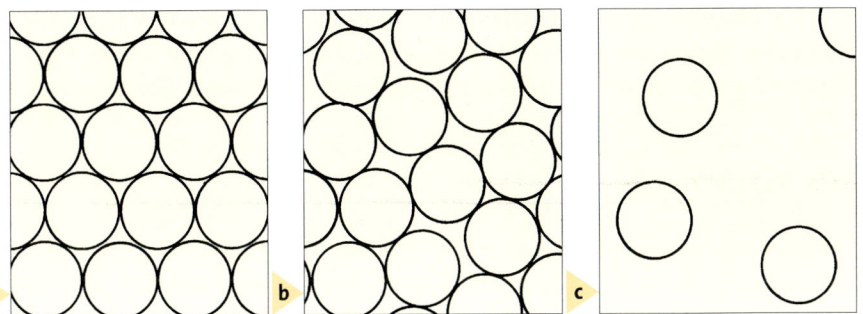

Abb. 26: Atomanordnung: **a)** im Kristall (Fernordnung), **b)** in der Schmelze (Nahordnung), **c)** Gaszustand

rung nicht als Kristallisationskeime dienen. Beim Gießen erfolgt die Keimbildung bevorzugt an den Gefäßwänden und an Fremdteilchen (z.b. ungelöste Oxidpartikel) in der Schmelze. Je mehr solcher Kristallisationskeime vorhanden sind, desto feinkörniger wird die erstarrte Legierung. Die Fremdteilchen können mit der Zeit aufgelöst werden und das umso schneller, je höher die Temperatur der Schmelze ist. Eine Überhitzung der Schmelze verringert also die Zahl der Keime und führt somit zu einer unerwünschten Vergröberung des Korngefüges. Anderseits aber ist eine gewisse Überhitzung vonnöten, da die Schmelze unmittelbar über dem Liquiduspunkt noch zähflüssig und ihr Formfüllvermögen somit gering ist.

Mit steigender Temperatur wird die Schmelze dünnflüssiger, auch ihre Oberflächenspannung nimmt ab. Dadurch wird das Ausfließen der Schmelze auch in enge Querschnitte des Gusslumens (Kronenrand, Klammern) begünstigt. Außerdem wird durch eine mäßige Überhitzung vermieden, dass die einschießende Schmelze bereits im Gusskanal zu erstarren beginnt.

3.3.2 Abkühlungsgeschwindigkeit

Bei langsamer Abkühlung einer Schmelze wird die Erstarrungstemperatur im Zentrum erst mit einer deutlichen zeitlichen Verzögerung gegenüber den Randzonen erreicht. Entsprechend langsam wandert die Kristallisationsfront von außen nach innen. Die am Rand entstandenen relativ wenigen Kristalle wachsen im Verlauf der Abkühlung bis zum Zentrum des Schmelzvolumens. Das Gefüge ist grob kristallin.

Bei schneller Abkühlung erreicht das ganze Schmelzvolumen praktisch zur gleichen Zeit die Erstarrungstemperatur. Die Erstarrung beginnt also gleichzeitig an zahlreichen Punkten überall in der Schmelze. Das Resultat ist ein hinsichtlich der Werkstoffeigenschaften vorteilhaftes feinkörniges Gefüge.

Hohe Abkühlungsgeschwindigkeiten sind in der zahntechnischen Gießpraxis durch die kleinen Schmelzvolumina und die Verwendung „kalter"– verglichen mit der Temperatur der Metallschmelzen – Gussformen gewährleistet (vgl. Anhang, Tab. 2).

3.3.3 Gussform

Die Gussform beeinflusst die Korngröße auf zweierlei Weise: durch Wärmeleitfähigkeit und Rauigkeit. Eine raue Wandung, wie sie bei der Einbettmasse gegeben ist, begünstigt die Bildung von Kristallkeimen in der Schmelze, während an glatten Wänden, z.b. bei Gussformen aus Metall, die Keimbildung gering ist. Wegen der größeren Wärmeleitfähigkeit des Metalls kühlt die Schmelze in einer metallischen Gussform aber schneller ab als in Formen aus Einbettmasse. Die rasche Abkühlung begünstigt – wie beschrieben – ein feinkörniges Kristallgefüge. Metallische Gussformen können allerdings aus formungstechnischen Gründen im zahntechnischen Bereich nicht angewendet werden. Um auch bei nichtmetallischen Gussformen eine rasche Abkühlung zu erzielen, muss man in möglichst „kalte" Muffeln gießen, das heißt die erforderliche Vorwärmtemperatur der Muffel sollte nicht überschritten werden.

3.3.4 Zusammensetzung der Legierung

Legierungen sind Mischungen aus verschiedenen Metallen; allerdings kommen auch nichtmetallische Elemente wie Kohlenstoff (z.b. in Eisen: Stahl) und Stickstoff (z.b. in Titan) infrage. Diese Mischungen haben den Zweck, gezielt Werkstoffeigenschaften zu fördern oder gar erst zu ermöglichen, welche die Bestandteile in reiner Form nicht bzw. nicht so ausgeprägt aufweisen. So ist reines Gold für die Verwendung im Munde nicht hart genug und das härtere Kobalt nicht ausreichend beständig. Dentallegierungen haben mindestens drei, meist aber mehr Bestandteile (Beispiele s. Anhang, Tab. 9).

Die altbekannten Legierungen des Goldes mit Kupfer und Silber (Schmuckgolde), von denen sich die Edelmetall-Dentallegierungen ableiten, erstarren sehr grobkörnig. Durch Zugabe von Metallen der Platingruppe (vor allem Platin und Palladium, aber auch Iridium und Rhenium) kann die mittlere Korngröße bis auf ein Fünftel reduziert werden; das entspricht einer Zunahme der Kornzahl pro Flächeneinheit (vgl. Kap. XI. 34.5) um das 25-Fache bzw. der Kornzahl pro Volumeneinheit um das 125-Fache.

Legierungen sind gekennzeichnet durch ihre Zusammensetzung. Die Konzentrationsangaben erfolgen in Massenprozenten (m%), deren Maßzahlen identisch sind mit den nicht mehr üblichen Gewichtsprozenten (w%). Häufig werden Legierungen nur nach ihrem Hauptbestandteil benannt; die normgerechte Bezeichnung nennt die drei meistvertretenen Metalle zusammen mit deren auf ganze Zahlen gerundeten Konzentrationen in m%, wobei die Legierungsbasis zuerst genannt wird (z.B. CoCr28Mo5). Bei den Goldlegierungen für Dentalzwecke werden nach wie vor die Kennzeichnungen „hochgoldhaltig", „goldreduziert" und „goldarm" verwendet.

Das nachfolgende (willkürliche) Beispiel zeigt, dass nur die Nennung aller Bestandteile eine exakte Einstufung einer Legierung ermöglicht:

Ag 27,0; Au 48,6; Cu 12,4; Pd 10,0; Zn 2,0 (jeweils m%)

Die zulässige Beschreibung als Goldlegierung, aber auch die normgerechte Benennung Au49Ag27Cu12 lassen nicht erkennen, dass die Summe der Edelmetallanteile (Au + Pd) unter 60m% liegt und diese Legierung somit als Mundlegierung nicht zu empfehlen ist!

Eine Übersicht der Dentalgusslegierungen findet sich im Anhang (vgl. Anhang, Tab. 9). An dieser Stelle seien zunächst die einfachen (das heißt die nicht aufbrennfähigen) Edelmetalllegierungen abgehandelt:

- Die von den Schmuckgolden abgeleiteten **hochgoldhaltigen** (65–90m% Au) Legierungen stehen in vier Typen unterschiedlicher Härte zur Verfügung (vgl. Anhang, Tab. 7), von weich über mittelhart (Inlays) bis hart und extrahart (Kronen, Brücken, Modellguss). Der summarische Gehalt an Edelmetallen (Gold und Platinmetalle, Silber zählt nicht zu den Edelmetallen) von mindestens 75m% nimmt mit abnehmender Härte zu.
- Im Zuge der Kostendämpfung erlebten **goldreduzierte** Legierungen eine Renaissance, für die ein Edelmetallgehalt zwischen 60 und 75m% (davon mindestens 50m% Au) gefordert wird. Das Gold ist vor allem durch Silber, weniger durch Palladium oder Kupfer ersetzt. Diese Legierungen sind in ihren physikalischen Eigenschaften und im Verarbeitungsmodus den goldreichen Legierungen vergleichbar. Allerdings ist bei den goldreduzierten Legierungen die Mundbeständigkeit anfälliger gegen Verarbeitungsfehler.
- **Goldarme** (Au ~ 40m%) Legierungen, früher auch Blassgolde genannt, mit Edelmetallgehalten unter 60m% sowie „weiße" Silber-Palladium-Legierungen sollten wegen ihrer zumindest unter ungünstigen Bedingungen fraglichen Mundbeständigkeit nicht mehr verwendet werden. Die Ag-Pd-Legierungen sind nicht zu verwechseln mit den von ihnen abgeleiteten, aufbrennfähigen Pd-Ag-Legierungen mit deutlich besserer Mundbeständigkeit (vgl. Kap. IX. 24.2.1). Bei einigen Fabrikaten sind den goldarmen, aber auch den Silberlegierungen größere Anteile von Kupfer oder Indium zugesetzt mit dem Zweck, diesen Produkten den Farbton der goldreichen Legierungen zu vermitteln und damit ihre Akzeptanz zu erhöhen. Diese Komponenten beeinträchtigen jedoch zusätzlich die ohnehin geringe Mundbeständigkeit, sodass von der Verwendung dieser gelben Legierungen mit weniger als 60m% Edelmetallgehalt dringend abgeraten werden muss!

3.4 Rautiefe

Bislang wurden im Zusammenhang mit der Dimensionstreue von Abformung, Stumpfmodell, Wachsmodell, Einbettung und Krone im Vergleich zum Zahnstumpf nur deren makroskopische Abmessungen betrachtet. Die Beschaffenheit der Oberfläche blieb zunächst unberücksichtigt. Dies geschah aus Gründen der Übersichtlichkeit. Es wurden alle Oberflächen als glatt angenommen. In Wirklichkeit aber ist die Oberfläche des präparierten Zahnstumpfes nicht glatt, sondern mit vielen Riefen versehen. Charakterisiert wird die Struktur einer Oberfläche durch die Rautiefe und die Rauigkeit (vgl. Kap. XII. 40.3).

Nach dem Beschleifen des Zahnes bleiben auf dessen Oberfläche je nach Art des benutzten Instrumentes unterschiedliche Rautiefen zurück. So kann beim Präparieren mit diamantbelegten Schleifkörpern je nach Korngröße und Schärfe der Diamanten die Rautiefe im Dentin mehr als 40 µm betragen. Von großer Wichtigkeit ist nun die Klärung der Frage, ob und wie diese Rauigkeit durch die verschiedenen labortechnischen Verrichtungen verändert wird und in welcher Weise sie auf die Qualität des Endproduktes Einfluss nimmt.

Zunächst sei nur die Rauigkeit einer einzelnen Fläche, der Okklusalfläche, betrachtet. Die Abbildung 27 zeigt die Oberflächenprofile einer mit unterschiedlich tiefen Riefen versehenen Platte und eines Gussstückes, das zu dieser als Urmodell dienenden Platte und nach dem üblichen Verfahren über Korrekturabformung, Gipsmodell, Wachsmodell und Einbettung angefertigt wurde.

Die Riefen des Originals werden sehr exakt als Grate auf der Gussoberfläche wiedergegeben. Die Flächen zwischen den Graten weisen allerdings eine Rauigkeitszunahme von ca. 4 µm auf gegenüber den praktisch glatten Plateauflächen des Urmodells (die entsprechende Rauigkeit auf den Gratflanken wird wegen der horizontal gerafften, also überhöhten Profildarstellung nicht registriert).

Rasterelektronenmikroskopische Aufnahmen der während der einzelnen Arbeitsphasen benutzten Materialien lassen erkennen, dass die Wiedergabe der Oberflächendetails (Reproduktion) – gekennzeichnet durch die scharfkantige Wiedergabe der Grate bzw. Riefen – bis zur Einbettmasse einschließlich gut ist (s. Abb. 28–31).

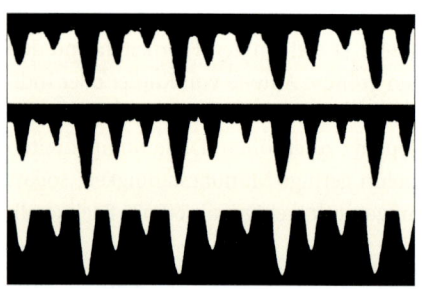

Abb. 27: Oberflächenprofil einer Testplatte (**unten**) und eines dazu angefertigten Gussstückes (**Mitte**); **oben** das Profil nach dem Abstrahlen des Gussstückes (V = 150 x; Überhöhung = 10 x)

Das im Vergleich zum Original vergrößerte Feinprofil entsteht offensichtlich erst während des Gießens (s. Abb. 32). Die einzelnen Aufnahmen lassen die spezifischen Unterschiede in der Oberflächenmorphologie der verschiedenen Materialien erkennen. Die Korrekturabformung (Silikon) hat eine glatte, kompakte Oberfläche (s. Abb. 28). Das Gipsmodell dagegen ist porös und besteht aus einer Ansammlung kleiner Kristallite (s. Abb. 29). Im vorliegenden Fall wurde der Modellgips unter Vakuum angemischt und eingerüttelt; auf diese Weise werden Luftbläschen an der Grenzfläche zur Abformung vermieden, die andernfalls die Rauigkeit von Modelloberflächen ganz erheblich steigern. Die Wachsoberfläche ist – von den Erstarrungslunkern abgesehen – kompakt und gibt insbesondere die Feinstruktur der Gipsoberfläche nicht wieder (s. Abb. 30). Die gipshaltige Einbettmasse zeigt eine ähnliche Struktur wie der Modellgips (s. Abb. 31).

Abb. 28: REM-Aufnahme der Silikonabformung [Vahl J]

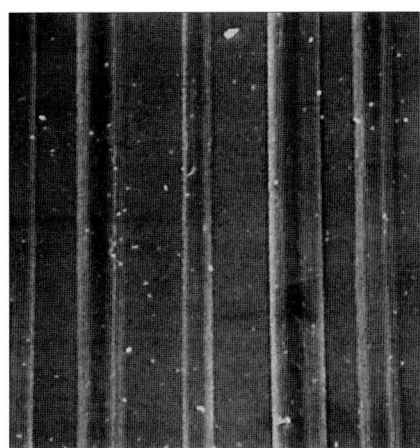

Abb. 29: REM-Aufnahme des Gipsmodells [Vahl J]

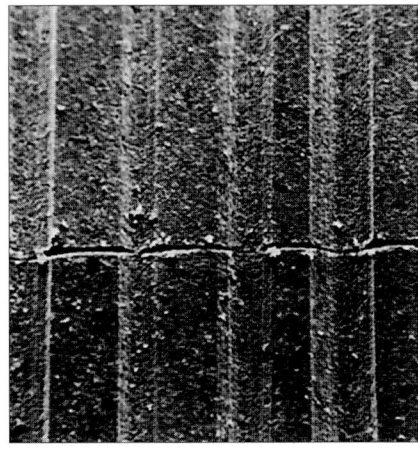

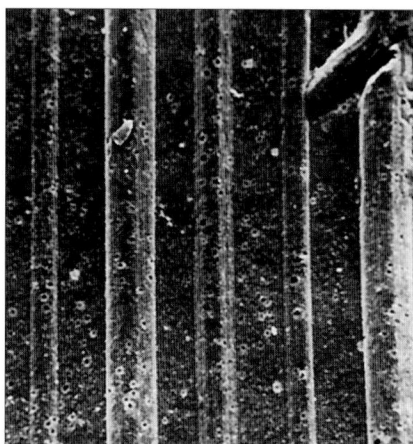

Abb. 30: REM-Aufnahme des Wachsmodells
[Vahl J]

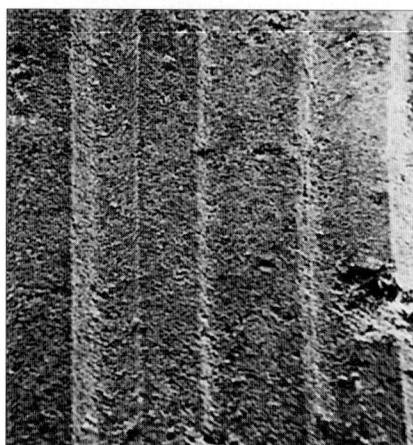

Abb. 31: REM-Aufnahme der Einbettmasse
[Vahl J]

Die auffälligste Veränderung der Oberflächenqualität – bezüglich sowohl der Reproduktion als auch der Struktur – findet sich am Gussstück (s. Abb. 32). Durch mäßiges Abstrahlen (vgl. Kap. XII. 40.5) des Gussstückes lässt sich die Oberfläche jedoch stark verdichten und von Mikrolunkern befreien (s. Abb. 27 und 33). Dieser Effekt wird offenbar weniger durch Abtragen von Material als vielmehr durch Verformung erreicht; die Einschlagstellen des kugelförmigen Strahlenmaterials (Kunststoffperlen) sind deutlich zu erkennen.

Die Situation in der Abbildung 27 gilt für den einfachen Fall, bei dem die miteinander zu vergleichenden makroskopischen Flächen senkrecht zur Abzugsrichtung verlaufen, sodass die Riefen und Grate bei der Trennung der Flächen keine unter sich gehen-

3.4 Rautiefe

Abb. 32: REM-Aufnahme des Gussstückes [Vahl J]

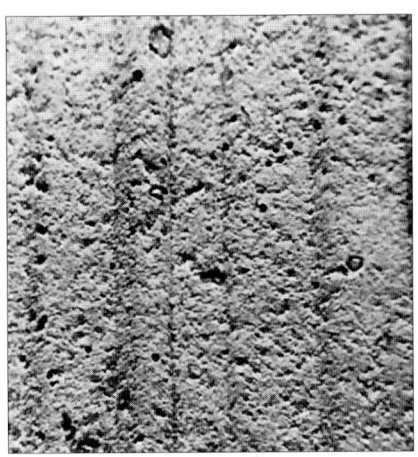

Abb. 33: REM-Aufnahme des Gussstückes nach dem Abstrahlen mit Kunststoffperlen [Vahl J]; Vergrößerung der Abb. 28–33 ca. 50 x

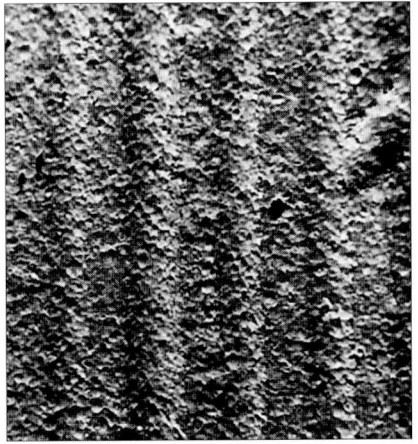

den Gebiete bezüglich der Abzugsrichtung darstellen. Diese Situation trifft beim Zahnstumpf allenfalls für die Okklusalfläche zu. Bei gleichen Rautiefen der Seitenfläche des Zahnes, die zueinander fast parallel stehen, ergeben sich, wenn die Riefen entsprechend der Präparationsweise horizontal um den Zahn und somit rechtwinklig zur Abzugsrichtung verlaufen, zahlreiche unter sich gehende Stellen. Ein Abziehen der den Zahnstumpf umfassenden Abformung ist dann nur unter Deformation des Abformmaterials möglich (s. Abb. 34).

Bei einer Elastomerabformung ist eine überwiegend elastische Deformation zu erwarten, sodass die Rauigkeit des Abformnegativs und damit auch die des Modellstumpfes an den Seitenwänden nicht stärker verändert ist als im okklusalen Bereich.

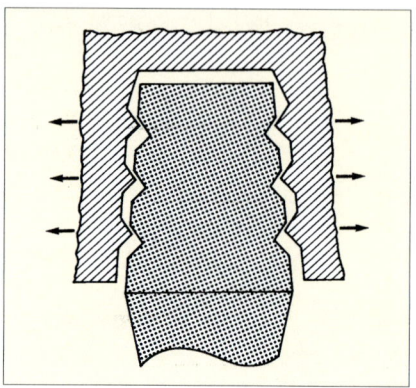

Abb. 34: Deformation im Abformmaterial (oder Wachs) beim Trennen von einem Stumpf, dessen Rauigkeit Unterschnitte zur Abzugsrichtung verursacht.

Beim Trennen des Wachsmodells vom Arbeitsstumpf besteht dann ebenfalls die in der Abbildung 34 skizzierte Situation. Wenn auch die Wachse sehr leicht plastisch deformiert werden, so kann man doch bei Raumtemperatur und hinreichend kleinen Deformationen ein elastisches Verhalten nicht ausschließen. Bei einer nur elastischen Deformation während des Abziehens ist schließlich auch die Innenfläche der fertigen Krone bezüglich der Rauigkeit ein weitgehend dimensionsgetreues Negativ des Zahnstumpfes. Da die hohe Festigkeit des Metalls ein entsprechend elastisches Aufbiegen beim Aufsetzen der Krone auf den Stumpf nicht zulässt, erscheint das Kronenlumen zu klein; die Krone bleibt oberhalb der Präparationsgrenze stecken (s. Abb. 1 und 35). Bei Druckanwendungen verkeilen sich die Metallgrate im Dentin, sodass unter Umständen die Krone nach einem probeweisen Einsetzen nur schwer wieder zu entfernen ist.

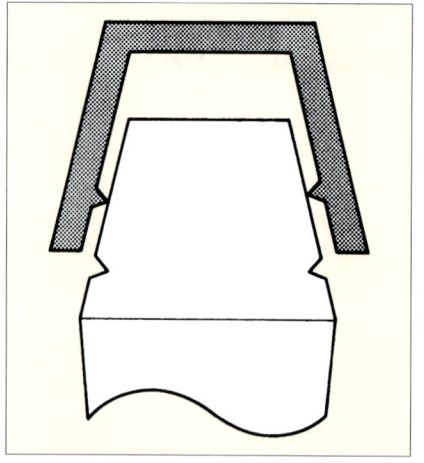

Abb. 35: Die Übertragung eines Unterschnittes am präparierten Stumpf auf das Gussstück behindert das Einsetzen.

Bei einer plastischen Deformation während des Abziehens wird die Wachskrone bleibend aufgeweitet und dabei möglicherweise sogar in ihrer makroskopischen Form verändert. Die danach gefertigte Krone lässt sich eventuell besser einsetzen, ein Vorteil, der jedoch letztendlich zu Lasten der Präzision geht.

Als Konsequenz ist zu fordern, dass der Zahnstumpf nach dem Beschleifen geglättet wird, um Unterschnitte zur Abzugsrichtung möglichst zu vermeiden. Allerdings darf tatsächlich nur geglättet (entsprechend einer Rautiefe von ca. 5 µm) und keinesfalls poliert werden, da eine gewisse Rauigkeit für die spätere Befestigung der Krone mit Zement unerlässlich ist (vgl. Kap. I. 4.1).

Die Überlegungen bezüglich der rauigkeitsbedingten Unterschnitte gelten entsprechend, wenn infolge mangelhafter Präparation unter sich gehende Stellen/Bereiche am Stumpf vorhanden sind, ein Fehler, der vor allem bei langen, schlanken Stümpfen unterlaufen kann. Sind dann die Deformationen im Wachs elastisch, so lässt sich die fertige Krone nicht einsetzen (s. Abb. 35).

Bei plastischen Veränderungen wird die Krone zu groß, was insbesondere im Bereich der Präparationsgrenze, wenn der Randschluss beeinträchtigt wird, von großem klinischen Nachteil ist. Im Fall einer zu kleinen Krone führt das Schleifen im Lumen kaum zu einer exakten Korrektur; es wird mehr abgetragen als erforderlich ist, sodass auch hier Randschluss und Passgenauigkeit im Allgemeinen verschlechtert werden.

3.5 Galvanoformung

Eine Alternative zur Herstellung metallischer Gerüste aus Feingold ist die Galvanoformung (auch Galvanoplastik genannt). Der präparierte Meisterstumpf wird mit Dubliersilikon dubliert. Zur galvanischen Herstellung eines Feingoldgerüstes benötigt man Duplikatstümpfe aus Gips oder einem Kunststoff auf Polyurethan-Basis (Kunststoff für Modellstümpfe).

Die Galvanokäppchen (Kronengerüste) werden mit cyanidfreien Goldsulfit-Bädern (Au_2SO_3-Elektrolyt) abgeschieden. Hierzu wird am Duplikatstumpf eine Bohrung angebracht und mit Cyanacrylatkleber eine Elektrode (Kupferdraht) geschaffen. Überall dort, wo eine Feingoldabscheidung erwünscht ist, wird mit einem Pinsel eine gleichmäßig deckende Schicht Silberleitlack aufgetragen. Der lackierte Stumpf wird durch eine zusätzlich angelegte Leitsilberverbindung mit dem Kupferdraht elektrisch leitend verbunden. Der so vorbereitete Stumpf wird in das galvanische Bad eingehängt und die Elektroformung vorgenommen. Fließt zwischen Anode und Kathode (Elektronendonator) ein elektrischer Strom, so wandern positiv geladene Ionen (Au^+-Kationen) in dem Elektrolyt zur Kathode, werden dort zu metallischem Gold reduziert und als Schicht abgeschieden. Das elektrolytisch abgeschiedene Gold hat eine Reinheit von mindestens 99,96%. In das Elektrolytbad wird während des Galvanisierungsprozesses Goldsulfit-

Konzentrat automatisch nachdosiert, um die Konzentration an Goldkationen annähernd konstant zu halten. Die Galvanisierungszeit zur Herstellung eines Feingoldkäppchens in der gewünschten Schichtstärke von 0,2–0,3 mm (Kronenkäppchen ca. 0,2–0,5 g) beträgt bis zu ca. 8 Stunden und läuft voll automatisiert ab. Die abgeschiedene Schichtdicke hängt von der Dauer des Stromflusses und der Ionenkonzentration ab (je nach Verfahren ca. 20 μm pro Stunde).

Es entstehen Gerüste, die sich durch hohe Reinheit auszeichnen. Verunreinigungen wie beim Dentalguss, z.b. Gaseinschlüsse durch Erhitzung des Metalls, Lunker und andere Einschlüsse bzw. Verunreinigungen, werden hierbei ausgeschlossen.

Galvanisch abgeschiedenes Gold weist eine deutlich höhere Härte auf als gegossenes Feingold (ca. 20–30 HV). Galvanokäppchen haben vor dem Keramikbrand eine Vickers-Härte von ca. 180 HV und danach von ca. 40 HV.

Nach Abschluss des Galvanisiervorgangs wird der Kupferdraht aus dem Stumpf entfernt und das Leitsilber mit verdünnter Säure, z.b. Trinatriumcitrat (Gipsex), aus dem Goldkäppchen vollständig herausgelöst.

Zur keramischen Verblendung mit niedrig schmelzenden Keramikmassen wird bei einigen Systemen zunächst ein Bonder (Goldpaste) auf die Galvanogerüste aufgetragen und im Keramikofen gebrannt, um über so entstandene Haftoxide die metallkeramische Verbundfestigkeit zu verbessern (vgl. Kap. IX. 24.4).

4 Einsetzen der Krone

Das definitive Einsetzen ist ein mit etlichen Unsicherheitsfaktoren behafteter Arbeitsgang. Misslingt der Vorgang, dann ist der Schaden meist irreparabel. So kann in den letzten Sekunden die Arbeit von Tagen und Wochen zunichte gemacht werden.

4.1 Befestigungszemente

Zemente dienen zur Befestigung einer hergestellten Arbeit auf dem präparierten Zahnstumpf. Generell unterscheidet man zwischen provisorischen (Restauration soll wieder entfernbar sein) und definitiven Zementierungen.

Zemente werden aus Pulver und Flüssigkeit zu einem Brei gemischt, der durch Reaktion der beiden Komponenten erstarrt. Das Pulver besteht aus einem Gemisch von Metalloxiden, das zu einem Klinker gebrannt und anschließend zermahlen wurde. Die Flüssigkeit enthält eine geeignete Säure, vorwiegend in wässriger Lösung. Bei der Reaktion bilden sich Salze, die zu einer meist amorphen Matrix erstarren. Bei Verwendung mehrwertiger Säuren (z.b. H_3PO_4 im Fall der Phosphatzemente) entstehen durch weitere Reaktion in der bereits verfestigten Matrix aus anfänglich gebildetem Primärsalz auch Sekundär- und Tertiärsalze. Des Weiteren kann die Matrix im Laufe der Zeit kristallisieren. Das bei der Reaktion entstehende oder mit der Flüssigkeit eingebrachte H_2O verbleibt im Wesentlichen – als Kristallwasser gebunden – in der Matrix. Die Zementmischungen enthalten immer einen Überschuss an Pulver, sodass sich im abgebundenen Zement noch in der Matrix (= Reaktionsphase) eingebettete Reste der Metalloxidkörner finden. Die Eigenschaften sowohl des Zementbreies (Fließfähigkeit, Verarbeitungszeit) als auch die des abgebundenen Zementes (Festigkeit, Wasserlöslichkeit) hängen sehr stark vom Mischungsverhältnis ab. Die Verarbeitungshinweise der Hersteller sollten befolgt werden.

Die Abbindekontraktion der Zemente kann in Anbetracht der dünnen Schichten im Zusammenhang mit der Befestigung von gegossenem Zahnersatz vernachlässigt werden.

Die Wärmeleitfähigkeit der Zemente entspricht der des Dentins (vgl. Anhang, Tab. 4). Dickere Zementschichten auf Kosten des Dentins bewirken somit keinen verbesserten Schutz der Pulpa gegenüber thermischen Reizen. Dies gelingt nur, wenn die Distanz zwischen Pulpa und Metall vergrößert werden kann.

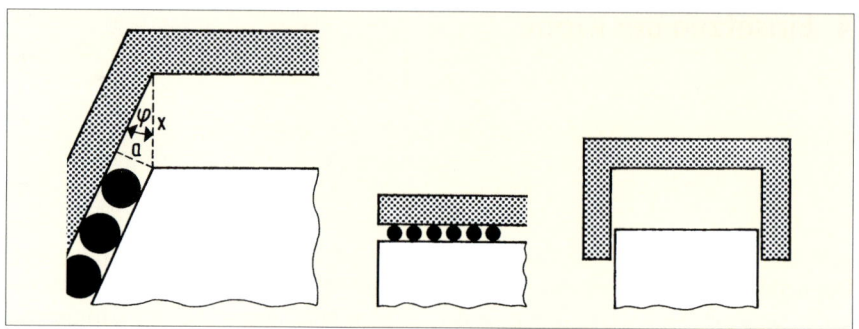

Abb. 36: Abhängigkeit der okklusalen Diskrepanz **x** von der Zementschichtdicke **a** und vom Präparationswinkel φ mit den Extremfällen $\varphi = 90°$ und $\varphi = 0°$

Die Zemente haben im abgebundenen Zustand kaum Klebkraft. Ihre Retentionswirkung beruht auf der Beeinträchtigung von Parallelverschiebungen benachbarter Oberflächen durch Verkeilung. Da die Stümpfe notwendigerweise konisch zu präparieren sind, ist die Situation der Parallelverschiebung in der Grenzfläche zwischen Krone und Stumpf nur annähernd realisiert, das aber umso besser, je kleiner der Präparationswinkel (s. Abb. 36) ist.

Voraussetzung der Verkeilung ist eine gewisse Rauigkeit der beteiligten Oberflächen, sodass zur Abzugsrichtung Unterschnitte entstehen (s. Abb. 37). Die Verkeilung ist umso effektiver, je härter der Zement ist.

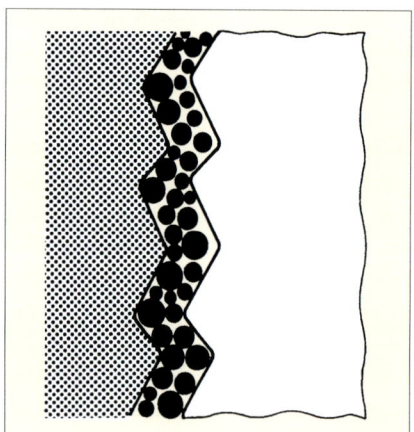

Abb. 37: Zementschicht zwischen rauen Wänden

4.1.1 Zinkphosphatzemente

Das Pulver dieses Zementes besteht bis zu 90m% aus Zinkoxid (ZnO). Zusätze wie MgO, SiO_2, CaF_2 und andere optimieren die Eigenschaften, insbesondere die Festigkeit und die Mundbeständigkeit (geringe Lösungstendenz in H_2O), und ermöglichen unterschiedliche Farbgebungen. Die Flüssigkeit ist eine wässrige Lösung (~ 35m% H_2O) der Phosphorsäure (H_3PO_4), die mit etwa 10m% Zink und Aluminium gepuffert ist, wodurch die Reaktionsgeschwindigkeit reduziert und somit eine ausreichende Verarbeitungszeit erzielt wird.

Die über mehrere Stufen verlaufende Reaktion bis zum Endzustand der Matrix lässt sich summarisch darstellen nach der Reaktionsgleichung:

$$3\ ZnO + 2\ H_3PO_4 + H_2O \rightarrow Zn_3(PO_4)_2 \cdot 4\ H_2O$$

Sowohl Festigkeit als auch Mundbeständigkeit der Zinkphosphatzemente steigen mit zunehmendem Pulvergehalt der Mischung. Beim Anmischen auf einer gekühlten Glasplatte (Frozen-slab-Technik) kann der Pulvergehalt ohne Beeinträchtigung der Fließfähigkeit deutlich erhöht werden. Wie bei allen Phosphatzementen besteht bei Verwendung von Zinkphosphatzement am vitalen Stumpf die Gefahr einer Pulpenirritation (Reizung durch Säurewirkung). Dieser kann man entgegenwirken, indem der Stumpf vor Zementierung mit einer Calciumhydroxyd-Suspension eingestrichen wird.

4.1.2 Zinkoxid-Eugenol-Zemente

Bei diesen Zementen ist die Säure der Flüssigkeit durch Eugenol[20] ersetzt, das mit dem Zink ein Chelat zu bilden vermag:

Das Pulver enthält zur Erhöhung der Festigkeit bis zu 30m% Kolophonium[6] und als Akzelerator organische Zinksalze wie Zinkstearat. Die Flüssigkeit enthält neben dem Eugenol ein Pflanzenöl (bis zu 15m%). Die Umsetzung zum Chelat erfolgt nicht vollständig, sodass die Härte der Matrix relativ niedrig ist. Reine ZOE-Zemente werden deshalb nur für eine provisorische Befestigung benutzt. Für diesen speziellen Zweck werden auch pastenförmige Zinkoxid-Eugenol-Systeme mit zusätzlich reduzierter Festigkeit angeboten. Die Mundbeständigkeit ist gering. Es wurde versucht, die Festigkeit der Zinkoxid-Eugenol-Matrix zu erhöhen, sodass die modifizierten ZOE-Zemente auch für die definitive Befestigung benutzt werden können. Das gelingt durch den Zusatz von ca. 20m% Polymethacrylatperlen[29] zum Pulver bei unveränderter Flüssigkeit (Polymer-ZOE-Zement). Eugenol darf als Lösungsmittel für Polymethacrylat nicht mit Zahnersatz aus Kunststoff oder Keramik in Berührung kommen. ZOE-Zemente dürfen nicht als provisorische Zemente bei späterer Keramik-Versorgung verwendet werden.

4.1.3 EBA-Zemente

Bei diesen Zementen enthält die Flüssigkeit neben Eugenol ca. 60m% Äthoxybenzoesäure[21] (englisch: ethoxybenzoic acid = EBA). Diese reagiert mit dem ZnO zum Zinksalz, vermag aber auch – wie das Eugenol – ein Zinkchelat zu bilden. Die EBA-Zemente erreichen eine weitere Festigkeitssteigerung, wenn im Pulver ein Teil der Kunststoffperlen durch einen anorganischen Füller wie SiO_2 oder häufiger Al_2O_3 ersetzt wird. Die EBA-Zemente sind den Zinkphosphatzementen nicht überlegen, kommen diesen in ihren Eigenschaften jedoch nahe bei einem geringeren Risiko der Pulpenirritation.

4.1.4 Polyacrylsäurezemente

Das Pulver gleicht in seiner Zusammensetzung weitgehend dem des Zinkphosphatzementes. Die Flüssigkeit ist ein Polymer der Acrylsäure[22] mit Molekulargewichten zwischen 25 000 und 50 000 in wässriger Lösung (60m% H_2O). Die erhärtete Matrix besteht aus einem vernetzten Zink-Polyacrylat-Gel (Zink ist 2-wertig, vgl. Kap. VII. 20). Die Vernetzung kann eine Erklärung für die im Vergleich zu anderen Zementen hohe Zugfestigkeit sein. Druckfestigkeit und Mundbeständigkeit entsprechen etwa den Werten der EBA-Zemente. Wegen der Größe der Säuremoleküle ist eine Diffusion der Säure durch die Dentinkanälchen stark behindert, sodass die Pulpenverträglichkeit des Polyacrylsäurezementes bei vergleichbarer Azidität der Flüssigkeiten besser ist als die der Zinkphosphatzemente.

Die Polyacrylsäurezemente haften an glatten Schmelzflächen, möglicherweise durch Chelatbildung der Carboxylgruppen mit Calciumionen der Zahnhartsubstanz. Dieser Effekt ist bei der Befestigung von orthodontischen Geräten von Interesse.

4.1.5 Glas-Ionomer-Zemente

Diese ursprünglich für Füllungszwecke konzipierten Zemente (vgl. Kap. X. 32) werden auch zur Befestigung von Kronen und Inlays eingesetzt. Schwierigkeiten bereitet ihre hohe Empfindlichkeit gegen Feuchtigkeit zu Beginn der Abbindephase. Korrekt erhärtete Materialien sind den Zinkphosphatzementen in ihren physikalischen Eigenschaften vergleichbar bis überlegen; ihre Mundbeständigkeit ist höher als die der anderen Zemente.

4.1.6 Befestigungskomposite

Mit Befestigungskompositen (Zusammensetzung s. Kap. X. 27.1) werden unter Anwendung der Adhäsivtechnik in erster Linie vollkeramische, aber auch metallische Restaurationen wie z.b. Marylandbrücken oder Brackets befestigt. Heute üblich sind sogenannte dualhärtende Befestigungskomposite, deren eine Komponente lichthärtend ist, während die zweite Komponente autopolymerisiert und dadurch auch an Stellen, die mit Licht nicht erreicht werden, zur Aushärtung führt.

4.2 Geometrische Verhältnisse

Neben den Materialverarbeitungseigenschaften der Befestigungszemente sind insbesondere deren Platzbedarf und damit die geometrischen Gegebenheiten von Bedeutung.

Wird eine exakt passende Krone auf den präparierten Stumpf aufgesetzt, so bleibt für eine Zementschicht kein Platz. Will man Platz für den Zement schaffen, ohne die Krone oder den Stumpf zu verändern, so geht das nur, wenn die Krone ein wenig angehoben wird (s. Abb. 38 oben und Mitte).

Dabei entsteht zwischen Kroneninnenwand und Stumpf ein Spalt, dessen Breite sich mit zunehmendem Anheben der Krone vergrößert. Das Einzementieren einer dem Stumpf exakt entsprechenden Krone wird wegen der endlichen Dicke der Zementschicht, die sich bei den meisten Zementen nicht unter 30–10 µm auspressen lässt, somit eine okklusale und dementsprechend gingivale Diskrepanz verursachen. Diese Diskrepanz x ist immer größer als die erforderliche Dicke a der seitlichen Zementfuge.

Das Verhältnis x/a wird umso größer, je kleiner der Winkel φ zwischen Stumpfwand und Zahnachse (Präparationswinkel) wird (s. Abb. 36). Es gilt:

$$\sin\varphi = \frac{a}{x} \rightarrow x = \frac{a}{\sin\varphi} \qquad (2)$$

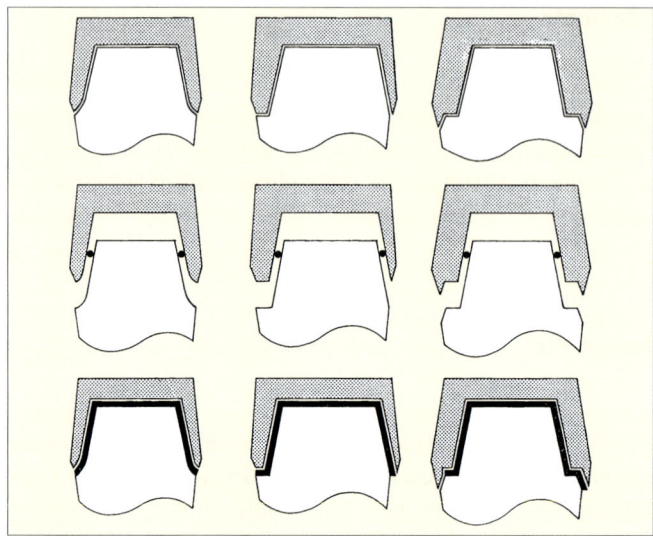

Abb. 38: Exakt passende Kronen (**oben**) erweisen sich beim Einzementieren als zu klein (**Mitte**); die **untere** Reihe zeigt Wachskronen auf lackierten Stümpfen bzw. die davon gewonnenen Gusskronen mit vergrößertem Lumen nach dem Einzementieren.

Für eine gegebene Schichtdicke a steigt der Wert von x zu kleineren Winkeln hin sehr steil an. Für den Extremfall $\varphi = 90°$ (sin 90° = 1) muss die Platte nur um den Betrag x = a angehoben werden, um die Zementfuge der Stärke a zu erhalten. Im anderen Extremfall $\varphi = 0°$ (sin 0° = 0) wirken Krone und Stumpf wie Stempel und Zylinder; ein Verschieben der Krone hat keinen Einfluss auf die Spaltbreite. Wegen der fehlenden Abflussmöglichkeiten lässt sich in diesem Fall eine mit Zement gefüllte Krone nicht einsetzen. Ein Zahlenbeispiel soll die Bedeutung dieser Zusammenhänge noch einmal hervorheben: In der Praxis kann der Präparationswinkel durchaus Werte bis herab zu $\varphi = 5°$ annehmen. Für diesen Winkel berechnet sich nach der obigen Gleichung (2) die Diskrepanz x = 11,5a. Eine 15 µm starke Zementschicht erzeugt dann eine okklusale Verschiebung der Krone um 170 µm = 0,17 mm. Man beachte, dass der zugehörige klinische Randspalt (das ist der Abstand zwischen Kronenrand und Präparationsgrenze) unter sonst gleichen Bedingungen unabhängig davon ist, ob die Präparationsgrenze als Hohlkehle, Stufe, tangential oder als Stufe mit **Federrand** (engl.: bevel) gestaltet wurde (s. Abb. 38 Mitte).

Will man eine Verlagerung der Krone vermeiden, so muss der Durchmesser des Kronenlumens überall um das Doppelte der zu erwartenden Zementschichtdicke größer sein als der zugehörige Stumpfdurchmesser. Eine solche gezielte Vergrößerung kann auf verschiedene Weise erreicht werden; Voraussetzung für die Kalkulierbarkeit der Veränderung ist ein möglichst genaues Arbeitsmodell:

- **Lackieren** des Modellstumpfes: Hierfür können speziell für die Versiegelung von Gipsoberflächen angebotene Produkte (Distanzlacke) verwendet werden (vgl. Kap. I. 1.5.1), die je nach Art und Anwendung nach dem Auftragen (Abwischen, Abschütteln oder Trocknen im Luftstrom) einigermaßen reproduzierbare Schichtdicken zwischen 2 und 20 μm ergeben, sodass durch entsprechende Wiederholungen der Applikation die gewünschte Stumpfvergrößerung erreicht werden kann. Wichtig ist, dass die Lackierung überall bis zur Präparationsgrenze reicht, da andernfalls das Abfließen des Zementes erschwert oder gar unmöglich wird (s. Abb. 38 untere Reihe: linker Rand der rechten Krone).

◢ **Überexpansion** der Einbettmasse: Bei modernen Einbettmassen lässt sich in gewissen Grenzen über das Anmischverhältnis die lineare Gesamtexpansion und damit die gewünschte Lumenvergrößerung variieren und auf etwa ein Promille (= 10 μm/cm) genau einstellen. Dabei ist allerdings die erforderliche Überexpansion noch abhängig von der Lumengröße. Eine Vergrößerung von z.b. 2 x 20 μm entspricht bei einem Lumendurchmesser von 0,5 cm einer Veränderung von 0,8% linear, bei einem Durchmesser von 1,0 cm aber nur 0,4% linear. Zudem betrifft die Vergrößerung nicht nur das Lumen, sondern das ganze Gussstück, wodurch sich dann auch im okklusalen und approximalen Bereich der Krone Diskrepanzen ergeben. (Entsprechend kann eine gezielte Unterexpansion beim Gießen von Inlays die Voraussetzungen für das Einzementieren verbessern.)

Nicht angezeigt ist eine Aufweitung des Lumens durch Beschleifen der Krone, weil dabei die Veränderungen ungleichmäßig und unkontrollierbar sind. Das Gleiche gilt für die bewusste Spekulation auf bestimmte Fehler in der Abformung (Schrumpfung des Abformmaterials zur Löffelwand = Lumenvergrößerung) oder bei der Modellherstellung (Verwendung stark expandierender Materialien).

Die Dicke der Zementschicht nach dem Einsetzen der Krone hängt von der Fließfähigkeit des Zementes, von den Abflussbedingungen und von der einwirkenden Kraft ab. Angestrebt wird eine möglichst dünne Schicht. Um eine gleichmäßige Verteilung des Zementes zu gewährleisten, muss die Krone mit einem gewissen Überschuss an Zement eingesetzt werden. Dieser Überschuss wird von dem Zahnstumpf verdrängt und muss durch den zunehmend enger werdenden Spalt zwischen Stumpf und Krone abfließen.

Die Fließfähigkeit des Zementes wird vom Pulver-Flüssigkeit-Verhältnis und von der Korngröße des Pulvers beeinflusst. Die geometrischen Abflussbedingungen werden im Wesentlichen von der Spaltbreite bestimmt. Der Strömungswiderstand im Spalt wächst umgekehrt proportional zur dritten Potenz der Spaltbreite. Die Spaltverengung beim Applizieren der Krone bedingt deshalb einen sehr starken Anstieg des Strömungswiderstandes. Die Gestaltung der Präparationsgrenze dagegen ist für die Abflussmöglichkeit des Zementes von sekundärer Bedeutung, sofern die platzschaffenden Maßnahmen richtig durchgeführt wurden (Lackieren bis zur Präparationsgrenze). Die Zementschicht tritt immer zutage. Zu vermeiden sind Stufen im Randbereich; der Zementspalt sollte mit der Zahn- bzw. Kronenoberfläche gefluchtet sein. Die freiliegende Zementzone ist dann schmal, wenn die Zementschicht möglichst senkrecht zur Zahnoberfläche austritt, etwa bei einer Hohlkehl- oder Stufenpräparation (s. Abb. 38 unten).

Alle Fließvorgänge erfordern Zeit. Anhaltende, wenn auch geringere Krafteinwirkung führt daher eher zu dünneren Schichten als kurzzeitiges Pressen oder gar Schlageinwirkung. Allerdings bringt eine Krafteinwirkung über mehrere Minuten (z.B. durch Zubeißen des Patienten) keine weitere Abnahme der Schichtdicke. Abnehmende Spaltbreite und fortschreitende Abbindereaktion bedingen sehr bald ein so starkes Anwachsen des Strömungswiderstandes, dass das Fließen des Zements praktisch zum Erliegen kommt.

Es besteht kein notwendiger Zusammenhang zwischen geringster Schichtdicke und Durchmesser der größten Körner einer Zementsorte, weil durch die beim Einsetzen der Krone auftretenden Scherkräfte im Zement einzelne größere Körner zermalmt werden können; dennoch resultieren mit grobkörnigen Zementen auch dickere Schichten. Feinkörnige Zemente ermöglichen bei Labortests Schichtdicken von nur wenigen Mikrometern. Im klinischen Bereich erscheint es jedoch realistischer, nicht mit Schichten unter 20 µm zu rechnen.

5 Schlussbemerkung

Im Rückblick wird manchem Leser das Kapitel „Gusskrone" vorkommen wie ein Spiel mit tausendstel Millimetern und allzu leicht mag man geneigt sein, die geringen Abweichungen als für die Praxis bedeutungslos zu bezeichnen. Angesichts der Bedeutung der Passgenauigkeit von Zahnersatz (bei Kronen insbesondere beurteilt nach der Größe des klinischen Randspaltes = Abstand zwischen Kronenrand und Präparationsgrenze) für den klinischen Erfolg sind jedoch keine Konzessionen erlaubt.

Andererseits sind aber auch die Grenzen des Möglichen aufzuzeigen: Bekanntlich ist jedes technische Tun prinzipiell fehlerhaft und die Frage nach Präzision zielt auf die Antwort, mit welcher Zuverlässigkeit ein Fertigungsverfahren – etwa für Gusskronen – bei seinen Produkten einen vorgegebenen Sollwert realisieren kann. Abweichungen vom Sollwert heißen Fehler. Fehler sind unvermeidlich; ihr Ausmaß beschreibt die Präzision eines Fertigungsverfahrens.

Bei der wiederholten Nutzung eines Fertigungsverfahrens weichen die Resultate voneinander ab und streuen um den angestrebten Sollwert, der nur als Mittelwert erreicht wird. Das Ausmaß der Streuung wird mithilfe der Standardabweichung beschrieben. Je präziser das Verfahren ist, desto kleiner ist die Standardabweichung und desto besser ist die Reproduzierbarkeit. Sind Mittelwert und Standardabweichung und damit auch die Häufigkeitsverteilung für die Produkte eines Verfahrens bekannt, dann erlaubt die Fehlerstatistik die Berechnung der Wahrscheinlichkeit (= erwartete Häufigkeit), mit der eine bestimmte Abweichung vom Sollwert bei weiterer Nutzung des Verfahrens auftreten wird. Neben der trivialen Feststellung, dass die Hälfte der Resultate kleiner, die andere Hälfte größer als der Mittelwert ist, findet man, dass z.B. bei 68,3% aller Resultate die Abweichungen vom Sollwert dem Betrage nach kleiner als die Standardabweichung sind; bei 4,6% der Resultate ist die Abweichung größer als die doppelte Standardabweichung.

Bei der Fertigung von Gusskronen ist deshalb wegen der unvermeidlichen Streuung eine gewisse Übergröße des lichten Radius über den für die Zementschicht zu fordernden Wert hinaus anzustreben, da bei zu kleinen Kronen aufgrund der geometrischen Situation an konisch präparierten Stümpfen der resultierende klinische Fehler in Form einer okklusalen Verschiebung um ein Vielfaches größer ist als die herstellungsbedingte Abweichung vom Sollwert (vgl. Kap. I. 4.2). Mit der Vorgabe einer Übergröße wird erreicht, dass nicht von vornherein die Hälfte aller Kronen diesem klinisch ungünstigen geometrischen Effekt mit einem entsprechend großen Randspalt unterliegt (s. Abb. 38).

5 Schlussbemerkung

Für die Fertigung von Kronen kann bei Nutzung eines optimal abgestimmten Herstellungsverfahrens – und nur dann – eine Standardabweichung von ca. 25 µm erreicht werden. Eine Beispielrechnung (Vorgaben: Präparationswinkel = 6°, Zementschichtdicke nicht unter 25 µm, angestrebte Übergröße des lichten Kronenradius = 50 µm, Standardabweichung = 25 µm) zeigt, dass dann die Wahrscheinlichkeit für klinische Randspalten unter 50 µm nur 39% beträgt; Diskrepanzen von 100 µm und mehr sind mit einer Häufigkeit von 11%, solche mit mehr als 200 µm noch mit 2,5% zu erwarten. Daraus folgt auch, dass der verbreiteten Forderung nach Randspalten unter 50 µm selbst bei präzisem Arbeiten nicht routinemäßig entsprochen werden kann und umgekehrt, dass das Auftreten eines Randfehlers von 100 µm keineswegs ein Beweis für ein nachlässiges Vorgehen bei der Anfertigung ist; Fehler dieser Größenordnung sind systemimmanent. Kronen mit übergroßen Diskrepanzen müssen gegebenenfalls korrigiert oder gar verworfen werden.

Eine genauere Analyse der Fehlerquellen im Werdegang einer Gusskrone zeigt, dass vor allem die Präzision des Arbeitsmodells für die Passgenauigkeit der Krone entscheidend ist. Aber gerade die Dimensionsgleichheit zwischen dem Modell und der Situation im Mund lässt oft zu wünschen übrig; zudem fehlt jede Möglichkeit, im klinischen Fall Ausmaß und Vorzeichen der Abweichungen zu erfassen, um so die Qualität zu beurteilen. Es erscheint daher besonders wichtig, gerade bei der Abformung und der Modellherstellung durch Nutzung der bestindizierten Methode, werkstoffgerechten Einsatz und sorgfältige Verarbeitung die durchaus beachtlichen Möglichkeiten der verfügbaren Materialien und Methoden auch auszuschöpfen.

II Der Stiftaufbau

6   Der gegossene Stiftaufbau – 69

6 Der gegossene Stiftaufbau

Bei der Überkronung devitaler Zähne nutzt man zusätzliche Retentionen durch Wurzelstifte. Die früher ausschließlich individuell aus speziellen Edelmetalllegierungen gegossenen Stifte sind inzwischen weitgehend durch konfektionierte Systeme verdrängt. Im Falle mangelhafter Abdichtung gegen das Mundmilieu unterliegen Wurzelstifte der besonders aggressiven Spaltkorrosion (vgl. Kap. XI. 35.1.2). Für Wurzelstifte dürfen daher nur ausgesprochen korrosionsfeste Werkstoffe wie hochgoldhaltige Edelmetalllegierungen, Kobalt-Chrom-Legierungen, Titan und Titanlegierungen sowie Tantal verwendet werden; eine Vergoldung sonst minderwertiger Legierungen bringt keinen Schutz! Inzwischen werden auch Stifte aus Keramik (Al_2O_3, ZrO_2) verwendet.

Während individuell geformte Stifte zusammen mit einem dann noch zu überkronenden Stiftaufbau gegossen werden können, müssen konfektionierte Stifte nach dem Einpassen noch mit einem Aufbau versehen werden. Dies geschieht zum einen durch Modellation eines plastischen Materials auf dem bereits eingesetzten Stift, dessen freies Ende dafür zweckdienliche mechanische Retentionen aufweist. Vorwiegend werden dafür Komposite, aber auch Glas-Ionomer-Zemente verwendet (vgl. Kap. X. 32). Amalgame gelten inzwischen für diesen Zweck als ausdrücklich kontraindiziert. Sofern metallische Stifte am freien Ende silikatisiert sind, können Komposite mithilfe eines Haftsilans (vgl. Kap. IX. 23) auch chemisch an den Stift gebunden werden.

Zum anderen kann der Aufbau an den Stift angegossen werden. Stifte aus Edelmetall sind angussfähig. Wurde früher die komplette Krone angegossen (Stiftkrone), wird inzwischen allenfalls der Stiftaufbau, auch aus einer Edelmetalllegierung, angegossen. Beim Anguss ist Voraussetzung, dass das Stiftmaterial beim Erhitzen in der Muffel nicht oxidiert, da eine Oxidschicht ein Verschweißen zwischen dem Stift und der angegossenen Legierung beeinträchtigt oder gar verhindert. Für die angussfähigen Stifte müssen daher Speziallegierungen verwendet werden, da die üblichen Edelmetalllegierungen zu hohe Anteile an unedlen, das heißt oxidierbaren Komponenten enthalten.

Das Schmelzintervall des Stiftmaterials muss höher liegen als das der anzugießenden Legierung, damit es nicht zu einem Aufschmelzen des Stiftes kommt. Allerdings kommt es nur dann zu einem Verschweißen, wenn von der Gusslegierung genügend Wärme auf den lediglich auf Vorwärmtemperatur erhitzten Stift übertragen wird. Dies ist nur dann der Fall, wenn die Kontaktfläche zwischen Stift und Gusslegierung groß genug und die Masse der einschießenden Schmelze in Relation zum Stift nicht zu gering ist.

III   Das Implantat

7   Werkstoffkundliche Voraussetzungen – 73

7 Werkstoffkundliche Voraussetzungen

Zahnärztliche Implantate sind künstliche Zahnwurzeln, die in den Knochen des Ober- oder Unterkiefers eingebracht werden. Sie können bei Patienten zum Einsatz kommen, die keine oder nur sehr wenige Zähne haben oder die Zahnlücken aufweisen (Bewahrung eigener Zähne vor Überkronung). Auf den Implantaten kann Zahnersatz in Form von Kronen, Brücken oder herausnehmbaren Prothesen befestigt werden. Je nach Situation verbessern Implantatversorgungen die Kaufähigkeit, das Aussehen, die Sprechfunktion und somit den Komfort.

Sogenannte einphasige Implantate werden nicht von der Schleimhaut bedeckt, sondern ragen durch sie hindurch und sind dadurch während der mehrmonatigen Einheilung sichtbar. Die sogenannten zweiphasigen Implantate sind während der Einheilung von der Mundschleimhaut bedeckt und heilen somit für den Patienten unsichtbar ein.

Die zahnärztlichen Implantate werden überwiegend aus reinem Titan (vgl. Anhang, Tab. 10) und teilweise aus Titanlegierungen hergestellt. Titan hat sich als biologisch besonders verträglich erwiesen und geht mit dem Kieferknochen eine feste Verbindung ein. Neue keramische Implantattypen aus Zirkondioxid sind derzeit in der Einführung; es liegen hierzu jedoch noch keine gesicherten klinischen Langzeiterfahrungen wie bei Titan vor.

Als gebräuchlichste zahnärztliche Implantatformen werden Schrauben oder Stifte in Größen von 3–4 mm Durchmesser und 7–15 mm Länge eingesetzt.

Die zahnärztlichen enossalen Implantate müssen eine Hybridfunktion erfüllen, da sie einerseits eine feste knöcherne Verankerung (Osseointegration) bewirken sollen. Andererseits müssen sie als „offene" Implantate, die mit der keimbeladenen Mundhöhle in permanenter Verbindung stehen, einen guten Schleimhautabschluss an der Implantatdurchtrittsstelle (glatter transgingivaler Bereich) gewährleisten und eine geringe Neigung zur Plaquebelagsbildung aufweisen.

Eine gute knöcherne Verbindung wird durch eine große, raue Implantatoberfläche erreicht. Die Mikrostrukturierung wird durch Säureätzung oder durch eine Kombination von Sandstrahlen und Säureätzung bewirkt (s. Abb. 39).

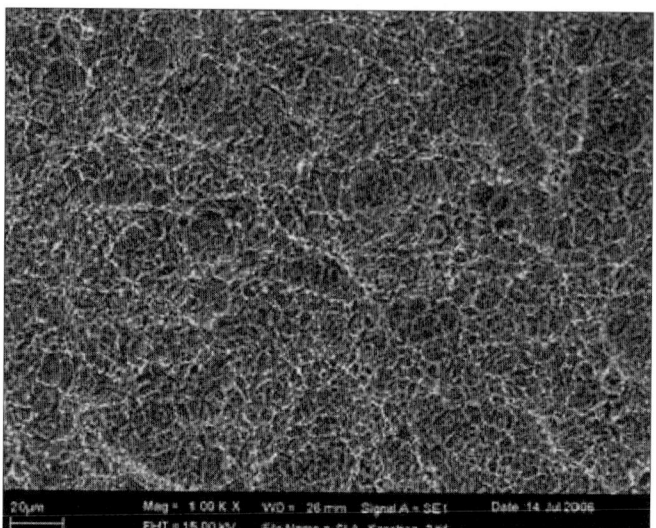

Abb. 39: Sandgestrahlte und säuregeätzte Titanimplantatoberfläche

IV   Die Brücke

8   Löten – 78
9   Klebebrücke – 81

Wird eine Brücke im Einstückguss hergestellt, wie es bei kleineren Einheiten üblich ist, so darf die Lumenvergrößerung für die Zementschicht (vgl. Kap. I. 4.2) nicht durch eine Überexpansion der Einbettmasse angestrebt werden. Denn dabei würde auch das Zwischenglied der Brücke verlängert, sodass der Achsabstand der Lumina und der Pfeiler nicht mehr übereinstimmen würde. Beim Einsetzen käme es dann in Analogie zu der im oberen Teil der Abbildung 40 skizzierten Situation zu einer okklusal verschobenen Position der eingesetzten Brücke.

Abb. 40: Zu kleine (**oben**) und zu große Brücke (**unten**); in beiden Fällen resultiert eine okklusale Störung.

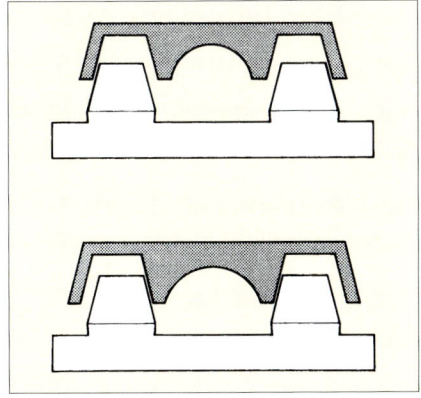

Bei größeren Brücken ist es für die Passgenauigkeit von Vorteil, die Brücken in zwei oder mehreren Einzelteilen zu gießen und diese nach dem Verblocken auf dem Arbeitsmodell miteinander zu verlöten. Weitere werkstoffkundliche Fragen, die nicht schon im Kapitel über die Gusskrone abgehandelt wurden, sind im Zusammenhang mit der Anfertigung einer Brücke nicht zu beachten. An dieser Stelle ist nur noch das Löten zu besprechen.

8 Löten

Unter Löten versteht man das Verbinden metallischer Werkstücke mithilfe eines weiteren Metalls, dem Lot. Beim Löten werden die zu verbindenden Teile durch das geschmolzene Lot benetzt, ohne dabei selbst aufzuschmelzen. Die Schmelztemperatur (genauer: Liquidustemperatur) des Lots muss somit immer niedriger sein als die Solidustemperatur der zu lötenden Teile. Je geringer der Abstand der Löttemperatur (Arbeitstemperatur) von der Solidustemperatur der zu verlötenden Metalle ist, desto größer ist die Wahrscheinlichkeit, dass es an der Grenzfläche von Lot und Metall durch Diffusion zu einer Legierungsbildung kommt, sodass zwischen Lot und Metall eine direkte metallische und damit entsprechend feste Bindung entsteht (s. Abb. 41). Diese Legierungsbildung ist jedoch für eine Lötung nicht Voraussetzung. Hoch schmelzende Metalle können auch mit einem niedrig schmelzenden Lot verbunden werden; dann aber wirken nach der Benetzung – wie beim Kleben – nur Adhäsionskräfte.

In der Technik werden niedrig schmelzende Weichlote und hoch schmelzende Hartlote (Liquidustemperatur > 450 °C) unterschieden. Die Weichlote sind meist binäre eutektische Legierungen (vgl. Kap. XI. 34.3.2) vorwiegend unedler Metalle und somit sehr korrosionsanfällig. Deswegen und aufgrund der mangelnden mechanischen Festigkeit dieser Lötungen finden sie trotz mancher Vorzüge (z.B. einfache Löttechnik mit Lötkolben) in der Dentaltechnik keine Verwendung. Die Hartlote sind im Allgemeinen Mehr-

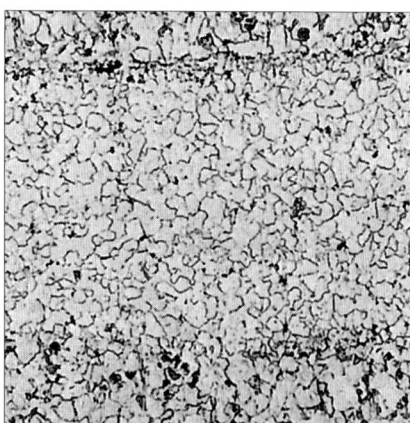

Abb. 41: Lötstelle Degulor M mit Degulor Lot 1 (Mitte); V = 50 x [Wagner E, Degussa Pforzheim]

komponenten-Legierungen; ihre eigentliche Bedeutung liegt in der höheren mechanischen Festigkeit. Mithilfe der zulegierten Komponenten werden die für die Verarbeitung charakteristischen Eigenschaften wie das Schmelzintervall und das Fließverhalten des geschmolzenen Lotes dem Legierungstyp der zu verbindenden Teile angepasst.

Löten ist seit alters her das gängige Verfahren zur Verbindung von Werkstücken aus Edelmetall; erst neuere Techniken erlauben auch das Verschweißen von Edelmetalllegierungen (vgl. Kap. VI. 19.4.1).

8.1 Dentallote

Die Arbeitstemperatur der Goldlote (bis 900 °C), die wenig über deren Liquiduspunkt anzusetzen ist, liegt um 50–100 °C unter dem Soliduspunkt der zu verlötenden Werkstoffe. Die notwendige Herabsetzung des Schmelzintervalls erreicht man durch das Zulegieren von geringen Mengen unedler Metalle wie Indium, Zink und Zinn, deren Schmelzpunkte relativ niedrig liegen (vgl. Anhang, Tab. 2).

Während des Lötens kann sich die Zusammensetzung des Lotes durch Diffusion, Verdampfen und Oxidieren der unedlen Komponenten verändern, sodass die Lötstelle nicht mehr den niedrigen Schmelzbereich des Lotes aufweist und somit eine zweite Lötung in der unmittelbaren Nachbarschaft mit dem gleichen Lot möglich wird. Dennoch werden den Legierungen im Allgemeinen jeweils zwei Lote zugestellt, ein Hauptlot und ein Nachlot, dessen Arbeitstemperatur wiederum 50–100 °C niedriger liegt als die des Hauptlotes.

Einfache Goldlote ohne Platinzusatz erstarren grobkörnig. Es entsteht ein inhomogenes Gefüge (vgl. Kap. XI. 34.4.2). Die Gefahr der Verfärbung durch Korrosion (Lokalelemente) der mit den unedlen Komponenten angereicherten Zonen ist somit für diese Lötstellen groß. Für Dentallegierungen sind daher Speziallote entwickelt worden, die weitgehend homogen erstarren. Sowohl aus Gründen des Korrosionsschutzes als auch zur farblichen Abstimmung sind diese Lote in ihrer Zusammensetzung der zu verlötenden Legierung möglichst angepasst. Den verschiedenen Legierungsfabrikaten sind in der Regel spezifische Lote beigegeben; Entsprechendes gilt auch für die aufbrennfähigen edelmetallfreien Legierungen.

8.2 Löteinbettmassen

Wegen der hohen Arbeitstemperatur müssen die zu verlötenden Teile vor dem Löten mit feuerfestem Material zueinander fixiert werden. Hierfür sind besondere Einbettmassen entwickelt worden, die eine rasche, gleichmäßige Durchwärmung gestatten. Ihre Körnung ist daher gröber als die der üblichen Gusseinbettmassen. Weiterhin sollte ihre

Abbindeexpansion möglichst gering sein, weil sonst die Werkstücke beim Erhärten voneinander entfernt werden. Die thermische Expansion hat der des Metalls zu entsprechen, damit der Lötblock beim Erhitzen (mit der offenen Flamme oder im Ofen) nicht gesprengt wird. Daraus folgt, dass für die verschiedenen Metallgruppen jeweils eigens entwickelte Löteinbettmassen verwendet werden müssen.

8.3 Flussmittel

Alle Edelmetalllegierungen enthalten bekanntlich auch unedle Komponenten. Diese bilden beim Erhitzen mit Sauerstoff Oxide, die das Fließen des Lotes beeinträchtigen. Daher muss die Lötfläche mit einem Flussmittel überzogen werden, das die Eigenschaft hat, geringe Mengen vorhandener Oxide zu lösen und die Bildung neuer Oxide zu verhindern. Als solche Flussmittel dienen Borverbindungen, z.B. Natriumtetraborat $Na_2B_4O_7$ (Boraxbasis), die durch Zugaben auf Schmelztemperaturen von 400–500 °C und eine hohe Viskosität eingestellt werden. Eine geeignete Mischung wird vom Hersteller gebrannt und anschließend pulverisiert. Das Pulver bildet nach dem Schmelzen eine zähflüssige Schicht, die den Luftzutritt und damit eine weitere Oxidation der Legierungsoberfläche verhindert. Durch Zerfall der Borverbindungen entsteht das Anhydrit der Borsäure B_2O_3, das bereits vorhandene Oxide löst (z.B. $CuO + B_2O_3 \rightarrow CuB_2O_4$). Die Flussmittelschicht wird schließlich von dem aufgeschmolzenen, die „reinen" Metallflächen gut benetzenden Lot verdrängt. Nach dem Löten werden die Flussmittelrückstände ebenso wie die Oxide an den nicht geschützten Stellen des Gussstückes in heißer Schwefelsäure (10m%) abgebeizt.

Für Dentallegierungen werden Flussmittel in Pastenform angeboten. Das Bindemittel (z.B. Vaseline[23]) verbrennt rückstandslos vor dem Schmelzen des eigentlichen Flussmittels.

9 Klebebrücke

Bei diesem Brückentyp (auch: Adhäsivbrücke, Marylandbrücke) werden die Pfeilerzähne nicht überkront. Die Befestigung des Brückenzwischengliedes erfolgt durch Verkleben mit dem Schmelz der Pfeilerzähne, vorwiegend im palatinalen bzw. lingualen Bereich. Als Kleber dienen speziell für diesen Zweck entwickelte Kunststoffe. Sie leiten sich von den Komposit-Füllungsmaterialien (vgl. Kap. X. 27.3) ab.

Kleber sind nichtmetallische Stoffe, die durch ihre große Oberflächenhaftung (Adhäsion) an anderen Werkstoffen und durch ihre innere Festigkeit Gegenstände miteinander verbinden können. Um den notwendigen innigen Kontakt mit den Oberflächen zu gewährleisten, werden sie im fließfähigen Zustand appliziert, um dann durch eine chemische Reaktion (z.b. mit Luftsauerstoff) oder durch Verdunsten eines Lösungsmittels zu erhärten. Die Klebefestigkeit ist somit abhängig vom Ausmaß der Adhäsivkräfte in den Grenzflächen zwischen Kleber und den zu verbindenden Gegenständen und von der Eigenfestigkeit (Kohäsion) des Klebers.

Die Adhäsion zwischen zwei Phasen resultiert aus der Summe aller physikalischen und/oder chemischen Wechselwirkungen der Atome bzw. Moleküle dieser Phasen über die Grenzfläche hinweg. Diese Wechselwirkungen erstrecken sich nur über atomare Distanzen. Adhäsion setzt also einen innigen Kontakt der Phasen voraus, wie er in einfacher Weise nur zwischen einer Flüssigkeit und einem Festkörper (Substrat) möglich ist. Die gute Benetzbarkeit eines Substrates durch eine Flüssigkeit – erkennbar am kleinen Randwinkel eines Tropfens auf dem Substrat – ist die Folge starker Adhäsivkräfte und somit auch die Voraussetzung für eine effektive Klebung.

Die zu verklebenden Flächen müssen oft einer Vorbehandlung unterzogen werden (z.B. Säubern), um den Effekt zu optimieren oder überhaupt erst zu ermöglichen. Die Kleberbindung an eine Oberfläche wird erhöht, wenn diese aufgeraut wird und sich dadurch die Grenzfläche vergrößert; oft erzeugt die Rauigkeit auch eine zusätzliche mechanische Retention.

Zum Einsetzen der Klebebrücken wird der Schmelz nach der für die Komposit-Füllungstechnik entwickelten Schmelzätztechnik (mit Säure) konditioniert. Die Metalloberflächen können durch Sandstrahlen, bei (heterogenen) edelmetallfreien Legierungen auch durch elektrolytisches Ätzen, aufgeraut werden oder die zu verklebenden Bereiche verfügen über makroskopische, schon beim Gießen vorgehaltene Retentionen in Form von Netzstrukturen oder Perforationen. Aber auch spezielle Beschichtungen, die die Adhäsion zwischen Metall und Kunststoff fördern (vgl. Kap. IX. 23), werden eingesetzt.

V Die totale Prothese

10 Situationsabformung – Alginate – 85
11 Individuelle Löffel – 87
12 Funktionsabformung – 91
13 Funktionsmodell – 97
14 Künstliche Zähne – 99
15 Basiswerkstoffe – 101
16 Metalle als Basiswerkstoffe – 123
17 Weich bleibende Kunststoffe – 125

10 Situationsabformung – Alginate

Als erste Maßnahme bei der Versorgung eines Zahnlosen mit totalen Prothesen wird eine Situationsabformung der Kiefer vorgenommen. Als Abformmaterialien werden dafür heute im Allgemeinen Alginate verwendet, die – in Pulverform geliefert – mit Wasser angemischt werden. Diese Masse verfestigt sich durch Vernetzungsreaktion zu einem elastischen Gel. Das Pulver enthält das eigentliche Alginat (ca. 15m%); hierbei handelt es sich um in Wasser leicht lösliche Salze der Alginsäure[24] (Molekulargewicht bis zu 200 000) mit Natrium, Kalium oder Ammonium sowie als zweite Reaktionskomponente Calciumsulfat ($CaSO_4$, ca. 12m%). Der Rest sind Füllstoffe (Talkum[4], Zinkoxid), die sowohl die Fließfähigkeit nach dem Anmischen als auch die Festigkeit im abgebundenen Zustand bestimmen. Da ein abgebundenes Alginat nicht wieder verwendet werden kann, zählen die Alginate zur Gruppe der **irreversibel-elastischen** Abformmaterialien.

Die Salze der Alginsäure mit 2-wertigen Metallen (außer Magnesium) sind in Wasser schwer löslich. In Gegenwart von Wasser reagiert daher nach dem Dissoziieren des Natriumalginates die Alginsäure mit den Calciumionen des Calciumsulfates, wobei aus räumlichen Gründen die beteiligten Carboxylgruppen jeweils verschiedenen Polymeren angehören (Vernetzungsreaktion). Diese Reaktion verläuft sehr rasch. Um dennoch eine ausreichende Verarbeitungszeit zu ermöglichen, werden in geeigneter Konzentration sogenannte Verzögerer zugesetzt, z.B. 1–2m% Natriumphosphat (Na_3PO_4). Die Phosphationen dieses leicht löslichen Salzes fällen die Calciumionen zum schwer löslichen Calciumphophat, sodass die zunächst dissoziierenden Calciumionen des $CaSO_4$ nur zum Teil mit der Alginsäure reagieren. Erst wenn der Verzögerer verbraucht ist, kommt die Abbindereaktion voll in Gang.

Das zum Anmischen erforderliche Pulver-Wasser-Verhältnis ist bei den verschiedenen Fabrikaten sehr unterschiedlich; hier ist den Verarbeitungsvorschriften zu folgen. Die Temperatur des verwendeten Wassers sollte 20 °C nicht übersteigen, weil höhere Temperaturen den Abbindevorgang beschleunigen; niedrigere Temperaturen verzögern ihn.

Um einem Sedimentieren der unterschiedlich schweren Pulverbestandteile vorzubeugen, sind die Pulverbehälter des Öfteren zu schütteln. Die Behälter sind dicht zu verschließen, um das Pulver vor Schädigung durch Luftfeuchtigkeit zu schützen.

Als Träger für das Abformmaterial sind perforierte Löffel nicht geeignet, weil zum einen der Überschuss zu leicht durch die Öffnungen abfließt, sodass ein ausreichender

Druck der Masse zum Gaumen hin ausbleibt, und zum anderen die Perforationen nicht für eine ausreichende Haftung sorgen. Die zum Herausnehmen der Abformung notwendigen Kipp- und Hebelbewegungen führen dann sehr oft dazu, dass sich die Alginatmasse stellenweise vom Löffel löst und nicht wieder in die Ausgangslage zurückfedert. Sofern nicht Speziallöffel mit aufgelöteten Wülsten verwendet werden, sind die Löffelränder mit einer geeigneten Retention (Boxing Wax) zu bekleben, um ein Herausgleiten des an den glatten Löffelwänden mittels eines Feuchtigkeitsfilms haftenden Alginates zu vermeiden. Alternativ kann die Löffelinnenfläche auch mit einem Haftlack oder -spray versehen werden.

Das Wasser im abgebundenen Alginat kann bei trockener Lagerung der Abformung sehr schnell verdunsten mit einer entsprechenden Kontraktion der Masse. Bei Lagerung in Wasser erfolgt dagegen eine Quellung durch Wasseraufnahme. Es ist daher notwendig, Alginatabformungen unverzüglich in ein Modell zu überführen. Ist eine Verzögerung (maximal 2 Stunden) unvermeidlich, so ist die Abformung bei 100% relativer Luftfeuchtigkeit in einem Hygrophor aufzubewahren.

Alginate können das Abbinden des Gipses beeinträchtigen, woraus eine raue und nicht ausreichend harte, mehlige Oberfläche des Gipsmodells resultiert. Diesem Effekt sucht man durch Zugabe spezieller Komponenten (z.B. Fluoride) zum Alginatpulver vorzubeugen. Gegebenenfalls ist eine geeignete Kombination von Alginat- und Modellgipssorte empirisch zu ermitteln.

Aufgrund der vernetzten Struktur haben die Alginate elastische Eigenschaften, sodass sie geeignet sind, unter sich gehende Stellen wiederzugeben. Das Rückstellvermögen der abgebundenen Masse (vgl. Kap. I. 1.2.3) ist jedoch noch geringer als das der Hydrokolloide.

Als Abformmaterial für funktionelle Situationsabformungen sind die Alginate praktisch konkurrenzlos. Die Fließfähigkeit ist ausreichend und die Konsistenz ist so beschaffen, dass weiches Gewebe zwar in der wünschenswerten Weise weggeschoben wird, aber funktionell angespanntes Gewebe das Material verdrängt.

11 Individuelle Löffel

Die Alginatabformungen werden mit Hartgips (Typ III, vgl. Kap. I. 1.5.1) ausgegossen. Auf den so gewonnenen Situationsmodellen werden individuelle Löffel angefertigt. Von diesen ist zu fordern, dass sie dem Modell gut adaptiert und in sich möglichst starr sind. Als Werkstoffe werden heute vorwiegend Lichtpolymerisate verwendet, daneben eignen sich auch Autopolymerisate auf Acrylatbasis (vgl. Kap. V. 15.1.3) und thermoplastische Werkstoffe.

- Die **Lichtpolymerisate** haben den Vorteil, dass sie als Einkomponenten-Komposit-Materialien (vgl. Kap. X. 27) die an Löffelwerkstoffe gestellten Anforderungen sehr gut erfüllen und gegenüber anderen Materialgruppen Vorzüge bei der Verarbeitung zeigen. Die Polymerisation beginnt erst bei Belichtung, die Anmischzeit entfällt.
- Die **Autopolymerisate** lassen sich in ihrer plastisch-teigigen Phase in einfacher Weise und sehr genau dem Modell anpassen und ihre Dimensionierung kann noch vor dem Erhärten leicht vorgenommen werden. Die bei diesen Materialien auftretende Polymerisationsschrumpfung bleibt ohne Nachteil, da diese Ungenauigkeiten durch den späteren Abdruck ausgeglichen werden.
- Die **thermoplastischen** Löffelwerkstoffe sind chemisch von unterschiedlicher Provenienz. Sie können aus Polystyrol[16] oder Polykarbonat[17] bestehen. Sie werden in Platten verschiedener Dicke geliefert und nach entsprechender Plastifizierung durch Erwärmen von Hand oder maschinell (Tiefziehen oder Druckformen) adaptiert. Bei der thermoplastischen Verarbeitung entstehen im Löffelmaterial Eigenspannungen (vgl. Kap. VI. 18.2), deren Ausheilen beträchtliche Dimensionsänderungen hervorrufen kann. Es ist daher zu empfehlen (bzw. bei Präzisionsabformungen unverzichtbar), zwischen Löffelanfertigung und Abformung mindestens 24 Stunden für Relaxationseffekte verstreichen zu lassen.

11.1 Wachswall – Wachse

Auf die individuellen Löffel werden Bisswälle aus einem geeigneten Wachs aufgetragen, sodass die Wälle einerseits bei Mundtemperatur noch ausreichend stabil sind, andererseits aber durch geringes Erwärmen über Mundtemperatur plastifiziert und somit leicht bearbeitbar werden. Das Modellierwachs muss daher ganz bestimmten Anforderungen genügen.

Ganz allgemein bezeichnet man mit dem Sammelbegriff „Wachse" eine Gruppe von Materialien recht unterschiedlicher Provenienz und chemischer Zusammensetzung. Die eigentlichen Wachse sind Estergemische höherer Fettsäuren mit höheren, 1-wertigen Alkoholen. Sie enthalten – im Gegensatz zu Fetten – kein Glyzerin. Wegen ähnlicher physikalischer Eigenschaften wie niedrigen Schmelztemperaturen (30–90 °C), starker Temperaturabhängigkeit der Festigkeit (Thermoplastizität, Modellierbarkeit), geringer Härte und anderes zählt man auch die Paraffine[3], einige Gemische höherer Alkohole und sogar Fette (Japanwachs) sowie entsprechende synthetische Produkte zu dieser Stoffgruppe.

Ihrer Herkunft nach unterscheidet man tierische Wachse[25], pflanzliche Wachse[26], Mineralwachse[27] und synthetische Wachse[28]. Trotz der physikalischen Gemeinsamkeiten der hier aufgeführten Materialien bestehen deutliche Unterschiede in ihren Eigenschaften, sodass für den zahnärztlichen Bedarf jeweils Präparate für den betreffenden Verwendungszweck durch Mischung verschiedener Wachsarten hergestellt werden.

- So bestehen die **Modellierwachse** im Wesentlichen aus Paraffin und aufbereitetem Bienenwachs. Sie dienen als Material für die Bisswälle, zum Aufstellen der Zähne und zur Modellation der Prothesenbasis. Sie müssen daher bei Mundtemperatur noch eine ausreichende Festigkeit besitzen, aber auch leicht plastifizierbar sein.
- **Gusswachse** enthalten als Grundkomponenten Paraffin und synthetische Wachse. Sie sollen bei Zimmertemperatur möglichst hart sein. Zur Vermeidung unnötiger Kontraktionseffekte sollte die Erweichungstemperatur möglichst niedrig liegen (vgl. Kap. I. 2). Gusswachse, die gefräst werden, dürfen dabei weder splittern (zu spröde sein) noch schmieren. Das Ausbrennen der eingebetteten Wachsmodelle muss rückstandslos erfolgen.
- **Klebewachse** sind synthetischer Natur und verdanken ihre Wirkung der Zumischung von Harzen.

Schon die natürlichen Wachse sind – wie erwähnt – häufig Gemische und enthalten zudem Verunreinigungen. Dementsprechend weisen die Wachse im Allgemeinen keine exakte Schmelztemperatur (typisch für reine Stoffe mit einheitlichem Molekulargewicht), sondern mehr oder weniger breite Schmelzintervalle auf (vgl. Kap. XI. 34.2). Ein solches Intervall kann bei makromolekularen Substanzen als ein sukzessives Aufschmelzen von Fraktionen mit zunehmend höherem Molekulargewicht interpretiert werden. Bei Mischungen verschiedener Wachssorten wird bei Erwärmung des Gemisches zunächst die am niedrigsten schmelzende Komponente „verflüssigt". Dadurch verliert das Gemisch einen Teil seiner Festigkeit. Das erklärt die für Wachsgemische und viele Wachse charakteristische Eigenschaft, dass diese Werkstoffe oberhalb einer für sie spezifischen Temperatur (Erweichungspunkt) mehr oder weniger plötzlich erweichen, ohne zu schmelzen.

Die außerordentlich hohen Werte der thermischen Ausdehnungskoeffizienten (bis zu $350 \cdot 10^{-6}$ 1/K ≙ 0,35% linear auf 10 °C, vgl. Anhang, Tab. 3) der Wachse sind eine Folge der niedrigen intermolekularen Bindungskräfte, die der bei höheren Temperaturen zunehmenden Schwingungstendenz der Moleküle gegeneinander nur wenig entgegenwirken können.

12 Funktionsabformung

12.1 Formung des Funktionsrandes

Bei den Abformmaterialien für diesen Zweck sind vor allem zwei Eigenschaften zu diskutieren: die Fließfähigkeit (Konsistenz) und die Abbindegeschwindigkeit. Die Materialien für die Randgestaltung müssen von solcher Konsistenz sein, dass sie sich zum einen auch ohne Löffelstütze geringfügig aufbauen lassen, zum anderen aber von den Muskeln verdrängt werden können. Da die funktionellen Bewegungen vom Patienten selbst durchgeführt werden müssen, dieser aber für sinnvolle Bewegungen Zeit benötigt, darf das Abbinden nicht zu schnell erfolgen. Benutzt werden für die Randkorrektur Silikone (vgl. Kap. I. 1.1.1) mit einem speziellen Härtesystem (Langzeithärter), das den Vernetzungsgrad für eine hinreichend lange Zeit niedrig hält, und thermoplastische Massen (vgl. Kap. I. 1.3.1).

12.2 Schlussabformung

Nach der Randkorrektur kann mit jedem dünn fließenden Abformmaterial die Schlussabformung vorgenommen werden. Die angebotenen Pasten sind entweder auf Silikon-, Kunststoff- oder Zinkoxid-Eugenol-Basis aufgebaut.

12.2.1 Kunststoffpasten

Irreversibel-starre Abformmaterialien auf Kunststoffbasis (Pulver-Flüssigkeit-Gemische) wurden speziell für die Schlussabformung entwickelt. Bei dem Pulver handelt es sich um ein Polyäthylmethacrylat, bei der Flüssigkeit um monomeres Butylmethacrylat, dem Äthanol und Phthalsäureester als Weichmacher zugesetzt sein können. Die längeren Estergruppen der Acrylate fungieren als innere Weichmacher (vgl. Kap. V. 17). Das Butylacrylat ist gewebefreundlicher als das toxische Methylmethacrylat. Das Abbinden erfolgt durch Autopolymerisation des Monomers.

12.2.2 Zinkoxid-Eugenol-Pasten

Auch dieses irreversibel-starre Abformmaterial ist ein Zweikomponentensystem. Die beiden Pasten werden in Tuben geliefert. Die eine enthält das ZnO (ca. 80m%) und Kolophonium[6] in einem geeigneten Öl (z.B. Olivenöl), die andere Paste besteht aus Eugenol[20] (ca. 15m%), Kolophonium, Öl und Füllstoffen (vgl. Kap. I. 4.2.2). Des Weiteren sind Farbstoffe, Weichmacher und Katalysatoren als Zusätze beigemengt. Die Dosierung wird durch die Durchmesser der Tubenöffnung so eingestellt, dass im Allgemeinen gleich lange Stränge miteinander vermischt werden.

Die Zinkoxid-Eugenol-Pasten haben ein gutes Fließvermögen. Ihre Abdruckschärfe ist daher ausgezeichnet. Die Volumenänderungen während des Erhärtens und während der Lagerung sind so gering, dass man sie unbeachtet lassen kann; dies umso eher, wenn die Schichtdicke minimal ist.

12.2.3 Grundsätzliches zur Schlussabformung – Reproduktion

Eine der Voraussetzungen für die Funktionstüchtigkeit einer totalen Prothese ist es, dass ihre Basis als Negativform möglichst exakt den Konturen des Prothesenlagers entspricht. Es erhebt sich jedoch die Frage, ob dabei auch die Feinstruktur der Schleimhaut reproduziert werden soll. Die Abbildung 42 zeigt ein abgeformtes Areal Gaumenschleimhaut, bei dem man eine ausgeprägte Oberflächenprofilierung erkennt.

Es besteht nun durchaus die Möglichkeit, die Rauigkeit des Prothesenlagers im Laufe des Herstellungsprozesses auf die Kunststoffoberfläche weitgehend zu übertragen, sodass sich für jede Pore in der Schleimhaut ein Zapfen an der Prothese findet (s. Abb. 43).

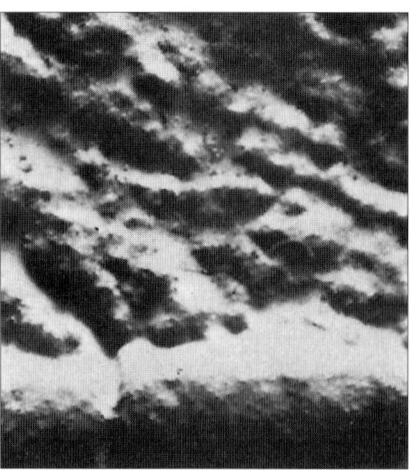

Abb. 42: Korrekturabformung einer Gaumenschleimhaut; V = 15 x (REM-Aufnahme [Vahl J])

12.2 Schlussabformung

Abb. 43: Profilogramme einer Testplatte mit eingravierten Riefen (**oben**) und der dazu erstellten Kunststoffbasis aus Heißpolymerisat (V = 180 x, Überhöhung 10 x)

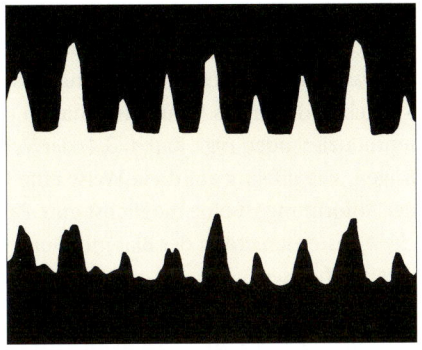

Es ist jedoch äußerst unwahrscheinlich, dass nach dem Einsetzen der Prothese eine völlige Kongruenz der beiden Oberflächen erzielt wird, weil Verschiebungen in der Grenzfläche zwischen Schleimhaut und Prothese beim Einsetzen und erst recht bei Funktionsbewegungen unvermeidbar sind, ganz abgesehen von Schleimhautveränderungen im Tagesrhythmus oder im Laufe der Zeit. Die mangelnde Kongruenz im Bereich der Feinstruktur kann dann zu mechanischen Irritationen der Schleimhaut führen.

Es ist somit wünschenswert, auch die der Schleimhaut zugekehrte Kunststoffoberfläche möglichst glatt zu gestalten. Nun ist die Forderung nach glatten Oberflächen bei allen Fremdkörpern in der Mundhöhle sicherlich nicht neu. Für die Basisfläche totaler Prothesen ergibt sich jedoch die Schwierigkeit, dass hier die übliche Methode der Oberflächenglättung, nämlich die Politur des fertigen Werkstückes, problematisch ist, denn jedes Schleifen und Polieren ist immer auch mit einem Substanzverlust des bearbeiteten Werkstückes verbunden (vgl. Kap. XII. 40.4) und das umso mehr, je höher die zu beseitigende Rauigkeit und je geringer der Abrasionswiderstand des Materials ist. Durch eine ausgiebige Politur können deshalb gerade bei Kunststoffen auch Abriebe verursacht werden, deren Ausmaß den Bereich der Feinstrukturdimension verlässt. Dazu kommt, dass wegen der komplizierten Gestalt der Prothesenbasis eine über die ganze Fläche gleichmäßig starke Abtragung praktisch unmöglich ist. Es besteht somit die Gefahr, dass durch eine normale Politur die Kongruenz zwischen Prothesenbasis und Lager bis in den Makrobereich beeinträchtigt wird. Ein ungleichmäßiges Abtragen bewirkt, dass die Kaukraft bei funktionellen Belastungen der Prothese nicht mehr gleichmäßig auf das Prothesenlager verteilt wird, sondern bevorzugt in die Gebiete mit geringem Abrieb abgeleitet wird. An diesen Stellen resultiert ein gegenüber der Umgebung erhöhter Druck mit entsprechend stärkerer Kompression der Schleimhaut. Besonders gravierende Inkongruenzen haben natürlich auch einen negativen Einfluss auf die Haftung der Prothese.

Bei der Herstellung einer Prothese kommt es somit darauf an, während der einzelnen Arbeitsgänge die Reproduktion der Schleimhautfeinstruktur zu unterdrücken, damit nach der Polymerisation die Prothesenbasis schon so weit entprofiliert ist, dass der Einsatz von stark abradierenden Poliermitteln überflüssig wird.

Das bedeutet bei der Abformung, dass von zwei bezüglich ihrer Abformgenauigkeit – gegeben durch das Volumenverhalten – gleichwertigen Materialien dem weniger gut reproduzierenden (vgl. Kap. I. 3.4) der Vorzug zu geben ist. Die Abbildungen 44 und 45 zeigen, wie effektiv auf diese Weise eine Oberflächenglättung erzielt werden kann. Bei der Abformung ist eine möglichst gute Passung des individuellen Löffels wichtig, da dickere Pastenschichten der Blasenbildung Vorschub leisten und somit eine höhere Rauigkeit aufweisen.

Der nächste Schritt ist die Herstellung eines Gipsmodells. Da gerade mit Gips eine gute Detailwiedergabe erreicht werden kann, wird die Oberflächenstruktur der Abformung praktisch unverändert auf das Modell übertragen. Voraussetzung für eine einwandfreie Gipsoberfläche ist das Anrühren unter Vakuum und das Einrütteln des Gips-

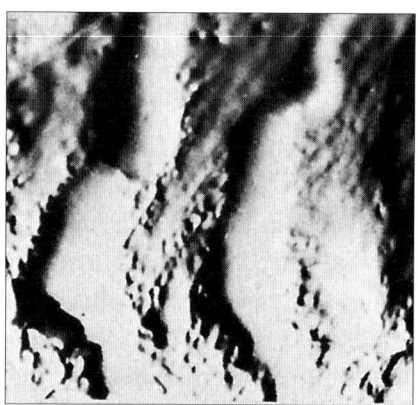

Abb. 44: Oberfläche einer Schleimhautabformung mit Zinkoxid-Eugenol-Paste; V = 5 x [Kastner T (1966) Med. Diss. Münster]

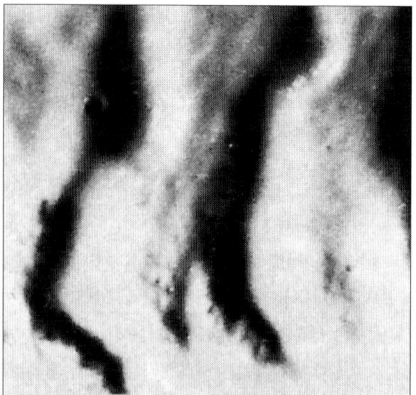

Abb. 45: Oberfläche einer Schleimhautabformung (gleiches Areal wie in Abb. 44) mit einer Silikonpaste [Kastner T]

12.2 Schlussabformung

breies, da andernfalls Bläschen, aber auch größere Poren in der Oberfläche nicht zu vermeiden sind.

Ein bedeutender Faktor für die Entprofilierung der Oberflächenfeinstruktur ist die Isolierung der Gipsoberfläche gegen den Kunststoff. Das dünnflüssige Isoliermittel sammelt sich in den Vertiefungen der Oberfläche und wirkt auf diese Weise glättend bzw. Struktur ausgleichend. Der Einfluss der Isolierschicht auf die Reproduktion wird in der Abbildung 46 deutlich. Hier ist das Profilogramm der als Phantommodell benutzten Testplatte denen der zugehörigen Prothesenbasen gegenübergestellt, die einmal mit und einmal ohne Isolation der Gipsoberfläche polymerisiert wurden.

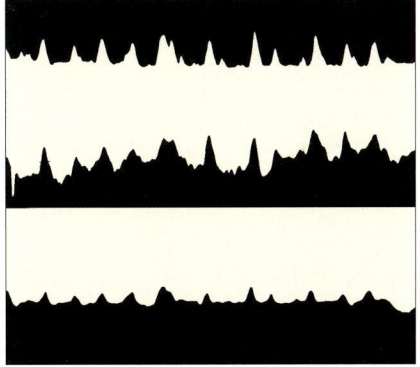

Abb. 46: Profilogramme einer Testplatte (**oben**) und der zugehörigen Kunststoffbasen, gestopft auf nicht isoliertem (**Mitte**) und auf isoliertem Gipsmodell (**unten**); V = 90 x, Überhöhung 10 x

13 Funktionsmodell

Das Funktionsmodell wird durch Ausgießen der Funktionsabformung mit Gips gewonnen. Die beim Ausgießen zu beachtenden werkstoffkundlichen Aspekte werden verständlich, wenn man sich klar macht, dass auf dem Funktionsmodell die Prothese angefertigt wird. Bestimmte Prothesenmaterialien erfordern spezielle Gipse. Für Acrylate reicht im Allgemeinen ein Hartgips (Typ III). In jedem Falle ist eine glatte Prothesenoberfläche erwünscht. Je dichter die Gipsoberfläche ist, umso erfolgreicher wirkt die Isolation und umso glatter wird die Prothesenbasis. Die Härte und die Dichte der Gipsoberfläche lassen sich durch ein korrektes Mischungsverhältnis, durch Anmischen unter Vakuum und durch Einfüllen auf dem Rüttler optimieren.

14 Künstliche Zähne

Die für die Prothesen verwendeten künstlichen Zähne bestehen entweder aus keramischen Massen (vgl. Kap. VII. 20.1) oder aus Kunststoff.

Die **Keramikzähne** gehen mit dem Kunststoff der Prothesenbasis keine chemische Verbindung ein. Sie müssen daher mechanisch verankert werden. Bei Frontzähnen erreicht man dies mit kleinen Metallstiften, die am Ende knopfförmig verdickt sind (Crampons). Diese Crampons können nicht direkt eingebrannt werden; eingebrannt wird zunächst nur eine kleine Metallhülse, in die später der Stift eingelötet wird (Solila-Prinzip). Bei den Seitenzähnen erzielt man die Verbindung durch pilzförmige Hohlräume auf der Unterseite, in die der Basiskunststoff beim Stopfen hineinfließt. Aufgrund der unterschiedlichen thermischen Ausdehnungskoeffizienten von Keramik und Kunststoff sind Spaltbildungen zu befürchten, denen man mithilfe einer Silanisierung (vgl. Kap. X. 27.1.1) der keramischen Kontaktfläche vorbeugen kann.

Die industriell hergestellten **Kunststoffzähne** bestehen aus Acrylaten. Wird der gleiche Kunststofftyp für die Basis verwendet, so entsteht durch das Einwirken von Monomer analog zu dem weiter unten beschriebenen Mechanismus beim Pulver-Flüssigkeit-Verfahren eine physikalische Bindung zwischen Basis und Zahn; Spaltbildungen treten nicht auf. Ausreichend vernetzte Kunststoffzähne haben sich klinisch durchaus bewährt, wenngleich ihre Abrasionsfestigkeit um mindestens den Faktor 10 niedriger ist als die der Keramikzähne. Neben der Vernetzung ist als weiterer Grund für die wesentlich besseren physikalischen Eigenschaften der Kunststoffzähne gegenüber den im Labor individuell verarbeiteten zahnfarbenen Acrylaten zu sehen, dass bei der industriellen Herstellung die Druck- und Temperaturführung optimal gehalten werden kann. Inzwischen werden auch mikrogefüllte Kunststoffe (vgl. Kap. X. 27.1.2) zur Herstellung künstlicher Zähne verwendet. Während aufgrund der notwendigen mechanischen Retention die Keramikfrontzähne auf der Rückseite nicht anatomisch geformt werden können, ist dies bei Kunststoffzähnen uneingeschränkt möglich. Man spricht daher von „voll anatomischen" Zähnen.

Durch Verwendung unterschiedlich transluzenter Massen für den Dentin- und Schmelzbereich wird die optische Wirkung der natürlichen Zähne imitiert (vgl. Kap. VII. 21).

15 Basiswerkstoffe

Als Werkstoffe für die Prothesenbasis finden Kunststoffe und Metalle Verwendung. Aufgrund ihrer besonderen Eigenschaften werden die Metalle vorwiegend für die Basen partieller Prothesen eingesetzt, während die Kunststoffe in großem Umfang Verwendung finden für: totale Prothesen, Sattelbereiche partieller Prothesen, partielle Interimsprothesen, kieferorthopädische Geräte sowie chirurgische Prothesen und Obturatoren.

Kunststoffe im engeren Sinn sind synthetisierte, makromolekulare, im Wesentlichen organische Materialien. Die Makromoleküle (Polymere) entstehen durch Polymerisation (bzw. Polykondensation, Polyaddition) aus kleineren, entsprechend reaktionsfähigen Einzelmolekülen (Monomeren). Kunststoffe sind in der Regel amorph, können aber auch teilweise kristallin sein, wenn die Makromoleküle keine die parallele Anordnung störenden Seitenketten aufweisen. Die Eigenschaften eines einfachen Kunststoffes aus nur einem Monomertyp können durch Zugabe weiterer Monomersorten gezielt beeinflusst werden (Copolymerisate). Unvernetzte Kunststoffe sind thermoplastisch. Bei der Herstellung von Gegenständen aus Kunststoff spielt die Plastizität eine herausragende Rolle (Plaste, Plastik).

Die ersten Versuche, Kunststoff als Prothesenwerkstoff zu verwenden, erfolgten um 1850 nach der Entdeckung der Kautschukvulkanisation. Ohne die historische Entwicklung im Einzelnen aufzeigen zu wollen, sei nur erwähnt, dass Materialien wie Zelluloid (um 1870), Phenolharz (um 1900), Benzylzellulose, Superpolyamide und andere keine wesentlichen Verbesserungen brachten. Erst die **Methylmethacrylate**, die seit 1936 in der Zahnheilkunde Verwendung finden, konnten sich behaupten und den Kautschuk verdrängen. Sie sind nach wie vor die am meisten verwendeten Basiswerkstoffe.

Zur Anfertigung der Kunststoffbasis wird die auf dem Funktionsmodell in Wachs – schon unter Verwendung der definitiven Zähne – modellierte Prothese gemeinsam mit dem Modell in eine zerlegbare Metallküvette in Hartgips so eingebettet, dass die Trennfläche der beiden Küvettenteile etwa in Höhe des Funktionsrandes der Prothese verläuft (s. Abb. 47). Nach dem Abbinden des Gipses wird die Küvette getrennt und die Wachsbasis ausgebrüht; dabei bleiben die Zähne in der Einbettung gefasst. Der entstandene Hohlraum wird dann mit Kunststoffteig ausgefüllt, indem man entweder in die offene Küvette Teig im Überschuss einlegt und anschließend die Küvettenhälften zusammenpresst (**Stopfverfahren**) oder durch einen entsprechenden Kanal von außen Kunststoff in den Hohlraum der geschlossenen Küvette presst (**Spritztechnik**) bzw. gießt (**Gieß-**

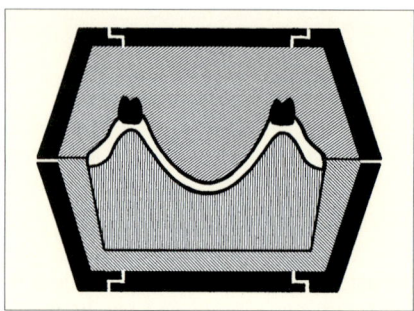

Abb. 47: Schnitt durch eine zweiteilige Küvette mit eingebetteter Wachsmodellation auf dem Funktionsmodell

verfahren). Erfolgt die Härtung des Teiges durch Polymerisation, so spricht man auch von der „chemoplastischen" Verarbeitung zur Unterscheidung von „thermoplastischen" Verfahren.

15.1 Acrylate

Grundbaustein des Methacrylkunststoffes ist der bei Zimmertemperatur flüssige, farblose Methylester der Methacrylsäure[29]. Aufgrund der Doppelbindung befindet sich diese Substanz in einem reaktionsfähigen Zustand. Bei Zufuhr von Energie öffnen sich die Doppelbindungen und die Moleküle (**Monomere**) reagieren untereinander zu langen, unverzweigten Ketten (**Polymeren**). Die Entstehung von Makromolekülen über die Reaktion von Doppelbindungen heißt – zur Unterscheidung von anderen Mechanismen wie Polyaddition oder Polykondensation – **Polymerisation**; die Molekülverlängerung bewirkt eine zunehmende Verfestigung der reagierenden Substanz.

Der Zusammenhalt des Kettenmoleküls wird durch die primäre homöopolare Kohlenstoffbindung gewährleistet, die jedoch durch hohe Energiezufuhr auch wieder gelöst werden kann (Depolymerisation, thermische Zersetzung). Die Zusammenlagerung der einzelnen Makromoleküle zur festen Substanz wird durch intermolekulare Wechselwirkungskräfte (z.B. Dipol-Dipol-Wechselwirkungen, van-der-Waals-Kräfte) bewirkt. Diese sekundären Bindungen oder intermolekularen Kräfte bestimmten in erster Linie die Festkörpereigenschaften des Polymers. Sie sind umso effektiver, je länger die Ketten ausgebildet sind. Mit steigendem Polymerisationsgrad (Zahl der Ausgangsmoleküle pro Makromolekül) nimmt die mechanische Festigkeit zu; gleichzeitig erhöht sich die Plastifizierungstemperatur (s. Abb. 48). Die intermolekularen Kräfte sind jedoch ganz allgemein schwächer als die innermolekularen. Wärme und Lösungsmittel bewirken daher nicht zuerst eine Depolymerisation, sondern eine Auflockerung der Molekülstruktur, was makroskopisch als Thermoplastizität bzw. als Weichmachung erscheint. Die mechanischen Eigenschaften eines Basiswerkstoffes sind klinisch von großer Wichtigkeit. Vollständig vernetzte Kunststoffe (Duroplaste) sind dagegen unschmelzbar und unlöslich.

Abb. 48: Zustand eines (nicht vernetzten) Kunststoffes in Abhängigkeit von mittlerem Polymerisationsgrad und Temperatur

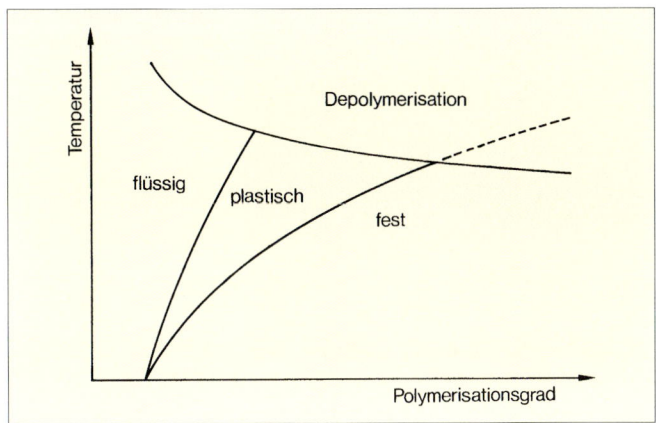

15.1.1 Pulver-Flüssigkeit-Verfahren

Früher hat man ausschließlich fertig polymerisierte Acrylate thermoplastisch verarbeitet, um die außerordentlich große Polymerisationsschrumpfung von 21Vol.-% zu umgehen. Durch Erwärmen auf ca. 160 °C plastifiziertes Polymerisat wurde in Küvetten gepresst, in denen es sich unter Beibehaltung der neuen Form durch Abkühlung wieder verfestigte. Die Mängel dieses Verfahrens bestanden in der geringen Fließfähigkeit des thermoplastischen Kunststoffes, der nur durch großen Druck zum Ausfüllen der Form gebracht werden konnte, und in der beträchtlichen thermischen Kontraktion bei der Abkühlung.

Eine grundlegende Vereinfachung brachte erst das Pulver-Flüssigkeit-Verfahren, das heute ausschließlich in der Zahntechnik angewandt wird. Dabei wird industriell vorgefertigtes Perlpolymerisat mit Monomer z.b. im Volumenverhältnis 2:1 gemischt. Die Polymerisationsschrumpfung dieser Mischung beträgt dann nur noch 7Vol.-% ($^1/_3$ x 21%). Nach dem Mischen dringt das Monomer zumindest oberflächlich in die Perlen ein; gleichzeitig wird umgekehrt das oberflächennahe Polymer der Perlen im Monomer aufgelöst (Anquellen, physikalische Reaktion). Es entsteht ein gut plastischer Teig, der sich relativ leicht in Formen pressen lässt. Beim Polymerisieren (chemische Reaktion) wird nur noch das Monomer verfestigt.

Die Verbindung zwischen den angelösten Perlen und der aus dem Monomer entstandenen Matrix ist sehr innig: Die aus vielen Molekülfäden wie Wattebäusche strukturierten Perlen sind nach dem Anlösen in den oberflächennahen Zonen vom Monomer durchsetzt und aufgelockert, sodass die in diesen Zonen neu wachsenden Molekülketten sich mit den mehr oder weniger frei liegenden Schlaufen und Fädchen der Perlen verfilzen können. Im Allgemeinen werden die Perlen vom Monomer nicht völlig aufgelöst; sie lassen sich dann im ausgehärteten Polymerisat eindeutig nachweisen (s. Abb.

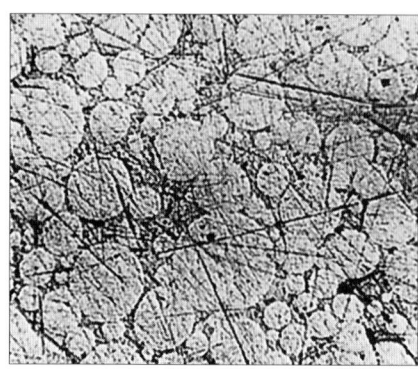

Abb. 49: Schliffbild eines nach dem Pulver-Flüssigkeit-Verfahren polymerisierten Acrylates, leicht geätzt (V = 75 x)

49). Die erforderliche Anquellzeit für den Lösungsprozess muss daher zur Erreichung einer ausreichenden mechanischen Festigkeit eingehalten werden. Bei zu langem Stehen verliert der Teig jedoch seine Plastizität durch Verdunstung und fortschreitende Diffusion des Monomers in noch vorhandenes kompaktes Polymer.

15.1.2 Heißpolymerisate

Da das Monomer dazu neigt, schon bei Lichteinwirkung oder mäßiger Erwärmung zu polymerisieren, wird ihm zur Vermeidung einer vorzeitigen Polymerisation ein Stabilisator zugesetzt. Die Wirkung dieser Substanz beruht auf der Absättigung radikaler Moleküle. (Radikale sind Moleküle mit einem oder mehreren ungepaarten Elektronen, z.B. Moleküle mit geöffneter Doppelbindung.) Häufig verwendet wird Hydrochinon[30]. Um nach dem Mischen die Polymerisation in Gang zu setzen, müssen im Gemisch Startradikale erzeugt werden. Diese entstehen durch Zerfall von Peroxiden – meist Benzoylperoxid[31] –, die dem Pulver zugesetzt sind. Dieser Zerfall kann durch Wärme induziert werden (Heißpolymerisation). Die Radikale bewirken dann zum einen den Verbrauch des Stabilisators durch Oxidation des Hydrochinons zu Chinon, wobei das Radikal zu Benzoesäure reduziert wird, zum anderen initiieren sie als Startradikale die Polymerisation (Startreaktion).

Die auch Initiatoren genannten freien Radikale reagieren mit einem Monomer (Entkopplung der Doppelbindung), wobei ein neues Radikal entsteht, das wiederum mit einem weiteren Monomer reagiert und so fort:

$$R^{\cdot} + C=C + C=C \rightarrow R-C-C^{\cdot} + C=C \rightarrow R-C-C-C-C^{\cdot}$$

Das Wachstum der Moleküle (Kettenreaktion) durch Anlagerung von Monomer läuft ab, bis das Monomer weitgehend verbraucht ist. Ein gewisser von den Reaktionsbedingungen abhängiger Prozentsatz des Monomers wird nicht umgesetzt und verbleibt im Reaktionsgemisch (Restmonomer). Schließlich verbinden sich die Makroradikale zu Makromolekülen; dieser Vorgang heißt Kettenabbruch oder Abbruchreaktion. Von den weiteren Möglichkeiten für einen Kettenabbruch sei hier nur die erwähnt, bei der ein Makroradikal mit einem noch freien Startradikal reagiert.

Die bei der Verarbeitung von Heißpolymerisaten erforderliche Wärme wird mithilfe eines Wasserbades zugeführt. Die Art und Weise der Temperaturführung bestimmt dann nicht nur die Reaktionsgeschwindigkeit, sondern auch die Zahl der Initiatoren (Peroxidzerfall) und damit die Zahl der Startreaktionen. Je weniger Initiatoren vorhanden sind, desto längere Ketten können sich bilden; je mehr Initiatoren existieren, umso kürzer werden die Ketten. Ein langsames Aufheizen ist also für das erwünschte hohe Molekulargewicht entscheidend. Mit zunehmender Temperatur wird die Kettenreaktion beschleunigt. Da die Polymerisation selbst ein exothermer Vorgang ist, steigt gleichzeitig die Temperatur im Innern des Reaktionsgemisches, sodass eine stürmische Reaktion die Folge sein kann. Wenn der größte Prozentsatz des Monomers umgesetzt ist, sodass sich der Polymerisationsprozess verlangsamt, wird die Temperatur des Wasserbades erhöht, um eine möglichst vollständige Umsetzung und damit einen niedrigen Restmonomergehalt zu erzielen.

Wie dargestellt, sind Polymerisationszeit und Temperaturführung für die Erzielung eines möglichst homogenen Polymerisates mit guten mechanischen Eigenschaften von großer Bedeutung. Diskutiert wurden die folgenden Verfahrensarten:
- Kurzzeitverfahren: 30 min anheizen, 30 min bei 100 °C
- Mittelzeitverfahren: 60 min bei 75 °C, 30 min bei 100 °C
- Langzeitverfahren: 12 Stunden bei 50 °C, 120 min bei 120 °C

Es lässt sich nachweisen, dass beim Langzeitverfahren die längeren Molekülketten entstehen. Die Praxis favorisiert kurzzeitige Verfahren; sie liefern bei den modernen Materialien Polymerisate mit zufriedenstellenden Eigenschaften (Polymerisationsgrad bis zu 12 000, Restmonomergehalt < 1 m%). Im Einzelfall ist den Herstellerangaben bezüglich Polymerisationsdauer und -temperatur zu folgen.

Die mit entsprechendem Aufwand durchaus mögliche Mikrowellen-Polymerisation von Prothesenkunststoffen hat sich nicht durchgesetzt.

15.1.3 Autopolymerisate

Bei den Autopolymerisaten (fälschlich als „Kaltpolymerisate" bezeichnet) wird der Zerfall des im Pulver vorhandenen Peroxides zu Startradikalen nicht durch Wärme, sondern durch Reduktionsmittel (Aktivatoren) herbeigeführt, welche dem Monomer zugesetzt sind; genutzt werden tertiäre Amine[32] oder Sulfinsäuren[33]. Auch geeignete Derivate der Barbitursäure[34] (dann im Pulver) können mit Luftsauerstoff in Gegenwart von Kupfer-I-Salzen (im Monomer) in Radikale überführt werden. Die Polymerisation der Autopolymerisate beginnt mit dem Mischen und läuft parallel mit dem beschriebenen Lösungsprozess von Polymer und Monomer ab. Die Verarbeitungszeit ist demzufolge kürzer als bei den Heißpolymerisaten. Um dennoch ein ausreichendes Anquellen zu ermöglichen, wird ein besonders feinkörniges Pulver verwendet (große Oberfläche).

Ist die Polymerisation in Gang gesetzt, so erhöht die exotherme Reaktion die Temperatur des Gemisches und steigert damit auch die Reaktionsgeschwindigkeit. Da die Außentemperatur bei der Autopolymerisation in der Regel deutlich tiefer liegt als die des polymerisierenden Gemisches, erfolgt eine schnelle Abkühlung auf die Umgebungstemperatur, sobald der Umfang der Reaktion mit abnehmender Monomerkonzentration zurückgeht. Aus diesem Grund enthält ein Autopolymerisat anfänglich einen verhältnismäßig hohen Anteil (2–5m%) Restmonomer. Da das flüssige, monomere Methacrylat Lösungseigenschaften hat, wirkt das Restmonomer im Endpolymerisat wie ein Weichmacher. Die mechanische Festigkeit der Autopolymerisate ist daher nicht so hoch wie die der Heißpolymerisate. Innerhalb weniger Wochen nimmt jedoch der Monomergehalt durch fortschreitende Polymerisation um 50–70% ab mit einer daraus resultierenden Verbesserung der Eigenschaften. Die Polymerisation in einem temperierten Wasserbad (z.B. 40 °C) verzögert die Abkühlung des Reaktionsgemisches und ermöglicht so eine Reduzierung des anfänglichen Restmonomergehaltes.

Die mechanischen Eigenschaften der modernen Autopolymerisate sind denen der Heißpolymerisate annähernd vergleichbar, ohne sie jedoch zu übertreffen. Anfängliche Schwierigkeiten mit der Farbstabilität der Autopolymerisate als Folge von Spätreaktionen der Aktivatorkomponenten sind heute weitgehend überwunden durch geeignete Substitution der tertiären Amine und/oder durch Zugabe von Substanzen, die das die Verfärbung mit verursachende UV-Licht absorbieren (UV-Stabilisatoren); die Barbitursäuresysteme sind a priori farbstabil.

Die glasklaren Acrylate ermöglichen in einfacher Weise eine nuancenreiche und zuverlässige Einfärbung. Träger der Farbkomponente ist immer das Pulver. Die Farbgebung wird durch geeignete Mischungen von gefärbtem mit ungefärbtem, glasklaren Perlpolymerisat erreicht. Die Färbung der Perlen selbst erfolgt durch Pigmentierung ihrer monomeren Ausgangssubstanz oder durch nachträgliche Oberflächenpigmentierung der polymerisierten Perlen. Als Pigmente dienten früher Cadmiumsulfid (CdS, gelb) und Cadmiumselenid (CdSe, tiefrot). Wegen der gegen Cadmium erhobenen Bedenken sind heute cadmiumfreie Prothesenkunststoffe im Angebot, die mit wasserunlöslichen organischen Farbstoffen eingefärbt sind.

15.1.4 Porosität

Porositäten können verschiedene Ursachen haben. Siedeblasen, die einen Durchmesser von mehreren Millimetern haben können, findet man am häufigsten bei der Polymerisation im offenen Wasserbad, wenn die Aufheizung zu schnell verläuft. Dadurch kommt es infolge des stürmisch verlaufenden exothermen Vorganges im Innern der Küvette zu einem Anstieg der Temperatur auf über 100 °C, während das Wasserbad noch eine wesentlich geringere Temperatur aufweist. Bei 100,3 °C aber siedet das Monomer. Es leuchtet ein, dass die Gefahr der Blasenbildung zu Beginn der Reaktion – bei noch hohem Monomergehalt – besonders groß ist. Siedeblasen findet man immer an der Stelle, wo die Kunststoffschicht am dicksten ist. Sie liegen eingebettet in einem sonst gut polymerisierten und homogenen Kunststoff (s. Abb. 50). Siedeblasen reduzieren den effektiven Querschnitt und damit die mechanische Belastbarkeit. Werden heiß polymerisierende Kunststoffe unter Druck in geeigneten Töpfen (Drupo = Druckpolymerisation) polymerisiert, bewirkt die Druckerhöhung eine Siedepunkterhöhung, sodass auch bei Temperaturen über 100 °C Siedeblasen vermieden werden.

Ist die gesamte Basis gleichmäßig von kleinen und kleinsten Bläschen durchsetzt, so ist in der Hohlform zu wenig Kunststoff vorhanden gewesen. Das kann selbst dann der Fall sein, wenn beim letzten Schließen der Küvette noch eine Pressfahne aufgetreten ist. Durch zu schnelles Pressen fließt nämlich ein momentaner Überschuss durch den Spalt zwischen den beiden Küvettenhälften ab, ohne dass es zu einer Verdichtung des Materials im Inneren kommt. Dies tritt vor allem dann auf, wenn der Teig zu dünn angesetzt oder zu früh verarbeitet wurde. Zum Fließen des Kunststoffteiges und zum Verdichten ist außer Druck vor allem auch Zeit erforderlich. Ein zu schnelles Pressen ist daher immer von Nachteil.

Generell führt die Polymerisation unter Druck zu kompakteren Polymerisaten und sollte deshalb nach Möglichkeit auch bei Autopolymerisaten angewandt werden, bei denen die Reaktionstemperatur im Gemisch im Allgemeinen unter 100 °C liegt.

Eine milchige Oberfläche des Kunststoffes (s. Abb. 51) resultiert ebenfalls aus Verarbeitungsfehlern. Sie wird hervorgerufen durch ein **azeotropes Gemisch** (Stoffgemisch, das man nicht durch gewöhnliche Destillation trennen kann, weil die Zusammenset-

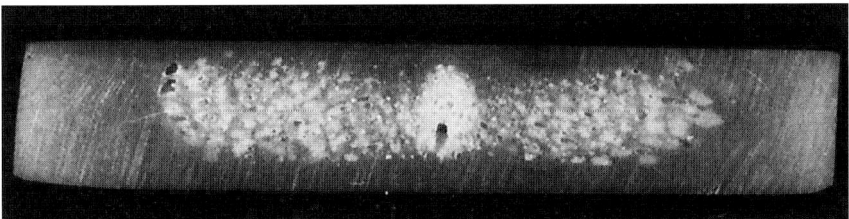

Abb. 50: Siedeblasen im Zentrum einer Kunststoffplatte

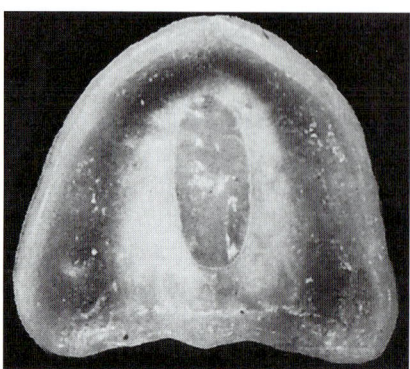

Abb. 51: Milchig getrübte Prothesenbasis. Die Trübung tritt nicht in dem mit Zinnfolie isolierten Bereich auf.

zung von Flüssigkeit und Gasphase gleich ist; beim Sieden verhalten sich azeotrope Gemische wie Reinstoffe) aus Wasser und Monomer, das sich an der Grenzfläche zwischen Gips und Kunststoff bildet und dort auch bei der Druckpolymerisation zu kleinen, das Licht streuenden Siedebläschen führt. Das Wasser wird vom Gips ausgeschwitzt. Die Trübung wird zuverlässig vermieden, wenn der Wasserzutritt aus dem Gips unterbunden wird, z.b. durch eine Zinnfolie, wie sie als Mittel zum Hohllegen Verwendung findet (s. Abb. 51). Von den üblichen Isoliermitteln (vgl. Kap. I. 1.5.1) kann z.b. die Alginatlösung den Wasserdurchtritt lediglich verzögern, sodass eine Wasserschädigung möglich wird, wenn die Diffusion einer größeren Wassermenge durch die Isolierschicht schneller erfolgt als die Polymerisation. Das ist aber – sofern korrekt isoliert wurde – bei dem Kurzzeitverfahren im Drucktopf im Allgemeinen nicht der Fall. Bei einer Langzeitpolymerisation ist jedoch die Gefahr einer Wasserschädigung gegeben.

15.1.5 Formfüllvermögen

Der Sitz einer totalen Prothese kann nicht besser sein als der des Funktionsabdruckes. Deshalb gilt es wieder, die während der Herstellung der Prothese bei den einzelnen Arbeitsschritten auftretenden Dimensionsänderungen so gering wie möglich zu halten. Die gravierenden Fehler treten bei der Überführung der in Wachs modellierten Prothese in Kunststoff auf, bedingt in erster Linie durch
- Polymerisationsschrumpfung,
- thermische Kontraktion des Kunststoffes.

Das Ausmaß dieser beiden Effekte ist so groß, dass sie die Veränderungen im Abformmaterial und im Gips überdecken.

Die **Polymerisationsschrumpfung** der bei der Prothesenherstellung benutzten Pulver-Flüssigkeit-Mischung aus Methacrylat beträgt je nach Mischungsverhältnis 5–7 Vol.-%.

Könnte der Kunststoff unbehindert kontrahieren, so wäre die fertig polymerisierte Prothese um 1,7–2,3% linear maßstäblich verkleinert[19]. In der Küvette wird jedoch eine gleichmäßige Kontraktion durch die Wandungen der geometrisch komplizierten Hohlform verhindert: Den Kontraktionskräften im Kunststoff wirken äußere Kräfte entgegen. Dadurch entstehen im Kunststoff innere Spannungen (vgl. Kap. VI. 18.2). Besitzt der Kunststoff, wie es im Anfangsstadium der Polymerisation sicherlich der Fall ist, noch eine ausreichende Fließfähigkeit, so wird er unter Wirkung dieser Spannungen plastisch deformiert; er passt sich der Hohlform an. Diese plastische Anpassung bewirkt gleichzeitig einen Abbau der Spannungen. Die Beeinträchtigung der freien, das heißt allseitig gleichmäßigen Kontraktion durch die Hohlform verhindert jedoch nicht die Volumenschrumpfung des Kunststoffes. Diese bedingt eine Abnahme der Schichtdicke und ein Einziehen an den vestibulären und dorsalen bzw. lingualen Rändern (s. Abb. 52). Die fortschreitende Bindung des Kunststoffes – sei es auf mechanischem oder chemischem Wege – an die im Gips eingebetteten künstlichen Zähne bedingt eine Kontraktionstendenz in Richtung der Zahnreihe (s. Abb. 53).

Mit zunehmender Verfestigung des Kunststoffes können die durch das Wechselspiel von Kontraktionskräften und Kontraktionsbehinderung entstehenden Spannungen nicht mehr durch Fließen abgebaut werden. Die Folge ist eine mit fortschreitender Polymerisation zunehmende elastische Deformation des Kunststoffes; die Prothese „klemmt" auf den von ihr umfassten Bereichen des Modells bzw. der Einbettung. Der

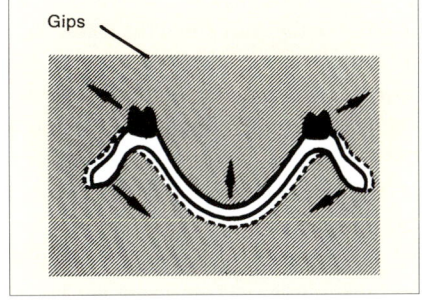

Abb. 52: Transversalschnitt durch eine eingebettete obere totale Prothese in Höhe der Molaren. Die gestrichelte Linie kennzeichnet die Zonen, in denen eine Kontraktion des Kunststoffes durch Abnahme der Schichtdicke und Randeinziehung kompensiert werden kann. Beim Ausbetten der elastisch verspannten Prothese resultiert eine Abflachung des palatinalen Gewölbes (dorsaler Randspalt), verbunden mit Kippungen der Seitenzahnreihen nach vestibulär (Pfeile).

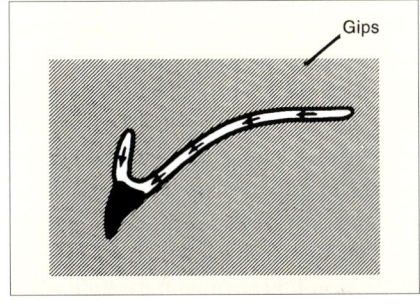

Abb. 53: Sagittalschnitt durch eine eingebettete obere totale Prothese in Höhe der Schneidezähne; Schrumpfungsrichtung zu den in der Einbettung fixierten Zähnen

Spannungszustand eines in seiner Volumenänderung behinderten Festkörpers ist in einfachen Fällen identisch mit dem Zustand, der sich ergeben würde, wenn der Körper zunächst die Möglichkeit hätte, sein Volumen frei zu ändern und erst dann durch Anwendung äußerer Kräfte in dieselbe Konfiguration wie nach Beendigung der behinderten Volumenänderung überführt würde. Wenn dagegen, wie es bei der Herstellung von Prothesen immer zu erwarten ist, zu einem gegebenen Zeitpunkt die Temperatur und damit über die unterschiedliche Reaktionsgeschwindigkeit auch die Fließfähigkeit des Kunststoffes von Ort zu Ort variiert, ist diese einfache Vorstellung für eine exakte Voraussage der elastischen Effekte nicht mehr brauchbar.

Beim Ausbetten der elastisch verspannten Prothese kommt es zu einer Rückstellung in Richtung der in der Küvette behinderten Kontraktionstendenz. Aufgrund der komplizierten geometrischen Formen totaler Prothesen bewirkt diese Rückstellung nicht in allen Bereichen die gleichen prozentualen Veränderungen, sodass im Allgemeinen die Veränderungen dorsal größer sind als in dem kompakteren mesialen Bereich. Entsprechend erweisen sich Unterkieferprothesen als weniger stabil als Oberkieferprothesen. Eine weitere Folge der formbedingten, ungleichmäßigen Rückstellung ist, dass beim Ausbetten nicht alle Spannungen im Kunststoff abgebaut werden. Es verbleibt ein Rest an Eigenspannungen.

Analoge Effekte ergeben sich im Zusammenhang mit der beachtlichen **thermischen Kontraktion** während der Abkühlung des Kunststoffes von der Reaktionstemperatur auf die Gebrauchstemperatur (für Polymethacrylat 0,08 % linear auf je 10 °C). Auch diese Kontraktion wird durch die Wandungen der Hohlform behindert. Oberhalb der Plastifizierungstemperatur werden die im Kunststoff erzeugten Spannungen durch Fließen abgebaut. Mit zunehmender Verfestigung bei weiterer Abkühlung erfolgt eine steigende elastische Deformation der Prothese mit entsprechender Rückstellung beim Ausbetten. Die Plastifizierungstemperatur eines Kunststoffes ist abhängig vom Polymerisationsgrad (s. Abb. 48); sie steigt mit zunehmender Länge der Kunststoffmoleküle. Polymethacrylat ist formbeständig bis ca. 100 °C.

Der Übergang von ausschließlich plastischer zur elastischen Deformation während der Abkühlung oder im Laufe der Polymerisation ist weder abrupt noch vollständig. Auch unterhalb der Plastifizierungstemperatur ist noch ein Fließen möglich. Es erfolgt nur sehr langsam, sodass messbare Veränderungen lange Zeiten beanspruchen (vgl. Kap. VI. 18.3). Steht bei langsamer Abkühlung oder mäßiger Reaktionsgeschwindigkeit ausreichend Zeit zur Verfügung, so wird auch noch im verfestigten Kunststoff ein Teil der durch Kontraktionsbehinderung induzierten Spannungen abgebaut (Relaxation), sodass die elastische Deformation der Prothese zum Zeitpunkt des Ausbettens geringer ist (s. Abb. 76). Entsprechend kleiner sind die durch Rückstellung verursachten Veränderungen. Forcierte Polymerisation und schnelles Abkühlen der Küvetten sind somit von Nachteil, zumal dadurch auch das Ausmaß der in der ausgebetteten Prothese verbleibenden inneren Spannungen (Eigenspannungen) erhöht wird.

15.1 Acrylate

Innere Spannungen sind unerwünscht, weil sie insbesondere die Bruchfestigkeit der Prothesen beeinträchtigen und zudem im Laufe der Zeit zu weiteren Deformationen Anlass geben können (Kriechen). Diese Prozesse verlaufen umso schneller, je höher die Temperatur ist. Prothesen sollten daher nur mit mäßig warmem Wasser gesäubert werden.

Die Abmessungen einer fertig ausgebetteten Kunststoffprothese weisen gegenüber der Wachsaufstellung Veränderungen – durchweg Verkleinerungen – in der Größenordnung von einigen Promille linear auf, die somit wesentlich geringer sind als die Werte, die sich rein rechnerisch aus den materialspezifischen Werten der Polymerisationsschrumpfung und der thermischen Kontraktion ergeben. Das Ausmaß der effektiven Veränderungen wird zum einen durch die Größe der auftretenden Volumenänderungen und zum anderen vom Anteil der plastischen Deformation an der Gesamtverformung des Kunststoffes während der Kontraktionsphase bestimmt. Je größer der plastische Anteil ist, desto geringer sind die elastischen Veränderungen beim Ausbetten und desto gleichmäßiger ist der unvermeidbare Volumenschwund auf die gesamte Prothese durch Abnahme der Schichtdicke verteilt.

15.1.6 Einfluss verschiedener Verarbeitungsverfahren auf die Prothesengenauigkeit

Zur Herstellung totaler Prothesen aus Methacrylat werden mehrere Verfahren angewendet, die sich sowohl hinsichtlich der erforderlichen Arbeits- bzw. Reaktionstemperaturen als auch darin unterscheiden, ob und in welchem Umfang sie die Polymerisationsschrumpfung kompensieren.

- Beim herkömmlichen **Stopfverfahren** (offene Küvetten) wird der in die Küvette gefüllte Kunststoff – eventuell nach ein- oder mehrmaligem Probepressen – sich selbst überlassen in einem Drucktopf polymerisiert. Die Reaktionstemperatur ist abhängig insbesondere vom Polymerisationstyp und erreicht bei den Heißpolymerisaten höhere Werte als bei den Autopolymerisaten. Beim Stopfverfahren sind Pressfahnen zwischen den beiden Küvettenhälften praktisch unvermeidbar. Befinden sich die Pressfahnen zwischen der Okklusionsebene und der Prothesenbasis, so ergibt sich daraus eine Bisserhöhung.
- Beim **Spritzpressverfahren** (geschlossene Küvetten) gelingt eine zumindest teilweise Kompensation der Polymerisationsschrumpfung durch Nachpressen von nicht polymerisierter Mischung aus einem Reservoir nach dem Prinzip des verlorenen Kopfes beim Gießen von Metallen (vgl. Kap. I. 3.1). Der Kompensationseffekt wird verstärkt, wenn durch gezielte Temperaturführung in der Küvette eine gerichtete Polymerisation, beginnend in dem vom Gusskanal am weitesten entfernten Küvettenbereich, ermöglicht wird. Das Spritzpressverfahren erfordert entsprechende Appara-

turen, wie sie auch bei der Verarbeitung von fertig polymerisiertem, thermoplastischen Material verwendet werden.

◢ Beim Spritzen von Thermoplasten (**Spritzgussverfahren**) entfällt die Polymerisationsschrumpfung, dafür müssen jedoch – je nach Plastifizierungstemperatur – zum Teil erhebliche Werte der thermischen Kontraktion in Kauf genommen werden.

◢ Das **Gießverfahren** unterscheidet sich von den vorher beschriebenen Verfahren dadurch, dass das Arbeitsmodell mit der Wachsmodellation nicht in Gips, sondern in einer elastischen Masse eingebettet wird; verwendet werden vorwiegend reversible Hydrokolloide, aber auch irreversible Massen auf Alginat- oder Silikonbasis (Dubliermassen, vgl. Kap. VI. 19.1.2). In den von Wachs befreiten Hohlraum wird dünn fließendes (feines Pulver und höherer Monomeranteil) Autopolymerisat gegossen. Die Polymerisation erfolgt unter Druck. Der Vorteil dieser Methode besteht in einer Reduzierung des Arbeitsaufwandes vor allem bei der Ausarbeitung der Prothese: Die der Einbettung zugewandten Kunststoffflächen sind glatter als die Kontaktflächen zum Gips.

Die Dimensionsabweichungen der nach den verschiedenen Verfahren erstellten Prothesen weisen deutliche Unterschiede auf. Die Veränderungen in der Okklusionsebene der Prothese gegenüber der Wachsaufstellung lassen sich anschaulich darstellen, wenn ein über den Zähnen des Wachsmodells gefertigter Gipsschlüssel auf die ausgebettete Prothese reponiert wird. Untersuchungen zeigen, dass bei allen Polymerisationsverfahren eine Diskrepanz zwischen Gipsschlüssel und Prothese festzustellen ist.

Den Prothesen nach den Stopf- und Spritzverfahren ist gemeinsam, dass der Schlüssel jeweils auf der Zahnreihe einer Seite passt; auf der Gegenseite klafft dann zwischen Schlüssel und Zahnreihe ein Spalt (s. Abb. 54), dessen Breite im Zusammenhang mit dem angewandten Verfahren steht. Die einseitige gute Passung des Schlüssels ist ein Beweis dafür, dass sich die Position benachbarter Zähne zueinander praktisch nicht verändert hat. Der Spalt auf der Gegenseite kann nur mit einer Kippung der seitlichen Zahnreihen nach vestibulär erklärt werden (s. Abb. 52) als Folge der elastischen Rückstellung der Prothese beim Ausbetten. Die Kipprichtung wird verständlich, wenn man bedenkt, dass auch die fest in Gips gefassten Zähne den anhaftenden Kunststoff in der gleichmäßigen Kontraktion behindern. Die Kippbewegung steht zudem in Einklang mit der bekannten Tatsache, dass obere Prothesen sich nach dem Ausbetten im palatinalen Bereich vom Modell abheben (dorsaler Randspalt). Darüber hinaus kann das Kippen der Zahnreihen eine Erklärung sein für die in der Literatur beschriebene geringfügige Bisserhöhung auch bei Prothesen, die nach einem Spritzverfahren erstellt wurden, bei denen also die beim Stopfverfahren entstehenden Pressfahnen nicht für den Effekt verantwortlich gemacht werden können.

Die Spaltbreiten sind erwartungsgemäß am größten beim gestopften Heißpolymerisat, da hier zur Polymerisationsschrumpfung eine große Abkühlungskontraktion

15.1 Acrylate

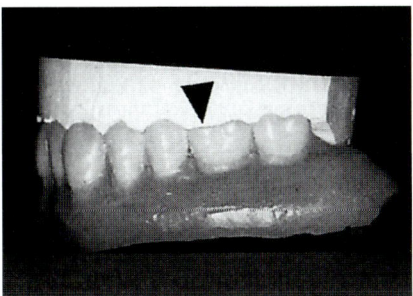 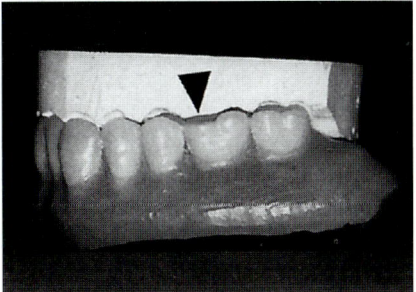

Abb. 54: Gute Passung des Gipsschlüssels auf der Zahnreihe einer Seite (**links**); Spalt zwischen Gipsschlüssel und Zahnreihe, wenn der Schlüssel auf der Gegenseite passend reponiert wird (**rechts**); für Messzwecke ist der mesiobukkale Höcker des 1. Molaren plan geschliffen.

kommt und zudem bei der Heißpolymerisation im Kunststoff beträchtliche lokale Temperaturunterschiede als Quelle zusätzlicher Verspannungen auftreten (s. Abb. 55). Bei Prothesen aus im Spritzpressverfahren verarbeitetem Heißpolymerisat sind die Spalten nur etwa halb so groß. Ähnliche Werte ergeben sich bei Prothesen aus Autopolymerisat, bei dem das Spritzpressen nur eine geringfügige Genauigkeitssteigerung bringt.

Bei allen in der Abbildung 55 angeführten Kombinationen lassen sich die Spaltbreiten auf ca. 100 μm reduzieren, wenn durch eine Verzögerung der Ausbettung die Möglichkeit zur Relaxation der Spannungszustände geboten wird. Allerdings ist der dafür erforderliche Zeitbedarf (etliche Stunden, z.B. über Nacht in einem Wasserbad von 40 °C) nur beim Autopolymerisat und beim im Spritzverfahren verarbeiteten Heißpolymerisat

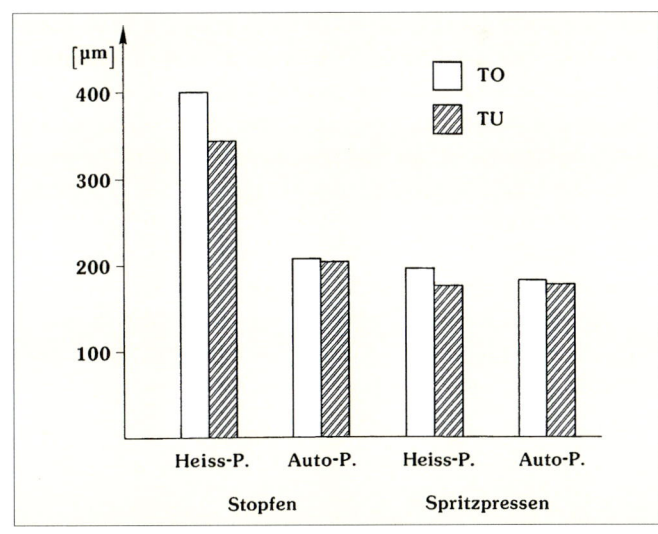

Abb. 55: Am 1. Molaren (s. Abb. 54) gemessene Spaltbreiten totaler oberer (**TO**) bzw. unterer Prothesen (**TU**) in Abhängigkeit vom Polymerisationstyp und Herstellungsverfahren

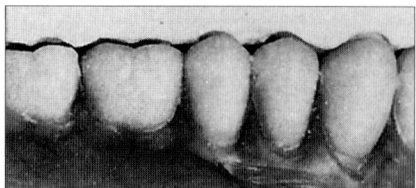

Abb. 56: Veränderung der Positionen benachbarter Zähne. Die Silhouette der Höcker und die Konturen des Schlüssels sind nicht kongruent; Prämolaren und Molaren sind unterschiedlich stark nach mesial, der Eckzahn ist nach distal verlagert.

praktikabel; gestopfte Prothesen aus Heißpolymerisat erfordern eine Relaxation über mehrere Tage.

Bei den nach dem Gießverfahren angefertigten Prothesen ist die Fixierung der Zähne in der Dubliermasse so mangelhaft, dass die Kontraktionskräfte des stärker am Gipsmodell als an der Dubliermasse haftenden Kunststoffes sie aus ihren Fächern herausziehen. Die Folge ist eine Verlagerung auch benachbarter Zähne zueinander (s. Abb. 56). Das Schrumpfen, hauptsächlich zum Gipsmodell hin, erklärt auch die Bisssenkung, die den nach dem Gießverfahren erstellten Prothesen zugeschrieben wird. Die Verwendung von elastischen Massen für Einbettzwecke bei der Prothesenherstellung bedeutet deshalb für die Genauigkeit einen Rückschritt.

Die beim Polymerisieren von Prothesen auftretenden Volumenänderungen können nicht völlig kompensiert werden, denn anders als beim Gießen von Metallen, wo die Erstarrungskontraktion mit der Erstarrung abgeschlossen ist und die thermische Kontraktion nur das erstarrte Werkstück in einem definierten Temperaturintervall betrifft und somit exakt berechenbar ist, können bei der Polymerisation – je nach Temperaturführung – Polymerisationsschrumpfung und thermische Kontraktion gleichzeitig stattfinden. Einerseits erfolgt bereits beim Abkühlen oberhalb der Plastifizierungstemperatur eine thermische Kontraktion, andererseits kann unterhalb dieser Temperatur die Polymerisation andauern. Beim Spritzverfahren können Kontraktionseffekte oberhalb der Plastifizierungstemperatur kompensiert werden. Diese Temperatur ist auch vom Polymerisationsgrad abhängig und wird deshalb von den Polymerisationsbedingungen mitbestimmt, die ihrerseits im Kunststoff noch von Ort zu Ort variieren. Aus diesem Grund ist der durch Nachpressen zu kompensierende Kontraktionsanteil nicht vorhersagbar. Somit kann auch der im verfestigten Zustand noch zu erwartende Kontraktionseffekt nicht ermittelt und wie beim Vergießen von Metallen durch Verwendung einer gezielt expandierenden Einbettmasse kompensiert werden. Es sei noch einmal daran erinnert, dass die Plastifizierungstemperatur eines Thermoplasten nur das Erreichen einer bestimmten Fließfähigkeit kennzeichnet. Sie markiert keine Phasenumwandlung wie etwa die Solidustemperatur einer Legierung.

15.1.7 Wasseraufnahme und Löslichkeit

Acrylate nehmen in geringem Umfang (bis zu 2m%) unter Quellung Wasser auf. Umgekehrt erfolgt bei Austrocknung eine Kontraktion. Der Wassergehalt einer Prothese nach dem Ausbetten ist abhängig von der Isolierung der Einbettung und deren Wassergehalt. Die anschließende Quellung bis zur Sättigung kompensiert – wenn auch nicht maßstäblich – einen Teil der herstellungsbedingten Verkleinerung. Unterschiedliche Quellbedingungen an gegenüberliegenden Oberflächen einer Schicht bewirken eine Durchbiegung der Schicht.

Bei periodischer Quellung und Austrocknung entstehen in den oberflächennahen Schichten innere Spannungen, die auf die Dauer zu Rissbildung (Craquelées) führen können (vgl. Kap. VI. 18.2). Kunststoffprothesen sollte man daher in Wasser aufbewahren, solange sie nicht getragen werden. Eine Wasserlagerung der Prothesen – möglichst über mehrere Tage – ist auch für die Zeit zwischen Fertigstellung und Eingliederung zu empfehlen, damit die mit der Quellung verbundenen Dimensionseffekte im Wesentlichen vor der Eingliederung, auf jeden Fall aber vor der Feinkorrektur der Prothesen durch eine Remontage erfolgen. Das im Acrylat gelöste Wasser wirkt wie ein Weichmacher; es beeinflusst die mechanischen Eigenschaften und begünstigt den Abbau noch vorhandener Eigenspannungen.

Die Acrylate sind in Wasser nur in vernachlässigbarem Umfang löslich und werden auch von anderen im Mund vorkommenden Agenzien praktisch nicht angegriffen. Unter Umständen kann jedoch Alkohol eine Craquelierung der Oberfläche verursachen. Lösungsmittel für Acrylate sind aromatische Kohlenwasserstoffe (z.B. Eugenol), Chloroform, konzentrierte Essigsäure und das eigene Monomer. Auch nur kurzzeitiger Kontakt mit diesen Lösungsmitteln führt zu Ätzungen und Rissbildungen in der Kunststoffoberfläche (s. Abb. 57).

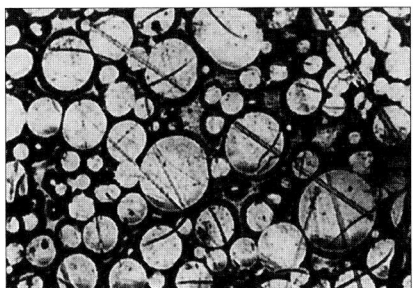

Abb. 57: Kunststoffoberfläche nach einer 40 s dauernden Einwirkung von Chloroform (V = 52 x)

15.1.8 Vernetzung

Um den Kunststoff zu vernetzen und damit nicht nur mechanisch fester, sondern insbesondere auch unempfindlicher gegen die Einwirkung von Lösungsmitteln zu machen, mischt man dem Monomer Moleküle mit je zwei Doppelbindungen zu. Diese tetrafunktionellen Verbindungen bewirken eine chemische Bindung der beiden Makromoleküle, in die sie im Laufe der Polymerisation eingebaut werden. Als Vernetzer können z.B. Divinylbenzol[35] oder Dimethacrylate[36] verwendet werden. Je nach dem Grad der Vernetzung erhält man schwer lösliche, unlösliche oder gar unquellbare Produkte. Mit der Vernetzung geht aber eine Versprödung des Materials einher. Daraus ergibt sich eine obere Grenze für einen sinnvollen Vernetzungsgrad.

Kunststoffzähne sind hoch vernetzt, um zum einen ihre vergleichsweise schlechte Abrasionsfestigkeit zu verbessern und zum anderen der Craquelierung vorzubeugen. Im Kontaktbereich zur Basis allerdings besteht der Zahn aus unvernetztem Material, um eine Quellung durch das Monomer des Basismaterials als Voraussetzung für eine feste Bindung zwischen Zahn und Basis nach der Polymerisation zu ermöglichen. Auch die zahnfarbenen Kronen- und Brückenmaterialien sowie viele Basismaterialien sind in einem bestimmten Grad zur Verbesserung ihrer mechanischen Eigenschaften vernetzt.

15.1.9 Mechanische Eigenschaften

Eine wesentliche Forderung an die Prothesenwerkstoffe ist die möglichst hohe und dauerhafte Stabilität gegen Deformation und Bruch. Entsprechend der Belastung im Mund wird die mechanische Festigkeit der Acrylate vornehmlich im Biegeversuch (vgl. Kap. VI. 18.1.2) bestimmt. Geprüft wird die Biegefestigkeit, die sich aus der zum Bruch führenden Belastung und den jeweiligen Versuchsbedingungen ergibt, und die elastische Durchbiegung in Abhängigkeit von der Belastung (Flexibilität). Je größer die Durchbiegung bei gegebener Belastung ist, desto größer ist die Flexibilität und desto niedriger ist der **Elastizitätsmodul** (kurz: E-Modul; Erklärung s. Kap. VI. 18.1.1). Der E-Modul der Acrylate ist stark abhängig vom Polymerisationsgrad der Probe und den Versuchsbedingungen (bezüglich Wassergehalt, Deformationsgeschwindigkeit und Temperatur; vgl. Anhang, Tab. 5).

Weichmacher (z.B. auch H_2O) erhöhen die Biegefestigkeit – das ist erwünscht –, aber auch die Flexibilität; diese Abnahme des elastischen Verformungswiderstandes führt zu einer Beeinträchtigung der Funktionstüchtigkeit, da weniger starre Prothesen die Kaukräfte weniger gleichmäßig auf das Prothesenlager verteilen (s. auch Abb. 91). Die Schlagfestigkeit des Prothesenmaterials soll möglichst hoch sein, damit plötzliche Krafteinwirkungen nicht zum Bruch der Prothese oder zum Abplatzen einzelner Teile führen. Die Patienten sollten auf die Bruchgefahr der im Allgemeinen sehr spröden Acrylatprothesen (Plexiglas!) bei fahrlässiger Handhabung hingewiesen werden.

15.1 Acrylate

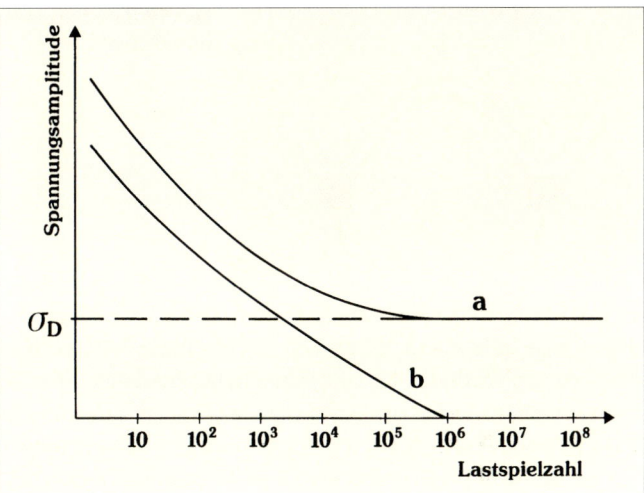

Abb. 58: Je größer die Spannungsamplitude der Wechsellast ist, desto geringer ist die zum Ermüdungsbruch führende Lastspielzahl (Kurve **b**). Bei einigen metallischen Werkstoffen nähert sich die Kurve asymptotisch einer Horizontalen; die zugehörige Spannungsamplitude σ_D wird als Dauerbruchfestigkeit bezeichnet.

Kunststoffe erfahren, wie andere Werkstoffe auch, bei häufig wiederholter Be- und Entlastung (Wechselbelastung) eine Abnahme ihrer Festigkeit; mit zunehmender Zahl der Belastungsfälle (Lastspielzahl) nimmt die zum Bruch eines Werkstückes erforderliche Belastung ab (s. Abb. 58).

Diese als **Ermüdung** bezeichnete Erscheinung beruht darauf, dass es auch bei kleinen Deformationen des Werkstückes, die sich makroskopisch als elastisch darstellen, im molekularen (bzw. atomaren) Bereich zu geringfügigen dauernden, also plastischen Veränderungen kommt. Bei ständiger Wiederholung der Deformation (z.b. beim Kauen) erfolgt eine Summation dieser Veränderungen, die über Rissbildung und Rissausbreitung zu einer mechanischen Schwächung führt. Der Bruch erfolgt dann an der Stelle mit der größten Deformation während der Wechselbelastung, wenn dort der durch die Risse geschwächte Querschnitt versagt. Charakteristisch für einen Ermüdungsbruch ist, dass er ohne erkennbaren äußeren Anlass und deshalb für den Patienten oft unerklärlich eintreten kann. Bei oberen totalen Prothesen verläuft die Bruchlinie meistens von den mittleren Schneidezähnen durch das Gaumengewölbe nach dorsal. Hier erfolgt die maximale Biegung der Prothese, wenn beim Kauen oder Okkludieren die im engeren Bogen stehenden Zähne des Unterkiefers die Eckzähne und Prämolaren der oberen Prothese nach seitlich oben drücken (s. Abb. 59).

Die Acrylate haben gegenüber den Belastungen unter Mundbedingungen eine ausreichende Stabilität gegen plastische Deformationen. Es lässt sich nachweisen (z.B. durch Reponieren der Prothese auf einen vor der Eingliederung angefertigten Kontrollsockel aus Gips), dass sich Prothesen im Verlauf der Tragezeit – sachgemäße Pflege vorausgesetzt – praktisch nicht verändern. Die klinische Beobachtung, dass totale Prothesen im Laufe der Zeit ihre anfängliche Passgenauigkeit verlieren, ist somit auf Verände-

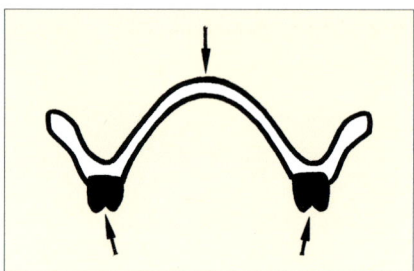

Abb. 59: Belastung einer oberen Prothese (schematisch)

rung des Prothesenlagers zurückzuführen. Diese Veränderungen werden schon durch kleine Ungenauigkeiten der Prothese beschleunigt oder gar erst provoziert. Das Nachregistrieren von Prothesen für eine Feinkorrektur ist daher unverzichtbar.

Die Abrasionsfestigkeit der Acrylate lässt generell zu wünschen übrig. Diese Eigenschaft ist insbesondere bei den Kunststoffzähnen und bei Kronen- und Brückenmaterialien auf Kunststoffbasis von Bedeutung. Die Basismaterialien sind dagegen abradierenden Einflüssen weniger ausgesetzt. Die Abrasionsfestigkeit unter Mundbedingungen wird durch Vernetzung erhöht.

15.2 Copolymerisate

Insbesondere die nicht ganz zufriedenstellenden mechanischen Eigenschaften der Acrylate waren und sind Anlass, parallel zu den Bemühungen um eine Optimierung sowohl der Eigenschaften als auch der Verarbeitungsmethoden der Acrylate nach besseren Basismaterialien zu suchen.

Analog zum Vorgehen beim Legieren von Metallen versucht man bei der Kunststoffsynthese mit Erfolg, durch Polymerisation (Polyaddition, Polykondensation) von Gemischen aus verschiedenen Monomeren Materialien zu erstellen, bei denen im Idealfall die positiven Eigenschaften der Komponenten addiert und/oder verstärkt sind, während die negativen Eigenschaften eliminiert oder zumindest unterdrückt werden.

Bei der Polymerisation eines Monomergemisches aus A- und B-Molekülen entstehen Makromoleküle mit statistisch wechselnder Folge der Ausgangsmoleküle (statistisches Copolymer):

$$\sim\!\!\sim A-A-B-A-A-B-B-A-A-B-A-B-B-A-B \sim\!\!\sim$$

In anderen Fällen können in der Molekülkette Serien der einen Molekülart mit Serien der anderen abwechseln (Block-Copolymer):

$$\sim\!\!\sim B-B-B-A-A-A-A-A-B-B-B-B-A-A \sim\!\!\sim$$

Ein Mischpolymerisat, bei dem eine Komponente nur in Seitenketten des Hauptmoleküls auftritt, heißt Graft-Copolymer:

```
              B - B - B          B - B - B - B
                 |                   |
  ~~ A - A - A - A - A - A - A - A - A - A - A - A - A - A ~~
                          |
                       B - B - B - B - B
```

Von gewisser Bedeutung als Basiswerkstoff sind Copolymerisate aus Vinylchlorid[37], Vinylacetat[38] und Methylmethacrylat. Ein Material dieser Art ist bekannt unter der Bezeichnung **Luxene** (60 : 30 : 10 Vol.-%). Dieses bereits vom Hersteller gemischte Material wird mit einer speziellen Apparatur nach dem Spritzverfahren verarbeitet und bei ca. 100 °C polymerisiert.

In ihren Eigenschaften unterscheiden sich diese Mischpolymerisate von den reinen Acrylaten durch eine höhere Bruch- und Schlagfestigkeit und eine geringere Wasseraufnahme.

15.3 Thermoplaste

Neben den chemoplastischen werden auch thermoplastische, nach dem Spritzgussverfahren zu verarbeitende Kunststoffe als Basismaterialien genutzt. Lange bekannt sind Copolymerisate des Methacrylates mit Styrol[16] und Polykarbonate[17]. Trotz ihrer im Vergleich zum reinen Acrylat zum Teil erheblich besseren Eigenschaften – die Styrol-Copolymerisate zeichnen sich durch eine besonders hohe Dauerbiegefestigkeit (= geringe Ermüdungstendenz) aus, die Polykarbonate haben eine mehrfach höhere Schlagfestigkeit – ist die Verwendung für dentale Prothesen selten. Der Grund dürfte in der gegenüber der Stopftechnik relativ aufwendigen Verarbeitungstechnik liegen. Speziell die Polykarbonate, die sich beim industriellen Spritzguss in metallische Formen sehr bewährt haben, zeigen eine starke Feuchtigkeitsempfindlichkeit bei hohen Temperaturen, die das Spritzen in Gipsform zusätzlich kompliziert. Inzwischen werden auch die in der Technik weit verbreiteten Polyacetale[39], ein Polymerisat des Formaldehyds, auch als Polyoximethylen (POM) bezeichnet, als Basiswerkstoffe verwendet (Erweichungstemperatur: ~ 170 °C). Es sind teilkristalline (bis zu 75 %), opake Kunststoffe mit im Vergleich zu den Acrylaten verbesserten mechanischen Eigenschaften.

Thermoplaste sind grundsätzlich unvernetzt. Die hohen Verarbeitungstemperaturen (bis 250 °C) bedingen eine starke thermische Kontraktion, sodass trotz der fehlenden Polymerisationsschrumpfung thermoplastisch gefertigte Prothesen keine größere Passgenauigkeit aufweisen. Die thermoplastischen Methacrylatcopolymerisate haben einen sehr geringen Restgehalt an Methacrylmonomer, sodass diese Materialien oft auch von solchen Patienten toleriert werden, die wegen einer nachweislichen Allergie gegen dieses Monomer nicht mit Prothesen aus Polymethacrylat versorgt werden können.

15.4 Prothesenreinigung

Die „Appetitlichkeit" der Prothesen ist subjektiv und objektiv von erheblichem Interesse. Oberflächenschäden (Craquelées) durch Lösungsmittel oder häufiges Austrocknen ermöglichen das Eindringen zersetzlicher Stoffe, wodurch es zu einer unangenehmen Geruchsbildung kommen kann. Generell ist die Oberflächenbeschaffenheit des Kunststoffes und damit die Formgebung, die Modelliertechnik und die Sorgfalt bei der Politur von entscheidender Bedeutung für die Sauberhaltung der Prothese. Wenn weder Nischen noch Rauigkeiten die Retention von Speiseresten ermöglichen, so ist durch die gebotene Pflege der Kunststoff im Allgemeinen frisch zu halten. Zu empfehlen ist eine Reinigung (2-mal täglich) mit Bürste, Paste und lauwarmem Wasser; die Verwendung von speziellen Prothesenreinigern kann hilfreich sein, vermag jedoch die mechanische Reinigung nicht dauerhaft zu ersetzen. Dennoch können auch bei guter Pflege – häufig schon nach kurzer Zeit – dunkelgraue Verfärbungen auftreten, die auf eine besondere Speichelzusammensetzung zurückzuführen sind; Rückstände aus Tee und Nikotin tun das ihre dazu. Ebenso sind Zahnsteinablagerungen häufig unvermeidbar. In solchen Fällen ist eine Aufarbeitung im Labor notwendig, wobei das Ultraschallbad (Reinigung durch Druckschwankungen) wertvolle Hilfe leistet.

Angeboten werden sogenannte **Prothesenlacke**, die an Stelle einer Politur eine glatte Oberfläche gewährleisten sollen. Es handelt sich um lichtpolymerisierende Derivate der Acrylsäure, die gegenüber der Politur vor allem zeitsparend zu verwenden sind. Der behauptete Versiegelungseffekt ist jedoch nicht gewährleistet; einige Präparate begünstigen zudem die Plaqueakkumulation im Vergleich zu unbehandelten, nur polierten Flächen. Die Verwendung dieser Lacke kann daher noch nicht generell empfohlen werden.

Eine **Weißverfärbung** von Acrylat durch Prothesenreiniger ist – eine korrekte Polymerisation vorausgesetzt – in der Regel nicht zu befürchten; weich bleibende Materialien dagegen können ausbleichen und auch ihre Elastizität einbüßen. Der Patient ist genauestens über die Reinigung und Pflege seiner Prothese zu instruieren und auf eventuelle Gefahren durch Prothesenreiniger (Irritationen beim Kontakt mit Augen, Haut, Schleimhaut; Korrosion von metallischen Gegenständen, auch bei partiellen Prothesen, insbesondere zu befürchten bei sauren Mitteln) hinzuweisen.

15.5 Schlussbemerkung

Bei allen als Basismaterialien verwendeten organischen Werkstoffen ist aufgrund ihrer starken chemisch oder thermisch bedingten Volumenänderungen während der Verarbeitungsphase mit einer deutlichen Beeinträchtigung der Passgenauigkeit der fertigen Prothese zu rechnen. Das Ausmaß der Ungenauigkeit wird dabei auch von der Verarbeitungsweise beeinflusst. Die besten Resultate sind von einem Spritzverfahren mit möglichst niedriger Arbeitstemperatur zu erwarten. Die Polymerisationstemperaturen auch der Heißpolymerisate sind im Allgemeinen niedriger als die Plastifizierungstemperaturen thermoplastisch zu verarbeitender Massen.

Mundbeständigkeit und Schleimhautverträglichkeit der verschiedenen Materialien sind vergleichbar und darüber hinaus durchaus zufriedenstellend.

Der Nachteil der Acrylate im Vergleich zu den Mischpolymerisaten, Karbonaten und Polyacetalen[39] besteht im Wesentlichen in ihrer geringen und durchaus unzureichenden Bruchfestigkeit, insbesondere bei Schlageinwirkung.

Die bevorzugte Verwendung der Acrylate ist auf die einfache Verarbeitung nach dem Stopfverfahren zurückzuführen. Damit im Zusammenhang stehen die günstigen Voraussetzungen bei Erweiterungen, Unterfütterungen und Reparaturen zerbrochener Acrylatprothesen.

16 Metalle als Basiswerkstoffe

Als Basiswerkstoffe für die totale Prothese sind auch Metalle zu diskutieren. Die Vorteile einer Metallbasis sind in der geringen Bruchgefahr, der größeren Wärmeleitfähigkeit und der möglichen Reduzierung der Plattenstärke zu sehen. Dagegen ist fraglich, ob Prothesen mit Metallbasis auch eine bessere Passgenauigkeit aufweisen, da während der Polymerisation des die Zähne tragenden Kunststoffes deutliche Dimensionsänderungen der Metallbasis auftreten. Moderne Verfahren ermöglichen über spezielle Haftvermittler (vgl. Kap. IX. 23) eine spaltfreie Verbindung zwischen Metallen und Kunststoffen. Damit ist das wesentliche Argument gegen die Kombination von Metall und Kunststoff, nämlich die Gefahr der Spaltkorrosion, ausgeräumt.

Für eine Metallbasis kommen Legierungen infrage, die auch bei den modellgegossenen Metallgerüsten partieller Prothesen verwendet werden (extraharte Edelmetalllegierungen und Co-Cr-Legierungen, vgl. Kap. VI. 19.1). Bei den Edelmetalllegierungen ist ein weiterer Aspekt zu beachten: Sie haben ein hohes spezifisches Gewicht, durch das der Sitz einer oberen Prothese beeinträchtigt werden kann. Bei totalen unteren Prothesen ist gelegentlich ein besonders hohes Gewicht erwünscht, damit bei ungünstigen Kieferverhältnissen aufgrund der Schwerkraft der Sitz verbessert wird. Man verwendet in solchen Fällen jedoch relativ kostengünstige Metalleinlagen, z.B. aus Zinn.

17 Weich bleibende Kunststoffe

Weich bleibende Kunststoffe werden in der Zahnheilkunde in großem Umfang benötigt. Die Indikation reicht von der weich bleibenden Unterfütterung der Prothesenbasis zum Ausgleich von Schleimhautbezirken mit unterschiedlicher Resilienz, der Entlastung von scharfen Knochenkanten und Insertionsstellen in der Implantologie während der Einheilphase über die Erstellung von Obturatoren bis zum Boxerschutz. Chemisch erreicht man die Eigenschaften des Weichbleibens entweder durch äußere oder innere Weichmacher.

- Als **äußere Weichmacher** dienen hoch siedende Lösungsmittel, die für den betreffenden Kunststoff chemisch verträglich sind. Die Moleküle des Lösungsmittels befinden sich zwischen den Makromolekülen und beeinträchtigen so deren Bindungen sekundärer Art. Dadurch kommt eine Auflockerung des Gesamtgefüges zustande, die Kettenmoleküle sind leichter gegeneinander beweglich. Die Plastifizierungstemperatur wird herabgesetzt.
- Die Wirkung der **inneren Weichmacher** beruht ebenfalls auf einer Auflockerung des Gefügeverbandes; sie sind jedoch nicht eigenständige Moleküle, sondern chemisch an die Makromoleküle gebunden. Der Weichmacher ist dabei entweder als Copolymerisat Bestandteil des Makromoleküls oder über reaktive Gruppen, z.B. als Ester, an dieses gebunden.

Den inneren Weichmachern ist der Vorzug zu geben, da die äußeren Weichmacher auslaugbar sind mit der Folge, dass das Material hart und brüchig wird.

Bei den Unterfütterungen von (vorwiegend unteren) totalen Prothesen ist vor allem die dauernde Haftung des weich bleibenden Materials an der Basis nicht unproblematisch. Am ehesten ist eine feste Verbindung zu erzielen, wenn der weich bleibende Kunststoff und das Basismaterial chemisch ähnlich sind.

Das an sich sehr harte und spröde Polymethacrylat kann durch Zusatz äußerer Weichmacher, z.B. Dioctylphthalat[40], erweicht werden. Auch durch innere Weichmacher lassen sich weiche Polymethacrylate darstellen. Man benutzt dazu Ester der Methacrylsäure mit höheren Alkoholen, z.B. Äthanol oder Butanol. Es entsteht dann ein statisches Mischpolymerisat der verschiedenen Methacrylsäureester, dessen Weichheitsgrad durch die Zusammensetzung variiert werden kann. Bezüglich der Haftung an Acrylatprothesen haben sich diese nach dem Pulver-Flüssigkeit-Verfahren zu verarbeitenden Präparate klinisch gut bewährt.

Zur Unterfütterung werden auch Materialien auf Silikonbasis benutzt. Das Abbinden wird entweder wie bei den Silikonabformmaterialien durch Zumischen eines Härters oder aber im warmen Milieu durch Aktivierung eines bereits vom Hersteller zugesetzten Peroxides als Initiator erreicht. Die Haftung der Silikone an Acrylaten erfordert spezielle Kleber.

Der eigentliche Nachteil aller weichen Kunststoffe ist, dass sie im Mund leicht verschmutzen; sie lassen sich nicht polieren und quellen im feuchten Milieu aufgrund ihrer lockeren Molekülstruktur stärker. Daher sind auch Reinigungsversuche wenig erfolgreich, sodass diese Materialien schnell einen unangenehmen Geruch annehmen und auch optisch einen unästhetischen Eindruck bieten.

Mittlerweile stehen auch weich bleibende, additionsvernetzende Silikone mit entsprechenden Adhäsivsystemen zur Verfügung. Ein dauerhafter Verbund zum Polymethacrylat wird trotz der unterschiedlichen Chemie durch eine chemische Anbindung erreicht. Die glatte Silikonoberfläche unbehandelter Areale erschwert die Anhaftung von Mikroorganismen und vermeidet damit die Geruchsbildung. Für bearbeitete Flächen werden spezielle Versiegelungsmaterialien angeboten. Diese Silikone bleiben dauerhaft weich und erhalten die gewünschte Flexibilität.

Ein weiterer weich bleibender, thermoplastisch zu verarbeitender Kunststoff für die Belange der Zahnheilkunde ist ein Mischpolymerisat aus Äthylen[41] und Vinylacetat[38]. Die Grundsubstanz ist das Polyäthylen. Die mechanischen Eigenschaften des Produktes hängen von der Menge des zugesetzten Vinylacetates ab. Das Material eignet sich vor allem für solche Arbeiten, die insgesamt aus weich bleibendem Material bestehen, wie z.B. der Boxerschutz. Die hohe Flexibilität und Zähigkeit sowie die einfache Verarbeitung und die guten Klebeeigenschaften machen den Werkstoff sehr wertvoll. Das Material lässt sich in einfacher Weise mithilfe eines heißen Messers verschweißen. Die Quellfähigkeit ist im Gegensatz zu den anderen weichen Materialien gering, sodass auch keine Geruchsbelästigung auftritt.

Für temporäre Unterfütterungen (aber auch für Funktionsabformungen) gibt es ein Acrylatgel, das beim Mischen von Äthylmethacrylatpulver mit einem Flüssigkeitsgemisch aus Äthanol und einem Phtalat als Weichmacher entsteht; die Verfestigung zu einem weichen Gel erfolgt ohne chemische Reaktion durch Quellen und Verkleben der Acrylatpartikel. Im Handel sind auch fertig gemischte Materialien in Plattenform erhältlich, die der Prothese direkt adaptiert werden können.

VI Die partielle Prothese

18 Gebogene Klammern – 129
19 Modellgegossene Metallgerüste – 147

*Partielle Prothesen bestehen aus einer **Metallbasis** und **Halteelementen**. Bei der Komplettierung der Metallbasis mit Kunststoff kann man sich ebenfalls der für die Kunststoffverblendung etablierten Verbundverfahren bedienen (vgl. Kap. IX. 23).*

18 Gebogene Klammern

Die gebogene Drahtklammer hat heute in der Prothetik keine große Bedeutung mehr. Ihre Indikation ist auf die Interimsprothese und Prothesen bei besonderen Befunden beschränkt. In der Kieferorthopädie werden Drähte hingegen sehr häufig verwendet. Da insbesondere auch die mechanischen Eigenschaften der Drähte von Bedeutung sind, soll im Folgenden das mechanische Verhalten eines Werkstoffes und speziell das der Metalle und Legierungen ausführlicher dargestellt werden.

18.1 Elastische und plastische Verformung

Der sinnvolle Entwurf einer Konstruktion und die richtige klinische Anwendung sind nur möglich, wenn man die mechanischen Eigenschaften des verwendeten Werkstoffes, also seine Reaktionen unter der Einwirkung von Kräften, kennt. Eine mechanische Belastung bedingt immer eine Verformung des belasteten Gegenstandes, die elastisch, aber auch plastisch sein kann; zunehmende Belastung führt schließlich zur Zerstörung des Werkstückes.

18.1.1 Zugversuch

Die einfachste Methode zur Ermittlung der mechanischen Eigenschaften ist der Zugversuch: Ein vertikal aufgehängter Prüfkörper wird mit einer an seinem freien Ende einwirkenden, achsparallelen Kraft K auf Zug belastet (s. Abb. 60). Die resultierende Längenänderung Δl ist abhängig von der Kraft K, der ursprünglichen Probenlänge l_0, dem Pro-

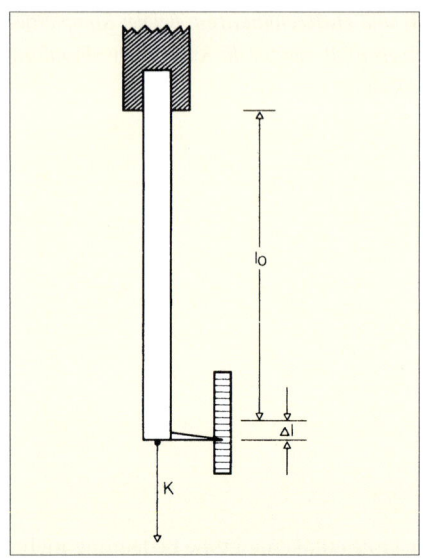

Abb. 60: Schema des Zugversuches

benquerschnitt q und dem Elastizitätsmodul (E-Modul) des Materials. Für hinreichend kleine Belastungen gilt das **Hookesche Gesetz**, wonach die Längenänderung einer Probe der einwirkenden Kraft proportional ist:

$$\Delta l = \frac{l_0}{q \cdot E} \cdot K \tag{3}$$

Δl wird umso größer, je länger die Probe, und umso kleiner, je größer der Probenquerschnitt ist. Meistens bezieht man die Längenänderung Δl auf die Ausgangslänge l_0 und die Kraft K auf den belasteten Querschnitt q. Der Quotient $\Delta l/l_0 = \varepsilon$ heißt **Dehnung** (relative Längenänderung), der Quotient $K/q = \sigma$ heißt **Zugspannung**. Mit diesen Bezeichnungen ergibt sich durch Umstellen der Gleichung (3) die allgemeine, von Probeabmessungen freie Schreibweise des Hookeschen Gesetzes:

$$\sigma = E \cdot \varepsilon \tag{4}$$

Der E-Modul hat wie die Zugspannung die Dimension Kraft/Fläche. Die grafische Darstellung der Gleichung (4) im **Spannung-Dehnung-Diagramm** ist eine Gerade (Hookesche Gerade). Das Hookesche Gesetz gilt auch im Falle einer abnehmenden Belastung (s. Abb. 61): Nach der Entlastung ist die Dehnung des Prüfkörpers wieder gleich Null. Eine Dehnung oder allgemein eine Verformung, die sich bei der Entlastung völlig zurückstellt, heißt elastisch (**elastische Verformung**).

18.1 Elastische und plastische Verformung

Die Hookeschen Geraden verlaufen umso steiler, je größer der E-Modul ist (s. Abb. 62). Das Material mit dem höheren Wert wird bei gegebener Zugspannung weniger gedehnt. Somit ist der E-Modul ein Maß für den materialspezifischen Widerstand gegen eine elastische Deformation.

Bei zunehmender Belastung des Prüfkörpers geht schließlich die Proportionalität zwischen Zugspannung und Dehnung verloren, die Spannung-Dehnung-Kurve verläuft flacher (s. Abb. 63). Wird die Probe über den Punkt F hinaus etwa bis zum Punkt P beansprucht, so nimmt sie nach der Entlastung nicht wieder ihre Ausgangslänge ein, sondern bleibt gedehnt; die Probe ist bleibend bzw. plastisch verformt (**plastische Verformung**). Die Rückstellung erfolgt entlang einer Parallelen zur Hookeschen Geraden. Die zur jeweiligen Maximalbelastung – hier bei P – gehörende bleibende Dehnung ε_{pl} ist nicht zu verwechseln mit der zu P gehörenden Dehnung während der Belastung; diese ist senkrecht unter P abzulesen und enthält neben dem bleibenden auch noch den elastischen Anteil.

Abb. 61: Spannung-Dehnung-Diagramm einer rein elastischen Verformung

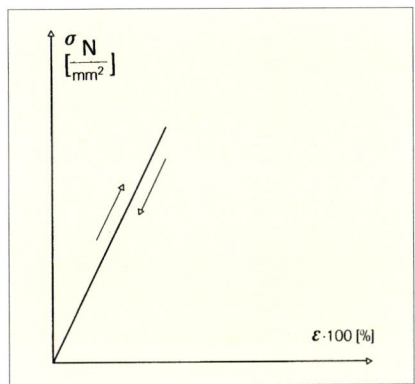

Abb. 62: Einfluss des E-Moduls auf den Verlauf der Hookeschen Geraden

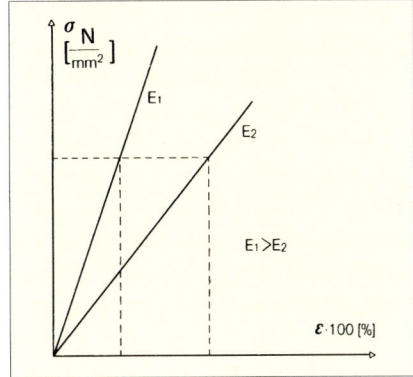

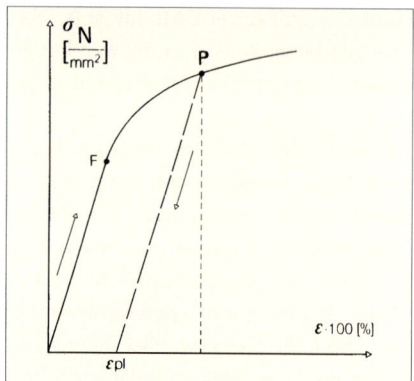

Abb. 63: Spannung-Dehnung-Diagramm einer plastischen Verformung

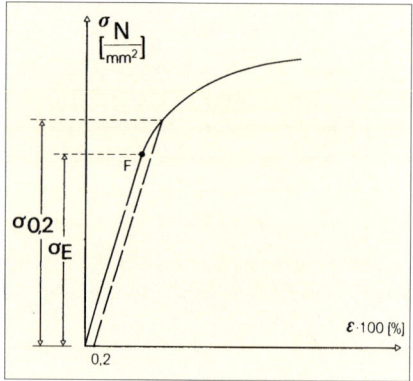

Abb. 64: Zur Definition der Elastizitätsgrenze σ_E und der Dehngrenze $\sigma_{0,2}$

Der Punkt F in der Abbildung 63 markiert den Übergang vom elastischen zum plastischen Teil der Spannung-Dehnung-Kurve. Die zu F gehörende Zugspannung wird als **Elastizitätsgrenze** (auch Proportionalitätsgrenze) bezeichnet. Meistens ist es schwierig, diesen Übergang exakt festzulegen. Deshalb definiert man als **Dehngrenze** eine Zugspannung, die zu einer bestimmten bleibenden Verformung führt, z.B. von 0,2% (ε_{pl} = 0,002!), und bezeichnet sie entsprechend als $\sigma_{0,2}$-Grenze (s. Abb. 64). Die Dehngrenze ist ein Maß für den Widerstand eines Werkstoffes gegen plastische Verformungen.

Bei weiterer Belastung durchläuft die Spannung-Dehnung-Kurve ein Maximum (s. Abb. 65, Kurve 1); die ihm zugehörende Zugspannung σ_{max} heißt **Zugfestigkeit**. Beim Erreichen dieser Belastung kommt es an einer nicht vorhersehbaren Stelle des bis dahin über seine ganze Länge gleichmäßig deformierten Probekörpers (Gleichmaßdehnung) zu einer Einschnürung, die dann unter Kraftabfall zunimmt bis zum Bruch (B) an dieser Stelle. Es ist eine Eigenart der technischen Spannung-Dehnung-Diagramme, dass der Einfachheit halber die Zugkraft K während des ganzen Versuches auf den Ausgangsquerschnitt bezogen wird. Da mit der Längenzunahme immer auch eine Querschnittsab-

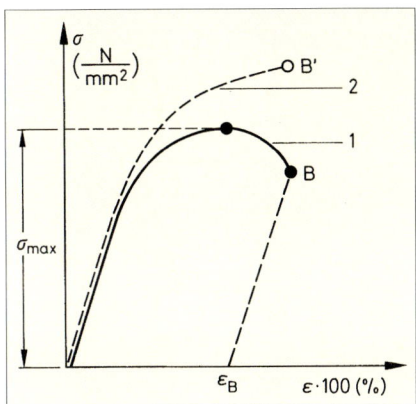

Abb. 65: Zerreißdiagramm mit technischer (**1**) und tatsächlicher (**2**) Spannung-Dehnung-Kurve

nahme (Querkontraktion; das Probenvolumen bleibt praktisch konstant!) verbunden ist, gibt ein technisches Diagramm die Zugspannung immer zu klein wieder. Berechnet man die tatsächliche Zugspannung als Quotient aus einwirkender Kraft zum jeweiligen Querschnitt, so verläuft die tatsächliche Spannung-Dehnung-Kurve (s. Abb. 65, Kurve 2) steiler als die technische Kurve; die zum Punkt B′ gehörende Zugspannung heißt **Zerreißfestigkeit**.

Gemäß der tatsächlichen Kurve nimmt die Zugspannung im Einschnürbereich auch oberhalb der Zugfestigkeit zu, da hier bei gleicher Kraft der Querschnitt bis zum Bruch abnimmt. Der Bereich zwischen Elastizitätsgrenze σ_E und Zugfestigkeit σ_{max} ist technisch von großer Bedeutung. Er begrenzt den Umfang der plastischen Kaltverformung, z.B. durch Hämmern, Biegen, Walzen, Ziehen oder Tiefen.

Bei kristallinen Werkstoffen (dazu zählen die Metalle und Legierungen, vgl. Kap. XI. 34) kommt die plastische Deformation durch das Verschieben (Gleiten) größerer Kristallbereiche gegeneinander zustande (s. Abb. 66). Das Gleiten wird durch Versetzungen ermöglicht; dies sind Gitterbaufehler, die entstehen, wenn eine Kristallebene im Inneren des Kristalls endet. Wirken auf den Kristall Kräfte senkrecht zu der überzähligen Ebene, so wandert diese in der Gleitebene durch das Gitter und bildet schließlich an der

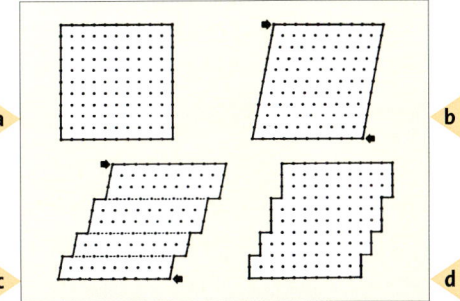

Abb. 66: Schema der plastischen Deformation eines Kristalles durch Gleiten: **a)** Ausgangszustand, **b)** elastische, **c)** elastische und plastische Deformation (etwa wie im Punkt P der Abb. 63), **d)** plastische Deformation nach der Entlastung

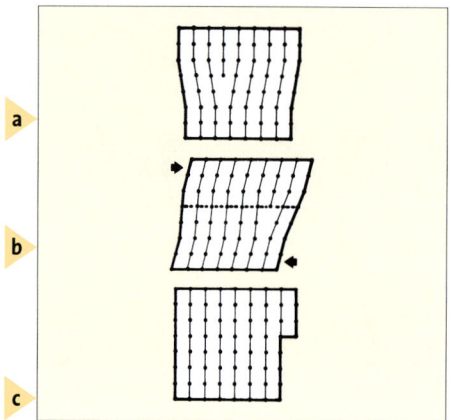

Abb. 67: Versetzung und ihr Beitrag zum Gleiten: **a)** Ausgangszustand, **b)** während der Belastung, die Versetzung (= Ende der überzähligen Gitterebene) wandert durch das Gitter, weil die einwirkenden Kräfte die Symmetrie des Gitterbaufehlers stören zuungunsten der jeweils rechten Nachbarebene, **c)** plastische Verformung mit Gleitstufe, die Versetzung ist verbraucht. Während des Gleitvorganges bleibt die Kontinuität der gegeneinander gleitenden Kristallblöcke erhalten.

Kristalloberfläche (bzw. Kornoberfläche) eine Gleitstufe (s. Abb. 67). Der Vorgang ist umkehrbar, das heißt, dass bei Belastung von der Kristalloberfläche (bzw. Korngrenzfläche) aus Versetzungen erzeugt werden können.

Generell nehmen sowohl der E-Modul als auch die Festigkeit eines Werkstoffes mit zunehmender Temperatur ab. Allerdings kann eine spezielle Wärmebehandlung bei geeigneten Legierungen auch eine Festigkeitssteigerung bewirken (Aushärtung). Eine ausreichende Festigkeit auch bei hohen Temperaturen (Warmfestigkeit) ist vor allem bei aufbrennfähigen Legierungen von Bedeutung.

18.1.2 Biegeversuch

Weitaus häufiger als auf Zug werden Werkstücke auf Biegung beansprucht. Das gilt auch für dentale Prothesen. Im üblichen Biegeversuch wird ein Probenstück auf zwei zueinander parallele Widerlager aufgelegt und – auf die Widerlager bezogen – mittig belastet. Gemessen wird die Durchbiegung y am Ort der Krafteinwirkung in Abhängigkeit von der Kraft K (s. Abb. 68).

Im elastischen Bereich besteht wiederum Proportionalität zwischen y und K. Des Weiteren ist die Durchbiegung abhängig vom Schneidenabstand l, den Querschnittsab-

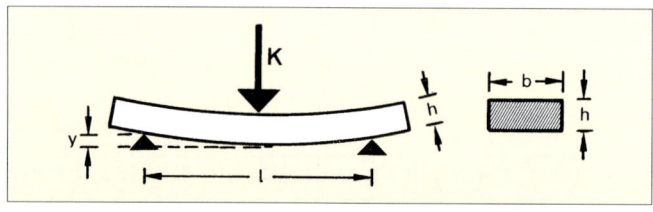

Abb. 68: Schema des Biegeversuches

messungen der Probe, gegeben durch die Höhe h und die Breite b, und dem E-Modul des Probenmaterials. Es gilt die Beziehung:

$$y = \frac{l^3}{4 \cdot h^3 \cdot b \cdot E} \cdot K \tag{5}$$

Die Beanspruchung einer Klammer wird am einfachsten simuliert durch die Situation eines einseitig horizontal eingespannten Stabes der Länge l (s. Abb. 69), an dessen freiem Ende vertikal eine Kraft K angreift. Für die elastische Auslenkung y gilt bei einem rechteckigen Stab:

$$y = \frac{4 \cdot l^3}{h^3 \cdot b \cdot E} \cdot K \tag{6}$$

und bei einem kreisrunden Stab:

$$y = \frac{4 \cdot l^3}{3 \cdot \pi \cdot r^4 \cdot E} \cdot K \tag{7}$$

Die Gleichungen 3 (Zug), 5, 6 und 7 (Biegung) beschreiben die Proportionalität zwischen der elastischen Deformation und der einwirkenden Kraft unter verschiedenen Versuchsbedingungen. Den unterschiedlichen Quotienten in diesen Gleichungen ist gemeinsam, dass die Probenlänge jeweils über dem Bruchstrich erscheint, während die den Probenquerschnitt bestimmenden Größen und der E-Modul im Nenner auftreten. Die kompliziertere mathematische Form zur Beschreibung der Biegung ergibt sich aus der Tatsache, dass die Biegekraft in der Probe unterschiedliche, vom Ort abhängige Spannungen erzeugt. Das sei für den einseitig eingespannten Stab näher erläutert (s. Abb. 70): Durch die Kraft K entsteht für die einzelnen Querschnittsebenen ein Drehmoment, das diese Ebenen gegeneinander zu kippen sucht (s. Abb. 71). Dadurch gerät der obere Teil des Stabes unter Zugbeanspruchung, der untere unter Druckbeanspruchung mit den entsprechenden Deformationen Dehnung und Stauchung. Die spannungsfreie Grenzfläche zwischen Zug- und Druckzone heißt Neutrale Faser (NF). Die für eine gege-

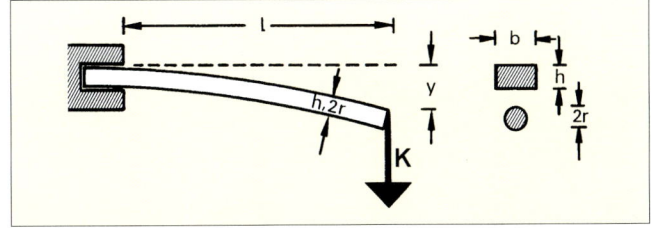

Abb. 69: Biegung eines einseitig eingespannten Stabes mit rechteckigem (h · b) bzw. kreisförmigem (π · r²) Querschnitt

bene Durchbiegung erforderliche Dehnung bzw. Stauchung im Stab wächst mit zunehmendem Abstand von der neutralen Faser. Das erklärt, warum der Biegewiderstand eines Stabes bei Verstärkung des Profils parallel zur Biegerichtung wesentlich stärker ansteigt (~ h^3; vgl. Gleichungen 5 u. 6) als bei entsprechender Querschnittsvergrößerung senkrecht zur Biegerichtung. Die Zerstörung einer Probe unter Biegebeanspruchung erfolgt vornehmlich von der unter Zugspannung stehenden Oberfläche aus, wenn dort an der Stelle der maximalen Durchbiegung die Zerreißfestigkeit erreicht ist; dies gilt insbesondere für spröde Werkstoffe (vgl. Kap. IX. 24.1; Gleichung 13). Das von der Biegekraft erzeugte Drehmoment M für die einzelnen Querschnittsebenen ist umso größer, je weiter der Querschnitt vom Angriffspunkt der Kraft (freies Stabende) entfernt ist. Die Länge des Stabes muss deshalb vom freien Stabende aus gerechnet werden. Am größten ist das Drehmoment an der Einspannstelle (s. Abb. 70); hier ist die Biegebeanspruchung am stärksten. Bei weiterer Belastung kommt es in diesem Bereich zur plastischen Deformation und schließlich zum Bruch.

Die Biegebeanspruchung eines einseitig eingespannten Probekörpers ist identisch mit der Beanspruchung einer Probenhälfte beim üblichen Biegeversuch (s. Abb. 68): Der

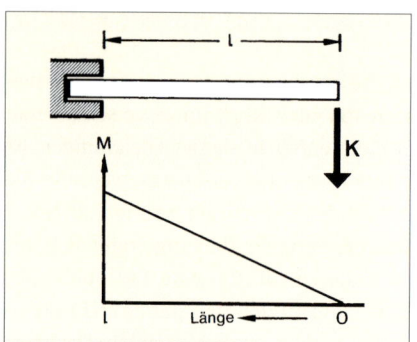

Abb. 70: Die Biegekraft K erzeugt im Stab ein Drehmoment **M**, das mit dem Abstand vom Angriffspunkt der Kraft zunimmt und am Einspannort sein Maximum K · l erreicht.

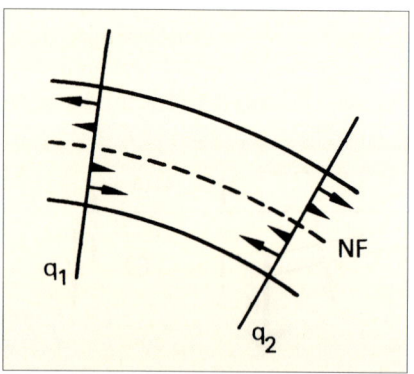

Abb. 71: Im gebogenen Zustand sind die ursprünglich parallelen Stabquerschnitte q_1 und q_2 gegeneinander gekippt. Dadurch wird das Material oberhalb der Neutralen Faser **NF** gedehnt, unterhalb gestaucht.

mittige Probenquerschnitt wird hier nicht durch eine Einspannvorrichtung, sondern durch das gleich große, entgegengerichtete Drehmoment der zweiten Probenhälfte in der Vertikalen gehalten.

18.2 Innere Spannungen

Das Hookesche Gesetz (Gleichung 3, aber auch Gleichungen 5, 6 und 7) besagt, dass zur Deformation eines Körpers zunehmend größere Kräfte erforderlich sind. Das aber bedeutet umgekehrt, dass im Inneren des Körpers Kräfte resultieren, die einer weiteren Deformation entgegenwirken und den Körper in die Ausgangsdimension zurückzustellen suchen. Im Gleichgewichtsfall sind nach dem Prinzip actio = reactio diese inneren Kräfte den äußeren entgegengesetzt gleich groß. Die Rückstellkräfte werden auf den gleichen Probenquerschnitt bezogen wie die äußeren Kräfte und als innere Spannungen bezeichnet. Innere Spannungen und elastische Deformation bedingen sich gegenseitig.

In einem Werkstück können innere Spannungen vorhanden sein, ohne dass eine äußere Ursache dafür erkennbar ist. Solche Eigenspannungen treten auf, wenn ein deformierter Teilbereich des Werkstückes in seiner Rückstellung durch einen anderen Teilbereich mit entgegengesetzter Rückstelltendenz abgehalten wird. So verhindert etwa die Sehne eines Bogens die Rückstellung des gekrümmten Stabes; umgekehrt behindert der Stab die gedehnte Sehne in ihrer Verkürzungstendenz (s. Abb. 72). Eigenspannungszustände sind also immer komplexe Spannungszustände aus Rückstelltendenzen unterschiedlicher Richtung.

Das Spannungssystem befindet sich im Gleichgewicht: Nach außen wirken keine Kräfte. Daraus folgt, dass es einem Werkstück nicht anzusehen ist, ob es Eigenspannungen aufweist; zur Beantwortung dieser Frage ist erst ein Experiment erforderlich (z.B. Zupfen oder Zerschneiden der Sehne). Es gibt jedoch charakteristische Ursachen für das Entstehen von Eigenspannungen, sodass aus dem Werdegang eines Werkstückes beurteilt werden kann, ob und auch in welchem Umfang innere Spannungen vorhanden sind.

Ein komplexer Spannungszustand mit Druck- und Zugspannungen entsteht z.B. beim Biegeversuch (s. Abb. 68). Bei einer rein elastischen Deformation jedoch verschwindet der Spannungszustand mit der Entlastung. Erst wenn es bei der Biegung zur plastischen Deformation kommt, sind auch nach der Entlastung noch Spannungen vor-

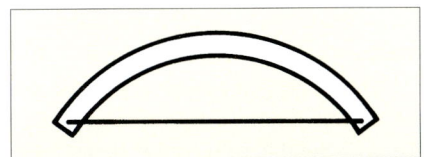

Abb. 72: Durch eine Sehne gespannter Bogen als Beispiel für ein Werkstück mit Eigenspannungen

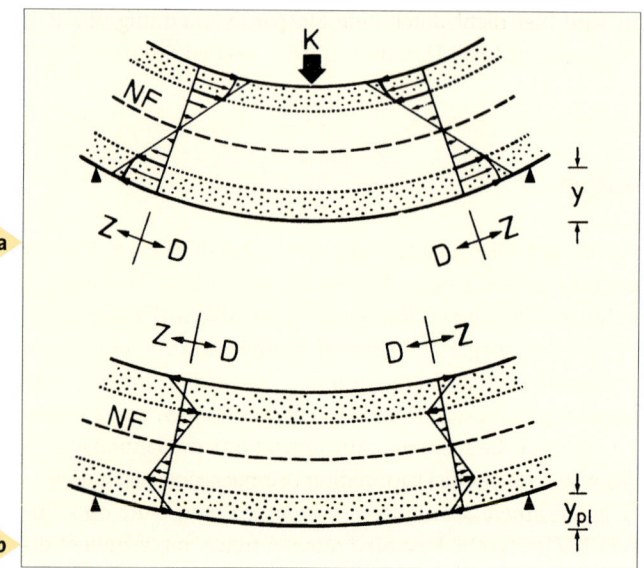

Abb. 73: Spannungszustände (Pfeile) in einer plastisch gebogenen Probe: a) während der Belastung, die plastische Deformation beginnt an den Außenzonen im Bereich der größten Druck- (D) und Zugspannung (Z), wenn dort die Elastizitätsgrenze überschritten wird, b) nach der Entlastung, in den inneren Zonen Reste der elastischen Biegespannungen, in den äußeren Zonen neue Zug- und Druckspannungen. In den plastisch deformierten Bereichen entsteht je eine zusätzliche Neutrale Faser.

handen (s. Abb. 73), weil die äußeren, plastisch deformierten Zonen eine vollständige Rückstellung der Probe verhindern. Es bleiben daher in den nur elastisch deformierten inneren Zonen Rückstellkräfte, die eine weitere Rückstellung durch erneute Dehnung der plastisch verkürzten oberen Zone bzw. erneute Stauchung der zu lang gewordenen unteren Zone anstreben und sich mit den neuen Zug- (oben) und Druckspannungen (unten) ins Gleichgewicht setzen. Plastisch gebogene Gegenstände haben Eigenspannungen.

Mit jeder Temperaturänderung eines Körpers ist eine Dimensionsänderung verbunden, im Allgemeinen mit zunehmender Temperatur eine Expansion (thermische Ausdehnung). Wird eine thermisch bedingte Dimensionsänderung behindert (z.B. die Kontraktion eines Wachsmodells durch den Modellstumpf oder die Kontraktion der Kunststoffbasis durch den Einbettgips), so entstehen innere Spannungen sowohl im behinderten als auch im hindernden Körper (Wärmespannungen). Nach der Beseitigung der Behinderung (Abheben vom Stumpf, Ausbetten) bedingen die inneren Spannungen eine spontane Rückstellung. Wenn es während der Behinderung in Teilbereichen des Körpers auch zu plastischen Deformationen gekommen ist, verbleiben auch nach der Rückstellung Eigenspannungen, analog den Vorgängen beim Biegeversuch.

Während der Temperaturänderung eines Körpers besteht in seinem Inneren notwendigerweise ein Temperaturgefälle. Wird z.B. eine Platte von höherer Temperatur auf die Umgebungstemperatur abgekühlt (s. Abb. 74), so geraten die kälteren, oberflächennahen Zonen unter Zugspannung, da der noch heiße Kern die Kontraktion der kälteren Bereiche behindert; umgekehrt gerät der Kern unter Druckspannung. Die Platte steht

Abb. 74: Eigenspannungen in einer Platte: **a)** während der Abkühlung von T_2 auf T_1 als Folge des Temperaturgefälles, **b)** nach der Abkühlung als Folge einer plastischen Dehnung der oberflächennahen Schichten (**D** = Druck, **Z** = Zugspannungen)

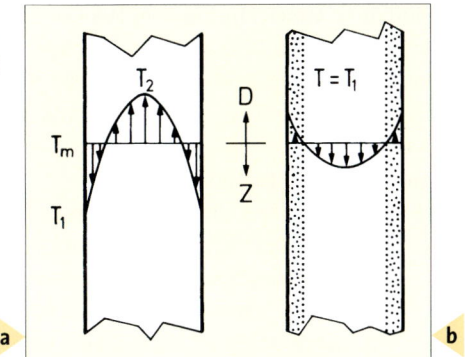

somit unter Eigenspannung. Sofern die Spannungen nur elastische Deformationen verursachen, verschwindet der Spannungszustand mit erfolgtem Temperaturausgleich. Wenn die Spannungen dagegen zu plastischen Verformungen führen, z.B. zu einer bleibenden Dehnung in den oberflächennahen Bereichen, so sind nach erfolgter Abkühlung diese Bereiche in Relation zum Kern zu groß geworden. Entsprechend geraten sie unter Druckspannungen und der Kern unter Zugspannung, sodass die Platte auch nach erfolgter Abkühlung Eigenspannungen aufweist.

Was für den Fall der Abkühlung aufgezeigt wurde, gilt entsprechend für die Aufheizung eines Gegenstandes. Sehr große Spannungszustände als Folge großer Temperaturunterschiede durch schroffes Abkühlen oder zu schnelles Aufwärmen können insbesondere bei sprödbrechenden Werkstoffen zur Rissbildung in der Oberfläche (Craquelierung) oder gar zur Zerstörung des Werkstückes führen.

Die in der Abbildung 74 gezeichnete Kurve für ein Temperaturgefälle kann auch als Konzentrationsgefälle eines Lösungsmittels in einem quellfähigen Werkstoff (z.B. Wasser in einer Kunststoffplatte) interpretiert werden. Veränderungen der Konzentration durch Quellen oder Verdunsten und die damit verbundenen Volumenänderungen erfolgen auch hier immer von der Oberfläche aus und führen entsprechend zu Eigenspannungszuständen.

Bei häufiger Wiederholung von Temperaturänderungen oder Feucht-Trocken-Übergängen führen die damit verbundenen mechanischen Wechselbelastungen zur Ermüdung, sodass die betroffenen Materialien auch bei kleineren, anfänglich folgenlosen Einflüssen im Laufe der Zeit geschädigt werden können.

18.3 Kriechen und Relaxation

Reale Werkstoffe zeigen kein ideal elastisches Verhalten; auch bei Belastungen unterhalb der Dehngrenze treten bleibende Veränderungen auf (vgl. Kap. I. 1.2.3). Allerdings sind diese Abweichungen vom Hookeschen Verhalten oft so gering, dass sie zumindest bei kurzfristigen Belastungen vernachlässigt werden dürfen. Bei lang andauernden Belastungen dagegen können plastische Effekte unterhalb der Dehngrenze sehr wohl nachgewiesen werden (vgl. auch Ermüdung als Folge häufig wiederholter Belastungen, Kap. V. 15.1.9). Dieses reale Verhalten eines Werkstoffes wird unter zwei Grenzbedingungen geprüft (s. Abb. 75):

◢ Man beobachtet die Deformation (z.B. die Dehnung im Zugversuch) bei konstanter Belastung als Funktion der Zeit: Zu der spontanen elastischen Deformation addiert sich eine stetig zunehmende plastische Deformation, die schließlich zum Bruch der Probe führt. Dieses Verhalten wird als **Kriechen** bezeichnet. Bei manchen Werkstoffen und hinreichend kleinen Belastungen kann die mit der plastischen Deformation verbundene Verfestigung (s. nächster Abschnitt) zu einem Stillstand des Kriechens führen.

◢ Man misst die (Zug-)Spannung bei konstanter Deformation als Funktion der Zeit: Die zur Aufrechterhaltung der Deformation erforderliche Spannung nimmt ab, erreicht in der Regel jedoch nicht den Wert Null. Dies wird als **Relaxation** bezeichnet. Der Spannungsabbau in der Probe beruht ebenfalls auf plastischen Effekten, indem der plastische Anteil der Gesamtverformung auf Kosten des elastischen Anteils zunimmt (s. Abb. 76).

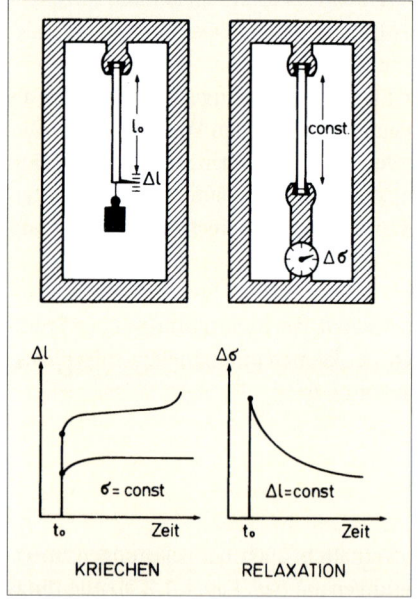

Abb. 75: Schema des Kriech- und Relaxationsversuches. Bei kleinen Belastungen kann das Kriechen zum Stillstand kommen.

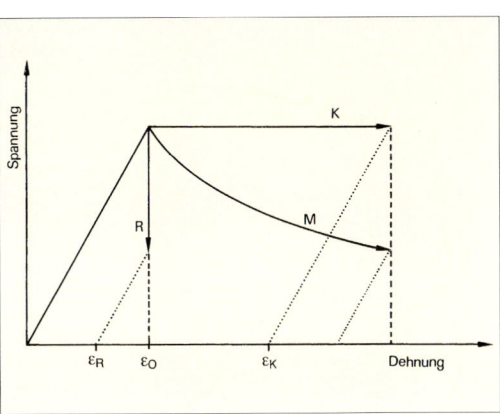

Abb. 76: Kriechen (**K**) bei konstanter Spannung und Relaxation (**R**) bei konstanter Dehnung im Spannung-Dehnung-Diagramm: Das Kriechen allein bedingt eine Zunahme der plastischen Dehnung (ε_K) um den Betrag der Pfeillänge K. Der Spannungsabbau um den Betrag R verschiebt den Schnittpunkt der Hookeschen Geraden mit der ε-Achse um den Betrag ε_R; dieser Teil der ursprünglich nur elastischen Dehnung (ε_0) wird plastisch. Die Kurve **M** charakterisiert den Mischfall, wenn weder die Spannung noch die Dehnung konstant bleiben; der plastische Anteil der Gesamtdeformation ist dann $\varepsilon_R + \varepsilon_K$.

In den meisten Fällen befindet sich ein Werkstück mit inneren Spannungen jedoch nicht in einem der beiden Grenzfälle. Findet z.B. ein Kriechen in der Sehne statt (s. Abb. 72), so bedingt die damit verbundene Längenzunahme gleichzeitig auch eine Entlastung des Stabes und somit einen Spannungsabbau. Kriecheffekte und Relaxation überlagern sich (s. Abb. 76). Die Relaxation von Eigenspannungen führt dann immer auch zu Dimensionsänderungen.

Diese zeitlichen Veränderungen laufen umso schneller ab, je höher die Versuchstemperatur in Relation zur Schmelztemperatur des Werkstoffes ist. Das macht verständlich, dass bei Raumtemperatur die Effekte an Wachsen innerhalb weniger Stunden beobachtet werden können, während sich z.B. Gusslegierungen im klinischen Einsatz auch über Jahre als praktisch dimensionsstabil erweisen.

18.4 Verformung und Verfestigung – Rekristallisation

Das Biegen von Drahtklammern erfordert eine plastische Deformation des angelieferten Drahtmaterials. Jede plastische Deformation wie Hämmern, Ziehen oder Walzen bei nicht erhöhten Temperaturen (Kaltverformung) führt bei allen metallischen Werkstoffen zu einer **Verfestigung** und Härtesteigerung, aber gleichzeitig auch zu einer **Versprödung**. Diese Zusammenhänge lassen sich sehr gut am tatsächlichen (also auf den aktuellen Probenquerschnitt bezogenen, s. Abb. 65) Spannung-Dehnung-Diagramm des Zugversuchs veranschaulichen (s. Abb. 77). Wird eine Probe über die Elastizitätsgrenze F hinaus belastet – etwa bis zum Punkt P_1 –, so ist sie nach der Entlastung plastisch deformiert. Bei einer erneuten Belastung der bleibend gedehnten Probe entspricht ihre Spannung-Dehnung-Kurve anfänglich der Entspannungskurve des ersten Belastungszyklus, also der Parallelen zur Hookeschen Geraden durch P_1. Diese neue Hookesche Gerade ist aber länger als die ursprüngliche, das heißt, die Elastizitätsgrenze ist zu höheren

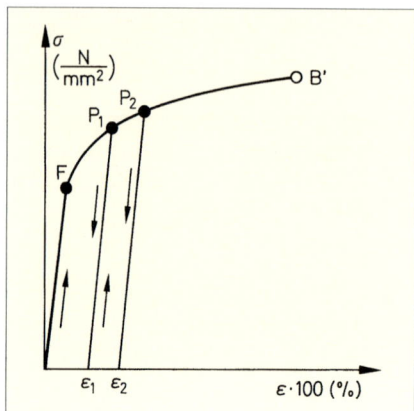

Abb. 77: Erhöhung der Elastizitätsgrenze durch plastische Deformation

Werten hin verschoben. Das Probenmaterial hat sich aufgrund der plastischen Deformation verfestigt. Die weitere plastische Deformation, z.b. durch Belastung bis zum Punkt P_2 der Kurve, bewirkt eine weitere Verfestigung. Durch die Verfestigung wird der Abstand zwischen Elastizitätsgrenze und Zerreißfestigkeit geringer, gleichzeitig nimmt die bis zum Bruch mögliche plastische Verformbarkeit ab. Das bedeutet eine Versprödung des Materials. (Ein Material heißt spröde, wenn es ohne vorherige plastische Verformung zu Bruch geht.) Ursache der Verfestigung sind während der Verformung in den Kristalliten induzierte Gitterdefekte, die ihrerseits eine weitere Deformation behindern.

Es besteht die Möglichkeit, durch eine Wärmebehandlung die Verfestigung und Versprödung des verformten Materials wieder rückgängig zu machen (**Weichglühen**). Die während der Verformung induzierten Gitterdefekte bedeuten eine erhebliche Störung der Kristallstruktur. Ermöglicht man den Atomen durch Temperaturerhöhung die erforderliche Beweglichkeit, so arrangieren sie sich wieder zu der energetisch günstigeren, weil weniger gestörten ursprünglichen Ordnung. Bei ausreichend hohen Glühtemperaturen kommt es zu einer völligen Neubildung des Gefüges: Es entstehen Kristallkeime mit höherer Ordnung, die auf Kosten der stärker verzerrten Nachbarkörner wachsen (s. Abb. 78), indem die Atome aus den deformierten Körnern über die Korngrenzen zu den neu gebildeten Kristalliten diffundieren (Festkörperreaktion). Dieser Vorgang wird als **Rekristallisation** bezeichnet. Die Körner im rekristallisierten Gefüge sind umso größer, je geringer die Verformung (dann besteht nur eine geringe Tendenz zur Bildung von neuen Kristallkeimen), je höher die Glühtemperatur und je länger die Glühzeit ist. Da ein grobkörniges Gefüge aus mechanischen Gründen unerwünscht ist, sollte das wiederholte Ausglühen nach jeder kleinen Verformung vermieden werden.

Drähte werden durch Ziehen (Kaltverformung) hergestellt. Damit das Material bei der wiederholten Verformung auf immer kleinere Durchmesser nicht reißt, muss es zwischen den einzelnen Ziehvorgängen weichgeglüht werden (Zwischenglühen). Der Ver-

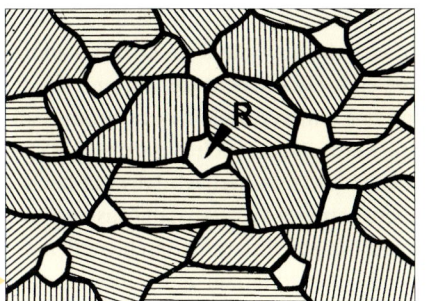 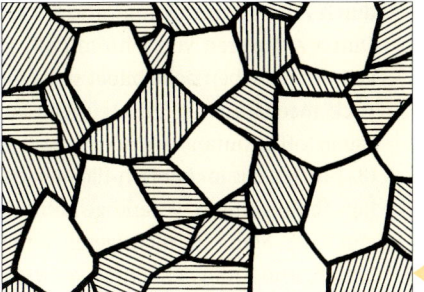

Abb. 78: Verformtes Gefüge mit Rekristallisationskeimen R: **a)** Anfangsstadium, **b)** mittleres Stadium der Rekristallisation

formungsgrad des Drahtes nach dem letzten Glühen ist maßgeblich für den Verfestigungsgrad. Üblicherweise unterscheidet man im Anlieferungszustand weiche (keine), harte (mittlere) und federharte (starke Verformung) Drähte. Unterschiedlich ist jeweils die Spanne zwischen der variablen Elastizitätsgrenze und der Zugfestigkeit. Harte Drähte werden durch Biegen in federharte überführt. Die Verformbarkeit (Duktilität) von federharten Drähten ist nur noch gering.

Im Gegensatz zum E-Modul ist die Elastizitätsgrenze und damit der Widerstand gegen plastische Deformation keine ausschließlich materialspezifische Größe. Sie wird von der Vorgeschichte des Materials mitbestimmt und kann durch Kaltverformung und/oder Glühprozesse in bestimmten Grenzen variiert werden (vgl. auch Aushärtung, Kap. IX. 24.3).

Die Elastizitätsgrenze ist zudem abhängig von der Korngröße des Werkstoffes: Je feiner das Korn ist, desto höher ist die Elastizitätsgrenze. Die Erklärung liegt in einer gegenseitigen Stabilisierung der Kristallite, die im Gefügeverband ihre Form unter Einwirkung einer Belastung nicht beliebig – das heißt unabhängig von den benachbarten Körnern – ändern können. Diese gegenseitige Stabilisierung wird umso effektiver, je zahlreicher, also je kleiner die Körner sind.

18.5 Drahtlegierungen

Zur Herstellung von Drähten für zahnärztliche Zwecke werden sehr unterschiedliche Legierungen verwendet:
- **Edelmetalllegierungen** vom Typ IV (extrahart, vgl. Kap. I. 3.3.4).
- **Edelstähle** (genauer: nicht rostende, austenitische Stähle): Als Stahl bezeichnet man jedes ohne Nachbehandlung schmiedbare Eisen mit einem Kohlenstoffgehalt von weniger als 1,7m%. Solche Stähle sind jedoch keineswegs korrosionssicher und weisen auch für zahnärztliche Zwecke ungünstige mechanische Eigenschaften auf. Erst

durch Zusätze von Chrom und Nickel wird der Stahl veredelt (z.b. 18/8 Edelstahl). Durch Zulegieren von Chrom (z.b. 18m%) erreicht man die Korrosionsbeständigkeit: An der Oberfläche bildet sich eine schützende Deckschicht aus Chromoxid, die nach mechanischen Verletzungen aufgrund der hohen Affinität des Chroms zum Sauerstoff spontan erneuert wird (vgl. Kap. XI. 35.1.3). Durch Zusatz von Nickel (8–14m%), das im kubisch-flächenzentrierten Gitter kristalliert, wird der nur bei hohen Temperaturen beständige kubisch-flächenzentrierte Mischkristall (Austenit) des einfachen Stahls zu niedrigeren Temperaturen hin stabilisiert; dadurch werden die Verarbeitungsmöglichkeiten verbessert. Der Kohlenstoffanteil dieser Legierungen liegt unter 0,1m%. Beim Erhitzen auf Temperaturen zwischen 500 und 900°C kommt es bei diesen Stahllegierungen zu Entmischungen, die sowohl die mechanischen Eigenschaften als auch die Korrosionsbeständigkeit beeinträchtigen. Wenn auch dieser Tendenz, z.b. durch Zugabe kleiner Mengen von Titan, entgegengewirkt werden kann, sollten Stahldrähte nicht unkontrolliert erhitzt werden, etwa zum Zwecke des Weichglühens (vgl. Kap. VI. 18.4).

◢ **Kobalt-Chrom-Nickel-Legierungen:** Diese leiten sich von den Co-Cr-Modellgusslegierungen ab (vgl. Kap. VI. 19.1), indem ein Teil des Kobalts durch Nickel (bis zu 30m%) ersetzt wird. Dadurch wird die härtesteigernde Umwandlung des Kobalts unterdrückt und so eine für das Ziehen der Drähte ausreichende Verformbarkeit ermöglicht. In der Kieferorthopädie verwendete Legierungen dieses Typs mit speziellen Zusammensetzungen sind vergütbar (vgl. Kap. IX. 24.3).

◢ **Betatitan-Legierungen** (70–80m% Ti, Mo, Zn, Zr, Va; $E \approx 65\,000$ N/mm²) und **Nickel-Titan-Legierungen** (52m% Ni, 45m% Ti; $E \approx 35\,000$ N/mm²): Diese sind speziell für die Verwendung in der Kieferorthopädie mit erwünscht niedrigen E-Modulen.

Nickel-Titan-Legierungen sind **pseudoelastisch**, das heißt, sie ermöglichen nach dem Erreichen einer vergleichsweise niedrigen Elastizitätsgrenze mit nur geringem Belastungsanstieg rückstellbare Verformungen von 6–8%lin; die Rückstellung erfolgt nach anfänglich steilem Abfall der Belastung wiederum mit nur geringem Spannungsabfall (s. Abb. 79). Diese Eigenschaft beruht auf einer Kristallgitterumwandlung; die Umwandlungstemperatur kann bei diesen Legierungen in Abhängigkeit von der Zusammensetzung und/oder der Anwesenheit geringer Zusätze weiterer Komponenten, z.B. Kupfer, zwischen –50 und 170°C eingestellt werden (vgl. Kap. XI. 34). Eine von außen aufgebrachte Verformung bei Temperaturen nicht allzu weit oberhalb der Umwandlungstemperatur begünstigt eine vorzeitige Umwandlung in die Tieftemperaturmodifikation des Gitters; sie erfolgt nach dem Erreichen einer Initialspannung, wobei die mit der Umwandlung einhergehende Deformation das Werkstück zusätzlich in der durch die äußere Belastung bevorzugten Richtung dehnt. Diese Dehnung dauert an, bis schließlich der bezüglich dieser Verformungsrichtung günstige Vorrat der Hochtemperaturphase aufge-

18.5 Drahtlegierungen

Abb. 79: Spannung-Dehnung-Diagramm eines pseudoelastischen Werkstoffes (Verformung oberhalb der Umwandlungstemperatur): Mit zunehmender Zugspannung erfolgt eine normale elastische Deformation (1); beim Überschreiten einer kritischen Spannung beginnt die Kristallgitterumwandlung

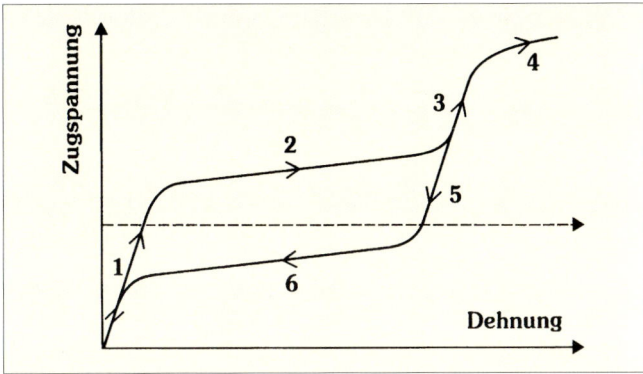

(2), bis nach deren Ausschöpfung eine erneute normale elastische (3) und schließlich auch eine normale plastische Deformation (4) resultiert. Bei einer Entlastung aus dem Bereich (3) erfolgt zunächst eine normale elastische Rückstellung (5), bis nach dem Unterschreiten einer zweiten kritischen Spannung die Rückumwandlung der in die Tieftemperaturphase gezwungenen Kristallbereiche stattfindet (6); nach deren Abschluss verläuft die Rückstellung wieder entsprechend (1). Mit der gestrichelt gezeichneten Abszisse ist die Situation einer Verformung unterhalb der Umwandlungstemperatur dargestellt: Die Entlastung bedingt keine Rückumwandlung; diese erfolgt erst bei einer Erwärmung über die Umwandlungstemperatur (Memoryeffekt).

braucht ist. Ein weiterer Spannungsanstieg bedingt eine weitere normale elastische und anschließend plastische Verformung bis zum schließlichen Bruch. Wird nach der durch Umwandlung entstandenen Dehnung entlastet, so bleibt das Ausmaß der Umwandlung zunächst erhalten (Hysterese), bis sich nach Unterschreiten einer kritischen Spannung nunmehr die Tieftemperaturphase zurückbildet.

Bei einer Temperatur nicht allzu weit unterhalb der Umwandlungstemperatur hat die Umwandlung in die Tieftemperaturphase zwar begonnen, ist aber infolge der damit verbundenen Spannungen nicht weit fortgeschritten. Erfolgt nun eine Verformung, so wird eine weitere Umwandlung begünstigt; sie beginnt schon bei geringen Spannungen (Niveau der gestrichelt gezeichneten Abszisse in Abb. 79). Wird entlastet, so erfolgt die Rückstellung nur bis zum Erreichen der (gestrichelten) Abszisse; die umwandlungsbedingte Deformation bleibt erhalten. Sie stellt sich jedoch zurück, wenn das Werkstück auf eine Temperatur oberhalb der Umwandlungstemperatur erwärmt wird (**Memoryeffekt**).

19 Modellgegossene Metallgerüste

Alle für die totale Prothese verwendbaren Kunststoffe lassen sich auch als Basismaterialien für die partielle Prothese einsetzen. Allerdings haften ihnen für diese Indikation je nach Befund zum Teil erhebliche Nachteile an, da die Möglichkeiten, die Forderungen der Karies- und Parodontalprophylaxe zu realisieren, mit ihnen nur gering sind; zudem sind sie für eine dentale Abstützung völlig ungeeignet. Eine Basis ausschließlich aus Kunststoff ist daher nur bei Interimsprothesen oder in Verbindung mit Teleskopen vertretbar. In allen anderen Fällen dient der Kunststoff lediglich als Ergänzung für die modellgegossene Metallbasis, die als Gerüst für die dental abgestützte partielle Prothese heute als unverzichtbar bezeichnet werden muss.

19.1 Modellgusslegierungen

Verwendet werden:
- **Edelmetall-(EM-)Legierungen** vom Typ IV (extrahart, vgl. Kap. I. 3.3.4)
- edelmetallfreie (**EMF-**)Legierungen auf Kobaltbasis
- unlegiertes **Titan**

Die **Co-Cr-Legierungen** (vgl. Anhang, Tab. 9) sind die für den Modellguss meistgenutzten Materialien. Sie haben im Vergleich zu den für den Modellguss geeigneten Edelmetalllegierungen eine größere Härte und ein mehr als doppelt so hohes E-Modul, während die Werte der $\sigma_{0,2}$-Dehngrenze und der Zugfestigkeit beider Legierungstypen vergleichbar sind (vgl. Anhang, Tab. 5, 6 und 7). Die große Härte der Co-Cr-Legierungen ist durch zahlreiche Ausscheidungen im Gefüge infolge der Gitterumwandlung des Kobalts (60–65m%) während der Abkühlung bedingt. Diese Umwandlung von der kubisch-flächenzentrierten in die hexagonale Struktur wird durch die anderen Legierungspartner nur teilweise unterdrückt. Chrom und auch Molybdän verleihen den Legierungen eine hohe Korrosionsbeständigkeit. Weitere Zusätze wie Kohlenstoff, Silicium und Mangan beeinflussen in positiver Weise vor allem die Gießfähigkeit und die Feinkörnigkeit des erstarrten Gefüges. Die Dichte (ca. 8 g/cm^3) der Co-Cr-Legierungen ist nur etwa halb so groß wie die der Edelmetalllegierungen. Die thermische Kontraktion während der Abkühlung von der Solidus- auf Zimmertemperatur beträgt bis zu 2,5%lin (vgl. Anhang, Tab. 2 und 3).

Röntgenografische Untersuchungen der inneren Struktur zeigen, dass infolge fehlerhafter Verarbeitung häufig Lunker (durch thermische Kontraktion bedingte Hohlräume) und Porositäten im Inneren von modellgegossenen Metallbasen zu finden sind. Sie schwächen den Querschnitt und können in stark beanspruchten Bereichen Brüche provozieren. Diese Defekte werden vor allem durch das Verfehlen der richtigen Gießtemperatur verursacht. Wie alle edelmetallfreien Legierungen sind auch die Modellgusslegierungen besonders empfindlich gegen Verarbeitungsfehler und deshalb exakt nach Herstellervorschrift zu verarbeiten.

Die Kobaltbasislegierungen erstarren relativ grobkörnig. Die Kornzahl kann erhöht und damit die mechanische Festigkeit gesteigert werden, wenn der Schmelze zusätzliche Kristallisationskeime beigegeben werden, z.B. in Form eines feinstkörnigen Kobaltsilikatpulvers. Solche Kornfeinerungsmittel können in unterschiedlicher Weise appliziert werden:

- Die Mittel sind der Einbettmasse beigefügt, aus deren Oberfläche sie von der einschießenden Schmelze herausgelöst und verwirbelt werden; diese Methode ist nicht sehr effektiv.
- Eine das Silikat enthaltende Emulsion wird auf das fertige Wachsmodell aufgetragen; dieses Verfahren hat den Nachteil, dass die Applikation nur die freiliegende Oberfläche des Wachsmodells erfasst, also einseitig wirkt.
- Das Mittel ist dem Modellierwachs beigefügt und verbleibt beim Austreiben des Wachses zumindest teilweise in der Gusshohlform.

Die erreichbare Kornfeinerung bewirkt eine Steigerung der $\sigma_{0,2}$-Dehngrenze bis zu 15% und der Duktilität bis zu 50%.

Bei den **Co-Cr-Ni-Legierungen** ist ein Teil des Kobaltgehaltes durch Nickel (bis zu 30m%) ersetzt. Diese Legierungen sind weniger hart und eignen sich insbesondere auch als Drahtmaterialien.

Titan und Titanlegierungen sind nur außerordentlich aufwendig zu vergießen (vgl. Kap. IX. 24.2.3). Für Gusszwecke im Dentalbereich wird unlegiertes Titan verwendet. Seine mechanischen Eigenschaften (Grade 2) stehen denen der Modellgusslegierungen auf Kobaltbasis nach; das Argument der im Vergleich zu den Co-Legierungen höheren Korrosionsbeständigkeit des Titans ist in Bezug auf die Mundbedingungen nicht relevant. Die Verwendung des Titans für den Modellguss, insbesondere bei geplanter Klammerverankerung, ist somit nicht sinnvoll.

19.1.1 Gipsfreie Einbettmassen

Aufgrund der hohen Schmelzintervalle der Co-Cr-Legierungen von 1200–1400 °C müssen zum Gießen dieser Legierungen gipsfreie Einbettmassen benutzt werden, da sich

$CaSO_4$ oberhalb von 1000 °C zersetzt. Man verwendet phosphat- oder silikatgebundene Einbettmassen, deren Hauptbestandteil wie bei den gipsgebundenen Materialien Quarz (SiO_2) oder eine seiner Modifikationen als Träger einer ausreichenden thermischen Expansion ist (vgl. Kap. I. 3.2).

◢ Bei den **phosphatgebundenen** Massen enthält das Pulver Magnesiumoxid und Ammoniumphosphat. In Gegenwart von Wasser (beim Anmischen) erfolgt die Abbindereaktion nach dem Schema:

$MgO + NH_4H_2PO_4 + 5\ H_2O \rightarrow MgNH_4PO_4 \cdot 6\ H_2O$

Das Abbinden ist mit einer Expansion verbunden. Im Vorwärmofen erfolgt eine weitere Verfestigung unter Abgabe von H_2O und NH_3.

Zur Erzielung besonders hoher Expansionswerte werden auch spezielle Anmischflüssigkeiten verwendet; hierbei handelt es sich um wässrige Lösungen von Wasserglas[12]. Durch Verdünnen der Flüssigkeit mit H_2O kann bei gleichem Pulver-Flüssigkeit-Verhältnis die Gesamtexpansion der Einbettmasse (maximal ca. 2,5%lin) gezielt reduziert werden. Die Gesamtausdehnung der phosphatgebundenen Massen ist bei etwa 600 °C erreicht; oberhalb dieser Temperatur bleibt ihre Dimension praktisch konstant. Diese Einbettmassen können daher für alle Gusslegierungen verwendet werden.

◢ Bei den **silikatgebundenen** Einbettmassen besteht die Anmischflüssigkeit aus hydrolysiertem Äthylsilikat:

$Si(OC_2H_5)_4 + 4\ H_2O \rightarrow Si(OH)_4 + 4\ C_2H_5OH$

Das Abbinden der Massen beruht auf der Gelbildung der Kieselsäure durch Polykondensation unter Abspaltung von H_2O. Die Abbindegeschwindigkeit hängt unter anderem vom pH-Wert des Gemisches ab. Dieser wird mithilfe von Magnesiumoxid im Pulver auf einen geeigneten alkalischen Wert eingestellt. Die Gelbildung ist mit einer Kontraktion verbunden, die auch zu Beginn des Vorwärmens unter Verdunsten von Wasser und Äthanol anhält. Dieser Effekt wird kompensiert durch den hohen Wert der thermischen Expansion der im abgebundenen Zustand fast ausschließlich aus SiO_2 bestehenden Massen.

19.1.2 Dubliermassen

Beim Modellgussverfahren muss vom Arbeitsmodell ein Duplikat aus Einbettmasse angefertigt werden, das zusammen mit dem fertigen Wachsmodell des Metallgerüstes eingebettet wird. Zu diesem Zweck wird mithilfe einer Dubliermasse ein Negativ des Arbeitsmodells angefertigt und anschließend mit Einbettmasse ausgegossen. Zum Duplieren werden reversible und irreversible elastische Materialien verwendet.

Neben den irreversiblen Materialien auf Alginat- oder Silikonbasis mit ausreichender Fließfähigkeit, die sich in ihrem Reaktionsmechanismus von den Abformmaterialien gleichen Typs nicht unterscheiden, finden auch reversible Massen auf Agarbasis Verwendung (vgl. Kap. I. 1.1). Diese Dubliermassen unterscheiden sich von den Abformmaterialien auf Hydrokolloidbasis vor allem durch einen wesentlich höheren Wassergehalt, zudem enthalten sie in der Regel Glycerin. Nach dem Verflüssigen durch Erhitzen werden die Massen bei 45–60 °C aufbewahrt und auch verarbeitet. Niedrigere Temperaturen sind von Vorteil, um die thermische Kontraktion während der Abkühlung gering zu halten. Da sowohl die Hydrokolloide als auch die Alginate durch Wasserabgabe schrumpfen, ist bei diesen Massen eine sofortige Weiterverarbeitung der Modellnegative erforderlich. Der Vorteil der reversiblen Dubliermassen liegt in der häufigen, wenn auch limitierten Wiederverwendbarkeit. Allerdings erfordert das Verarbeiten dieser Massen einen entsprechenden technischen Aufwand für die Temperierung.

19.1.3 Beschichten

Aus kosmetischen Gründen, aber auch zur Abwehr allergischer Reaktionen wird bisweilen ein Beschichten der EMF-Legierungen empfohlen. Zu unterscheiden sind:

- **Vergolden** durch galvanisches Abscheiden: Beim Galvanisieren wird in einem elektrischen Feld eine dünne Goldschicht auf elektrisch leitfähigen Oberflächen eines Objektes abgeschieden. Vor dem Galvanisieren sind alle Flächen, die nicht beschichtet werden sollen, mit einem geeigneten Lack zu isolieren. Danach wird das zu beschichtende Objekt als Kathode in ein Elektrolytbad gebracht, das ein Salz und damit Ionen des abzuscheidenden Metalls enthält. Als Anode dient – damit das Bad nicht an Metallionen verarmt – zumeist eine Platte dieses Metalls (vgl. Kap. XI. 35.1.4). Die Qualität des Niederschlages hängt insbesondere auch von der Stromdichte (= Stromstärke/Kathodenfläche) ab. Eine niedrigere Stromdichte bedingt eine glattere Oberfläche und ein feineres Korn. Die Goldschicht ist wenig abrasionsfest, sodass nach dem Freilegen der EMF-Legierung die Gefahr der Lokalelementbildung besteht (vgl. Kap. XI. 35.1.5) mit der Folge von Korrosionserscheinungen, die die an der unbeschichteten Legierung übertreffen können. Die Verwendung von Legierungen mit unzureichender Mundbeständigkeit wird durch eine Vergoldung nicht legitimiert!
- Auftragen von **anorganischen Titanverbindungen** (z.B. TiN) nach unterschiedlichen, jedoch immer sehr aufwendigen Verfahren: Diese in der allgemeinen Technik dem Verschleiß- und Korrosionsschutz dienenden Beschichtungen mit Dicken von wenigen μm sind im Dentalbereich bezüglich ihrer Korrosionsschutzwirkung umstritten. Offenbar gewährleisten nicht alle Verfahren eine vollständige Bedeckung auch kompliziert geformter Oberflächen; zudem können Deformationen des Werkstückes zur Beschädigung der Deckschicht führen, wiederum mit der Gefahr der Lokalelementbildung. Wegen der hohen Arbeitstemperaturen von bis zu 500 °C ist

eine Beschichtung nur vor der Komplettierung eines Prothesengerüstes möglich. Titannitrid hat eine gelbliche Farbe, sodass mit geeigneten Schichtdicken dem Werkstück ein goldähnliches Aussehen verliehen werden kann.

Von einer Beschichtung aus nur kosmetischen Gründen ist abzuraten. Im Falle einer bestehenden Unverträglichkeit gegenüber der Metallbasis jedoch kann eine Vergoldung zumindest vorübergehend Abhilfe schaffen.

19.2 Gussklammern – Klammerretention

Das wichtigste Halteelement der modellgegossenen partiellen Prothese ist die Klammer. Bei der Gussklammer besteht die Möglichkeit, durch individuelles Vermessen des Arbeitsmodelles die Retentionswirkung recht gut zu dosieren. Im Folgenden soll die Funktionsweise einer Klammer, also der Zusammenhang zwischen Klammerkraft und Retention, näher erläutert werden.

Die Abbildung 80 zeigt schematisch die Wirkung der Klammerretention: Die Klammer sei so an den Zahn gelegt, dass ihre Spitze in der Sollposition den Abstand h vom prothetischen Äquator hat. Unter Berücksichtigung der Einschubrichtung ES wird die Klammerspitze bei Annäherung an den Äquator zunehmend aufgebogen bis zum Maximalbetrag y (Tiefe des genutzten Unterschnittes). Die erforderliche Biegekraft K erfährt der Zahn nach dem Prinzip actio = reactio als gleich große, entgegengerichtete Rückstellkraft K' der Klammer. Die Retention resultiert aus dem Verformungswiderstand der Klammer gegen ein weiteres Aufbiegen: Eine weitere Annäherung an den Äquator wird zunehmend erschwert, sodass auf diese Weise Abzugskräften entgegengewirkt wird.

Die beim Einsetzen und Herausnehmen der Prothese erforderliche maximale Aufbiegung y der Klammer muss im elastischen Teil der Spannung-Verformung-Kurve lie-

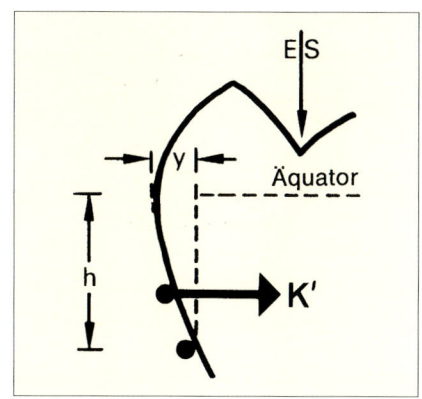

Abb. 80: Zur Wirkungsweise der Klammerretention

gen, da eine plastische Deformation die Klammer unbrauchbar macht. Aus diesem Grunde müssen auch die mit der Maximalbeanspruchung auftretenden Spannungszustände einen deutlichen Sicherheitsabstand von der Dehngrenze aufweisen, damit auch bei unsachgemäßem Umgang mit der Prothese eine plastische Deformation nach Möglichkeit vermieden wird. Dementsprechend ist die Klammer ausreichend stark zu dimensionieren. Andererseits dürfen die Klammerkräfte nicht zu groß werden, damit die Klammerzähne nicht unnötig hohen, das Parodontium schädigenden, horizontalen Belastungen ausgesetzt werden.

Bei der Verankerung von Prothesen mit Klammern müssen daher die Zusammenhänge zwischen Klammerabmessungen, Legierungseigenschaften, elastischer Aufbiegung und Biegekraft beachtet werden. Diese Zusammenhänge lassen sich am ehesten mithilfe des Biegeversuches am einseitig eingespannten Stab veranschaulichen (s. Abb. 69): Danach muss zur Erzielung einer bestimmten Klammerkraft K der Unterschnitt y umso größer sein, je länger der Klammerarm ist. Unter sonst gleichen Bedingungen nimmt die erforderliche Unterschnitttiefe ab, wenn der Querschnitt vergrößert wird; bei nicht kreisförmigem Querschnitt wirkt sich dessen Veränderung in Biegerichtung wesentlich stärker aus als senkrecht dazu. Für Legierungen mit hohem E-Modul (EMF-Legierungen) genügt bei sonst gleichen Bedingungen ein kleinerer Unterschnitt als bei solchen mit niedrigeren E-Modul-Werten (EM-Legierungen).

Während des Abziehens muss die Klammer bis zum Passieren des Äquators aufgedehnt werden. Hierbei wirkt die Zahnoberfläche als schiefe Ebene mit dem Neigungswinkel α gegen die Einschubrichtung (s. Abb. 81). Die Rückstellkraft K' der Klammer lässt sich nach dem Kräfteparallelogramm in zwei Komponenten zerlegen: in eine senkrechte ($K'_\perp$) und eine zur Zahnoberfläche parallele ($K'_\parallel$). $K'_\perp$ wird durch den Zahn kompensiert, $K'_\parallel$ versucht, die Klammer in die Grundstellung zurückzubewegen. Zum Abzie-

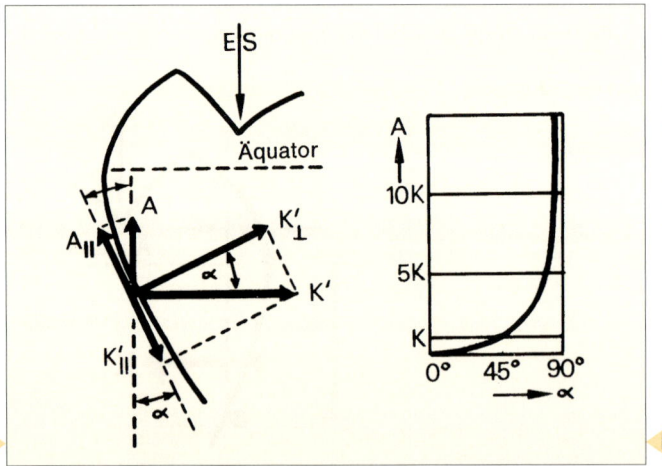

Abb. 81: Zur Berechnung der Abzugskraft A in Abhängigkeit von der Klammerkraft K' und dem Neigungswinkel α zwischen Zahnoberfläche und Einschubrichtung: **a)** Kräftediagramm, **b)** grafische Darstellung der Winkelabhängigkeit

hen muss daher eine größere, in entgegengesetzter Richtung wirkende Kraft aufgebracht werden. Sie ergibt sich als zur Zahnoberfläche parallele Komponente $A_\parallel$ der vertikal (parallel zur Einschubrichtung ES) wirkenden Abzugskraft A. Wenn $A_\parallel$ kleiner ist als $K'_\parallel$, gleitet die Klammer zurück.

Aus der Abbildung 81 ergeben sich folgende Beziehungen:

$K'_\parallel = K' \cdot \sin \alpha$
$A_\parallel = A \cdot \cos \alpha$

Im Fall des Gleichgewichtes gilt: $A_\parallel = K'_\parallel$ und somit:

$A \cdot \cos \alpha = K' \cdot \sin \alpha$
$A = K' \dfrac{\sin \alpha}{\cos \alpha}$
$A = K' \cdot \tan \alpha$ \hfill (8)

Die erforderliche Abzugskraft und damit die Retentionswirkung ist also nicht nur von der Klammerkraft K', sondern auch vom Unterschnittwinkel α abhängig und z.B. bei einer Neigung von 20° gut doppelt so groß wie bei 10°. Die Gleichung macht auch deutlich, dass sowohl in der Sollposition (K' = 0) als auch am Äquator (tan α = 0) die Retentionswirkung der Klammer gleich Null ist.

Die Gleichung 8 wurde unter idealisierenden Annahmen (Biegung eines geraden Stabes, Angriff der Abzugskraft an der Klammerspitze statt über die Prothesenbasis, Vernachlässigung von Reibungskräften) abgeleitet. Messungen an einem Phantommodell eines teilbezahnten Kiefers zeigen jedoch, dass diese Winkelabhängigkeit der Retention für Winkel bis zu etwa 30° und damit für die Mehrzahl der klinischen Fälle gut erfüllt ist. Für Winkel unter 45° ist die Retentionskraft immer kleiner als die Klammerkraft (s. Abb. 81 b).

Die Winkelabhängigkeit erklärt auch die klinischen Beobachtungen,
- dass trotz gleicher Unterschnittstiefe y manche Klammern guten Halt bieten, während andere kaum Retention geben,
- dass dental abgestützte partielle Prothesen zu Kippungen neigen: Eine Klammer muss erst aufgebogen, das heißt ein wenig in Richtung Äquator verlagert werden, ehe sie Retentionskräfte entwickelt. Wenn der Winkel α klein ist, so ist der Hub h bis zur maximalen Aufbiegung groß. Dem Abziehen oder einer Kippung der Basis wird ein verzögerter und zudem geringer Widerstand entgegengesetzt. Bei einem größeren Winkel dagegen ist die Retention nicht nur größer, sie wird auch schneller wirksam (s. Abb. 82).

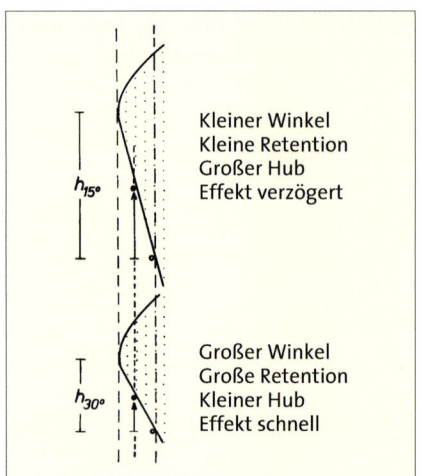

Abb. 82: Einfluss des Unterschnittwinkels auf die Länge des Abzugweges

Kleiner Winkel
Kleine Retention
Großer Hub
Effekt verzögert

Großer Winkel
Große Retention
Kleiner Hub
Effekt schnell

Die Abzugskraft bewirkt nicht nur die erwünschte Aufweitung der Klammer in horizontaler Richtung (s. Abb. 83 a), sie verursacht auch eine Deformierung des Klammerarms in vertikaler Richtung (s. Abb. 83 b), da ja die Abzugskraft von der Basis her wirkt. Dieser Aspekt ist beim Einsetzen der Klammer von Bedeutung. Für diesen Vorgang gilt ein der Gleichung 8 entsprechender Zusammenhang zwischen Einsetzkraft und Neigung der schiefen Ebene oberhalb des Äquators (s. Abb. 84). Da hier in der Regel größere Winkel mit Werten auch über 45° (s. Abb. 81 b) auftreten, besteht die Gefahr einer bleibenden Deformation der Klammer in vertikaler Richtung.

Die Form der Gussklammern weicht in zweierlei Hinsicht von der zylindrischen Drahtform ab (s. Abb. 85): Zum einen entspricht der Querschnitt der Klammerarme einem Kreissegment, wobei die ebene Seite der Zahnoberfläche anliegt. Dadurch wird das Risiko einer plastischen Deformation in vertikaler Richtung beim Einsetzen verringert, weil der Biegewiderstand parallel zur Sehne (vertikale Auslenkung) wesentlich größer ist (vgl. Gleichung 6) als der angestrebte, für die Retention entscheidende Biegewiderstand

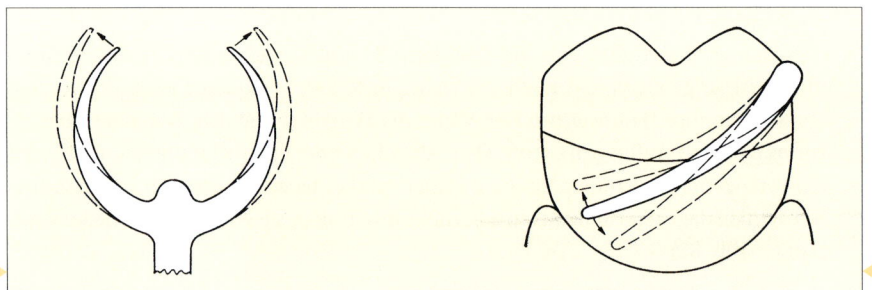

Abb. 83: Aufbiegung der Klammerarme in horizontaler (a) und vertikaler Richtung (b)

Abb. 84: Einfluss der Zahnform oberhalb des Äquators auf die zum Einsetzen erforderliche Kraft

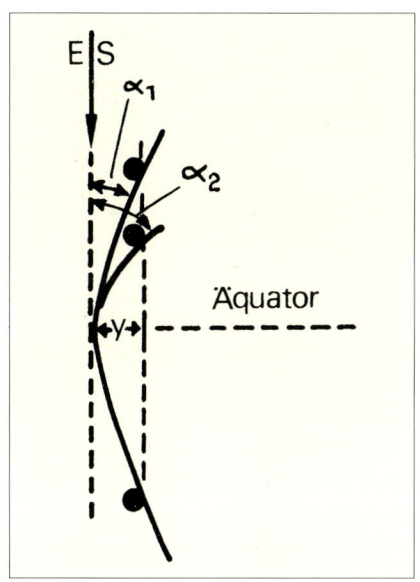

senkrecht dazu (horizontale Auslenkung; s. Abb. 86). Zum anderen verjüngt sich der Querschnitt der Klammerarme kontinuierlich zur Klammerspitze hin. Diese Querschnittsabnahme wird so gewählt, dass die Biegespannung σ_B (= Biegekraft/Querschnitt), die bei konstantem Klammerquerschnitt dem Drehmoment M proportional ist, an jeder Stelle der Klammer gleich groß wird (s. Abb. 87). Auf diese Weise wird die

Abb. 85: Form eines Gussklammerarmes

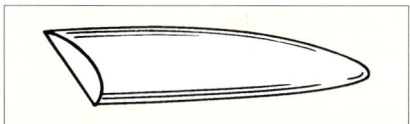

Abb. 86: Unterschiedliche Biegewiderstände W gegen vertikale und horizontale Krafteinwirkung

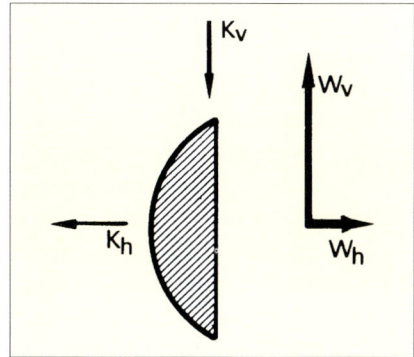

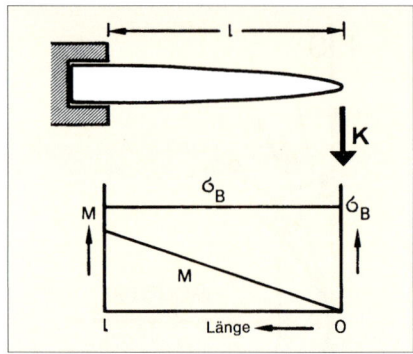

Abb. 87: Die Querschnittsverjüngung bewirkt eine konstante Biegebeanspruchung σ_B

Biegebeanspruchung der Klammer über die ganze Länge des Klammerarms konstant und führt nicht – wie im Fall eines Stabes mit konstantem Querschnitt – zu einer Sollbruchstelle an der Einspannstelle (Übergang in den Klammerkörper), dem Ort mit dem größten Drehmoment (s. Abb. 70).

Bei der ursprünglichen Art des **Vermessens** nach **Ney** wird im Grunde nur die Unterschnitttiefe y variiert und zwar in Abhängigkeit von einer vorgegebenen Klammerlänge l. Die Kraft K ist in diesem Fall eine Funktion von y. Einer in Abhängigkeit von der Konstruktion erwünschten individuellen Klammerkraft kann man nicht entsprechen. Auch der Querschnitt q wird nicht – zumindest nicht absichtlich – dem Einzelfall angepasst. Zwar hat die vermessene Gussprothese ihre Bewährungsprobe längst mit Erfolg bestanden, die Möglichkeiten des Vermessens sind beim Ney-System jedoch nicht voll ausgeschöpft. Dies soll an einigen Beispielen demonstriert werden:

◢ Aufgrund der festgelegten Einschubrichtung ist an einem Molaren das nutzbare unter sich gehende Gebiet für den Messteller 020 zu klein; folglich wird die Klammerkraft entsprechend gemindert. Diese ließe sich trotz des geringen Unterschnittes erhöhen, wenn man den Querschnitt vergrößert. Leider stehen aber für solche Situationen keine Schablonen zur Verfügung. Eine willkürliche Verstärkung des Klammerarms durch den Techniker widerspricht dem gesamten System.

◢ Bei festgelegter Einschubrichtung ist der unter sich gehende Bereich eines Prämolaren so ausgeprägt und deshalb die Führungslinie so weit okklusal gelegen, dass der Klammerarm auf der Mitte des Zahnes zu liegen kommt, was sich kosmetisch als störend erweist. Die in diesem Falle anzustrebende Verlegung des Klammerarms nach zervikal lässt sich nur dann erreichen, wenn man den Querschnitt verringert, um so der größeren Unterschnitttiefe y zu entsprechen. Auch für solche Vorhaben fehlen die entsprechenden Wachsschablonen.

◢ Der E-Modul der verwendeten Legierung wird ebenfalls nicht entsprechend berücksichtigt, da nur ein Satz von Messtellern vorhanden ist und dieser gleichermaßen für Edel- und EMF-Legierungen eingesetzt wird.

Bei neueren Vermessungssystemen kann sowohl die Unterschnitttiefe y stufenlos gewählt als auch der Klammerquerschnitt q variiert werden (durch gezieltes Kürzen der Schablonen von der Spitze aus). Aus Tabellen, die auch die unterschiedlichen E-Moduln von Edelmetall- und EMF-Legierungen berücksichtigen, können dann für einen geplanten Klammerverlauf – gegeben durch l und y – die für eine gewünschte Klammerkraft (bei maximaler Aufbiegung am Äquator) erforderlichen Querschnitte entnommen werden. Diese Systeme bieten somit neben den erweiterten Möglichkeiten zur Berücksichtigung individueller Gegebenheiten auch eine bessere Kontrolle der auftretenden Klammerkräfte.

Beim Einsetzen und Abziehen wirken immer auch einseitige horizontale Kräfte auf den Zahn ein, da der starre Teil der Klammer nämlich nur in der Sollposition Kontakt mit dem Zahn hat. In allen anderen Positionen der Klammer während des Einsetzens oder Abziehens wird daher der vom aufgebogenen Retentionsarm ausgeübte Schub auf den Zahn nicht kompensiert. Die Folge ist eine Verlagerung des Zahnes in seiner Alveole. Die Bewegung entspricht einer Rotation mit dem Drehpunkt etwas koronal der Wurzelmitte, sodass sich die Wurzelspitze entgegengesetzt zur Schubrichtung bewegt, während auf der Gegenseite der Zahnhals gegen den Alveolenrand drückt (s. Abb. 88). Je weiter die Zahnkrone der einwirkenden Kraft ausweicht, desto weniger muss die Klammer aufgebogen werden; die Auslenkung der Krone kompensiert also einen Teil der Unterschnitttiefe y. Die häufigen Horizontalschübe können sich auf die Dauer sehr ungünstig auswirken und eine zunehmende Lockerung des Zahnes verursachen, sodass schließlich die Retention vornehmlich auf der Elastizität des Zahnhalteapparates statt auf der des Klammerarmes beruht.

Es leuchtet ein, dass die beschriebenen Wirkungen vorwiegend von gegossenen Einarm- und Ringklammern sowie von gebogenen L-Klammern hervorgerufen werden, weil bei diesen jeweils nur auf einer Seite ein Federarm liegt. Bei C-Klammern heben sich die Horizontalkräfte im günstigsten Fall wegen der Retention auf beiden Seiten gegenseitig auf.

Abb. 88: Vom starren Klammerteil nicht kompensierter Horizontalschub des Retentionsarmes

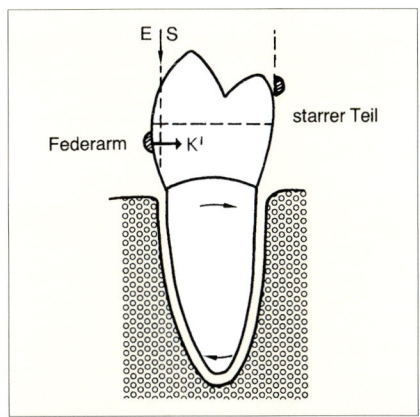

Eine Gussklammer liegt in der Sollposition dem Zahn spannungsfrei an. Retentionskräfte treten daher erst auf, wenn die Klammer in Richtung Äquator bewegt wird. Unter diesem Gesichtspunkt wäre eine definierte Vorspannung der Klammer bereits in der Sollposition von Vorteil. Aus dieser Situation resultiert aber ein Drehmoment für den Zahn, sofern – wie es praktisch immer der Fall ist – der Federarm der Klammer weiter zervikal liegt als der Oberarm (s. Abb. 89). Unter der Wirkung dieses Drehmomentes wird der Zahn permanent gekippt, bis die Klammer wieder spannungsfrei anliegt; erneutes Aktivieren (Nachbiegen) der Klammer verstärkt die Kippung mit allen negativen Folgen für die Okklusion. Es ist gerade der Vorteil der Gussklammern gegenüber den gebogenen Drahtklammern, dass ihr spannungsfreies Anliegen in Sollposition der Prothese zuverlässiger erreicht werden kann.

Die Nachteile der Gussklammer, nämlich die geringe Retention bei kleinen Unterschnittwinkeln und die funktionsbedingten Horizontalkräfte, lassen sich an natürlichen Zähnen nicht eliminieren. Wird ein Klammerzahn aber überkront, so können durch eine geeignete Gestaltung der Krone unter Berücksichtigung der dargestellten Zusammenhänge diese Nachteile gemindert und sogar vermieden werden. So kann zum einen der Unterschnittwinkel gezielt mit z.B. 30° festgelegt werden, wodurch eine gute Retention erreicht wird, die sehr schnell nach Beanspruchung effektvoll einsetzt (s. Abb. 82). Zum anderen lässt sich der Neigungswinkel der Zahnfläche oberhalb des Äquators, die beim Einsetzen die Klammer führt (s. Abb. 84), hinreichend klein halten. Auf der Seite des Oberarms lässt sich durch Parallelfräsung ein kontinuierliches Widerlager schaffen, sodass die vom Unterarm verursachte Horizontalkraft auf den Zahn während aller Einsetz- und Retentionsvorgänge von der Prothese kompensiert wird (s. Abb. 90).

Bei sinnvoller Anwendung und Ausnutzung der geschilderten Sachverhalte kann die Gussklammer insbesondere dann zu den Halteelementen, die ihre Retentionswir-

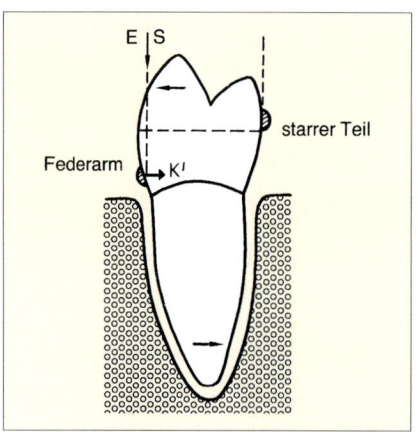

Abb. 89: Drehmoment einer Klammer mit Vorspannung

Abb. 90: Kompensation der horizontalen Klammerkraft durch ein kontinuierliches Widerlager

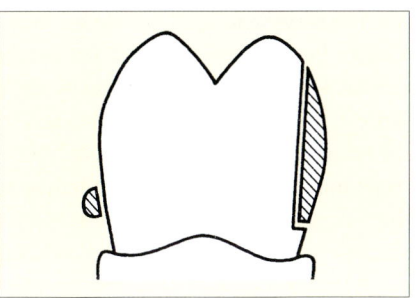

kung über Friktion erzielen, in Konkurrenz treten, wenn nur wenig Hubhöhe zur Verfügung steht, eine für Friktionsgeschiebe besonders ungünstige Situation.

19.3 Andere Retentionssysteme (Kombinationsarbeiten)

Es gibt weitere, prothetisch anspruchsvolle Möglichkeiten, partielle Prothesen am Restgebiss zu befestigen, z.b. die Verwendung von ineinander passenden Teilen, von denen eines Bestandteil des festsitzenden Ersatzes (Primärteil), das andere in die Prothese integriert ist (Sekundärteil). Je nach Art der Retentionswirkung kann man unterscheiden:

- Systeme, die nach dem **Druckknopfprinzip** funktionieren; die Retention beruht auf der zunehmenden Deformation des Knopfes und/oder der Öse mit zunehmender Hubhöhe. Anders als bei den Klammern kann auch in der Sollposition eine Retention erzielt werden.
- **Geschiebe** (Stege, Teleskope, spezielle Formen) weisen zur Abzugsrichtung parallele Kontaktflächen auf, deren Verschiebung gegeneinander durch Friktion beeinträchtigt wird. Da die Haftreibung (Teile zueinander in Ruhe) immer größer ist als die Gleitreibung, resultiert die größte Retention in der Sollposition; ist diese Retention überwunden, so wirkt noch die Gleitreibung bis zur völligen Trennung der Geschiebeteile.
- **Konuskronen** vermitteln ausschließlich eine Haftreibung; ist diese überwunden, so geraten Primär- und Sekundärteil außer Kontakt, die Retention fällt unmittelbar auf Null. Da die Friktion proportional zur Kraft ist, mit der die reibenden Flächen zusammengepresst werden, ist die jeweilige Retentionswirkung einer Konuskrone auch von der Kraft abhängig, mit der Primär- und Sekundärteil zusammengefügt (verkeilt) werden. Zusätzlich hat der Konuswinkel einen Einfluss: Je kleiner der Winkel ist, desto größer ist die Retention bei gleicher Fügekraft.
- **Riegelsysteme**, bei denen durch Schieben, Drehen oder Kippen eines Riegels Primär- und Sekundärteil mechanisch miteinander verblockt werden, haben eine unbegrenzte Retention.

Retentionssysteme sind entweder vorgefertigt und dann durch Angießen, Löten, Kleben, Verschrauben oder Schweißen am Zahnersatz zu befestigen oder sie werden individuell gefertigt. Letzteres kann durch Aufgießen vereinfacht werden. Hierbei wird die fertige Primärkonstruktion mit in die Gussmuffel eingebettet und dient als Former für das Sekundärteil der Kombinationsarbeit. Voraussetzung ist, dass Primär- und Sekundärlegierung beim Gießen nicht miteinander verschweißen. Das gelingt in der Regel nur durch spezielle Isoliermittel, die schon in sehr dünner Schichtdicke wirken müssen, da sie anderenfalls die Passung des Sekundärteils und damit die Friktion zu sehr beeinträchtigen. Bei einigen EMF-Legierungen reicht die Oxidschicht aus, um ein Aufgießen mit der gleichen oder ähnlichen Legierungen zu ermöglichen.

19.4 Die Basis

Das Bestreben der prothetischen Therapie muss darauf gerichtet sein, die auf das Gebiss einwirkenden, unvermeidlichen Kräfte soweit wie möglich zu verteilen, damit keines der betroffenen Gewebe über seine Leistungsfähigkeit hinaus belastet wird. Dieses Ziel lässt sich nur mit einer möglichst starren, das heißt schwer verformbaren Basis erreichen. Das soll an einem einfachen Beispiel gezeigt werden: Eine ebene Platte als Modell einer Prothesenbasis liegt auf einer nachgiebigen Unterlage (Schaumgummi), durch die das resiliente Gewebe simuliert wird. Ist die Platte starr, so wird der Druck (= Kraft/Fläche) gleichmäßig auf die Unterlage verteilt (s. Abb. 91). Ist sie aber leicht deformierbar, so wird die Unterlage vorwiegend im Bereich der Krafteinwirkung belastet. Eine gleichmäßige Verteilung des Druckes kommt nicht zustande; die Enden der Platte können sich je nach dem Grad der elastischen Durchbiegung sogar von der Unterlage abheben.

Der Verformungswiderstand eines Modellgerüstes ist vom E-Modul der verwendeten Legierung und von der Dicke der Platte abhängig. Da der E-Modul mit der Wahl der Legierung festgelegt ist, kann die erforderliche Stabilität einer partiellen Prothese nur

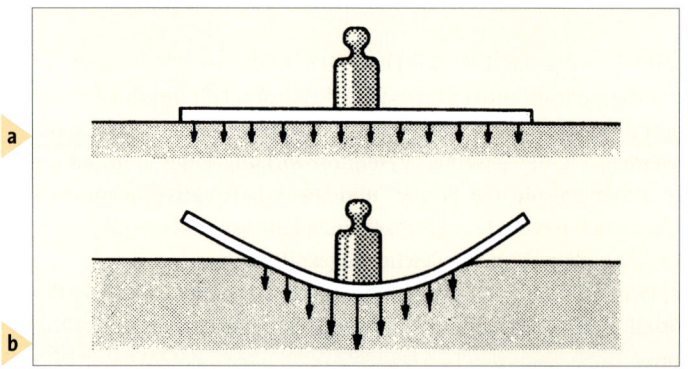

Abb. 91: Druckverteilung: **a)** unter einer starren, **b)** unter einer flexiblen Platte

19.4 Die Basis

durch eine ausreichende Dimensionierung von Platte, Bügel und Verbindungselementen erzielt werden. Die Elemente partieller Prothesen werden vorwiegend auf Biegung beansprucht; es sei hier wieder an die besondere Bedeutung der Abmessungen parallel zur Biegerichtung erinnert (vgl. Kap. VI. 18.1.2). Es ist falsch, wenn der höhere E-Modul einer Gusslegierung ausschließlich für eine grazilere Gestaltung der Prothesenbasis genutzt wird.

19.4.1 Schweißen

Im Rahmen der Anfertigung partieller Prothesen wird es gelegentlich notwendig, Werkstücke aus EMF-Legierungen miteinander zu verbinden. Dies lässt sich am besten durch Schweißen erreichen.

Im Gegensatz zum Löten werden die zu verschweißenden Partien der Werkstücke unter leichtem Kontaktdruck bis in das Schmelzintervall erhitzt, sodass nach dem Erstarren der schmelzflüssigen Zone eine direkte Kristallverbindung entsteht. Bei Werkstücken aus verschiedenen Legierungen dürfen die Schmelzintervalle nicht zu weit voneinander entfernt sein, da sonst eine Überhitzung oder gar ein völliges Aufschmelzen des niedriger schmelzenden Teiles erfolgt. Werkstücke aus der gleichen Legierung lassen sich somit am einfachsten verschweißen.

Wegen der im Allgemeinen kleinen Abmessungen der zu verschweißenden Stücke wird in der Dentaltechnik bevorzugt das elektrische **Punktschweißverfahren** angewandt (Schweißnähte entstehen durch eine Folge dicht benachbarter Schweißpunkte). Hierbei dient die elektrische Widerstandswärme (Joulesche Wärme) zur Erhitzung. Die Verwendung spitzer Elektroden gestattet es, den Ort der Verschweißung genau zu wählen und insbesondere punktförmig zu halten. Es wird also, anders als bei der Verwendung einer Brennerflamme, nur ein sehr kleiner Bereich – die unmittelbare Umgebung der Schweißzone – stark erhitzt. Zudem fließt der Strom nur für den Bruchteil einer Sekunde. Die nachteiligen Folgen der Schweißglühung (z.B. Rekristallisation oder Gefügeumwandlung) sind also gering und treten nur streng lokalisiert auf.

Voraussetzung für das Punktschweißen ist ein hoher elektrischer Widerstand des zu verschweißenden Materials, um eine hinreichende Erhitzung zu erzielen, und eine geringe Wärmeleitfähigkeit, wodurch ein schnelles Abfließen der Wärme in die Umgebung erschwert wird. Diese beiden Eigenschaften sind bei metallischen Werkstoffen immer gekoppelt. EMF-Legierungen erfüllen diese Forderungen sehr gut, während Edelmetalllegierungen sich nicht zum Punktschweißen eignen.

Sollen Edelmetalllegierungen mit EMF-Legierungen metallisch verbunden werden, so kann dies durch Löten geschehen (vgl. Kap. IV. 8), das in diesem Falle mit besonderen Schwierigkeiten verbunden ist: Die üblichen Goldlote werden bei ihrer Arbeitstemperatur (bis 900 °C) von den hoch schmelzenden Legierungen nicht angenommen. Erst bei etwa 1000 °C entsteht mit dem benetzenden Lot eine Legierung. Diese Temperatur aber liegt für viele Goldlegierungen bereits oberhalb ihres Soliduspunktes. Die Lotstelle der EMF-Legierung wird daher in einem ersten Arbeitsgang mit einem Lot hoher Arbeitstemperatur (bis 1200 °C), z.B. auf Pd-Ag-Basis, beschichtet, das sich seinerseits mit dem normalen Goldlot bei dessen Arbeitstemperatur verbindet. Somit wird erst im zweiten Arbeitsgang das Edelmetall durch Goldlot mit der vorher „aktivierten" Lötstelle der EMF-Legierung verbunden.

Mithilfe eines **Mikroplasmabrenners** können Edelmetalllegierungen sowohl untereinander als auch mit EMF-Legierungen verschweißt werden. Dabei wird in einem gleichzeitig auch als Schutzgas fungierenden Argongasstrom zwischen der als Kathode dienenden Brennerelektrode und dem als Anode geschalteten Schweißgut ein eng gebündelter Lichtbogen (Plasma) mit Temperaturen von bis zu 4000 °C gezündet.

Eine weitere Möglichkeit zum Verschweißen kleiner Teile durch starke lokale Erhitzung in kleinsten Bereichen ist die Anwendung eines Lasers. Für das **Laserschweißen** eignen sich sowohl Edelmetall- als auch EMF-Legierungen sowie Kombinationen. Ein besonderer Vorteil dieses Verfahrens ist die geringe Wärmebelastung der Umgebung der Schweißstelle, wodurch Schweißungen auf dem Arbeitsmodell und – bei Reparaturen – auch an fertigen partiellen Prothesen möglich werden.

Generell ist die Festigkeit von Schweißverbindungen größer als die von Lötungen und erreicht im Allgemeinen die Eigenfestigkeit der geschweißten Legierung.

Metalle können sich auch bei Temperaturen weit unterhalb ihrer Schmelztemperatur verbinden (Kaltschweißen), wenn es gelingt, größere Areale ihrer Kontaktflächen auf atomare Distanzen anzunähern. Dieser innige Kontakt über größere Flächen wird im Allgemeinen durch die Oberflächenrauigkeit verhindert, kommt aber zustande, wenn die Oberflächenreliefs durch Zusammenpressen der zu verbindenden Teile plastisch deformiert werden – ein Effekt, der immer auftritt, wenn die beiden Teile gemeinsam auch makroskopisch plastisch deformiert werden, z.B. durch Walzen.

Bei den Goldhämmerfüllungen werden kleine Röllchen aus Goldfolie in der Kavität durch Hämmern kalt verschweißt (wird aufgrund des Zeitaufwands kaum angewandt).

VII Die Keramikkrone (Vollkeramikkrone)

20 Allgemein: Keramische Werkstoffe – 165
21 Aufbau und Herstellung von Keramikkronen – 177

Die Imitation natürlicher Zähne ist nicht nur ein Problem der Farbgebung; dem wäre mit einer Lackierung abgeholfen. Vielmehr sind Materialien erforderlich, deren Lichtdurchlässigkeit (Transluzenz, Transparenz) ebenso wie ihre Festigkeit den Werten der Zahnhartsubstanzen Schmelz und Dentin möglichst gut entsprechen. Unter diesem Aspekt sind keramische Materialien besonders geeignet, die im Vergleich zu Metallen zudem als biokompatibler gelten. Die ästhetische Imitation gelingt am besten, wenn bei der Versorgung eines Stumpfes die Restauration ausschließlich aus Keramik besteht (**Vollkeramikkronen, -teilkronen, -inlays**).

Dentale Keramiken können werkstoffkundlich in zwei Hauptgruppen unterteilt werden: Zum einen gibt es die Silikatkeramiken (Feldspat-/Glaskeramiken), die als klassische Dentalkeramiken für die zahnfarbene Keramikverblendung von Zahnersatz und zur Herstellung von vollkeramischen Inlays, Kronen und Veneers zum Einsatz kommen. Dazu treten zum anderen die Oxidkeramiken, die als Gerüstwerkstoff für vollkeramische Kronen und Brücken, aber auch als Implantate (vgl. Kap. III) dienen.

20 Allgemein: Keramische Werkstoffe

Typisch für keramische Gegenstände ist der Herstellungsprozess: Das pulverförmige Ausgangsmaterial wird mit einer geeigneten Flüssigkeit zu einem formbaren, aber standfesten Brei angemischt und nach der Formung bei Temperaturen – je nach Material – zwischen 700 und 2000 °C gebrannt. Beim Brennen reagieren die Pulverpartikel untereinander zu einer zusammenhängenden Masse, die spätestens nach dem Abkühlen Festkörpereigenschaften aufweist.

Dieser Prozess kann in unterschiedlicher Weise erfolgen: Bei ausreichend hohen Temperaturen können die Partikel mit ihren Kontaktflächen untereinander reagieren, wobei sie verschweißen; die Grenzflächen verschwinden (s. Abb. 92), die Zwischenräume werden kleiner und verkümmern schließlich zu wenigen, isolierten Hohlräumen (Brennschwund). Die Triebkraft für diesen als **Sintern** (thermisches Verfestigen von Pulverpackungen) bezeichneten Prozess ist die Verringerung der Oberflächenenergie. Beim Sintern liegt die Brenntemperatur deutlich unter der Schmelztemperatur.

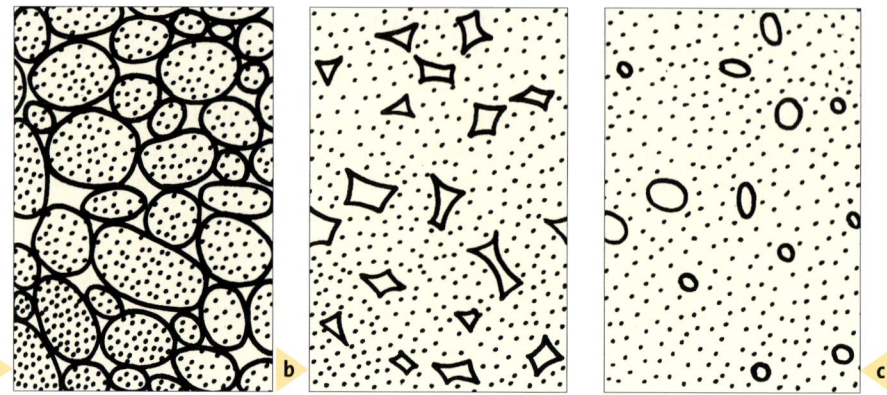

Abb. 92: Sinterprozess: Einzelpartikel vor dem Brennen (**a**) und zusammenhängende Masse nach unterschiedlich langen Brennzeiten (**b** und **c**)

Werden chemisch unterschiedliche Partikel gebrannt (oder wenn die einzelnen Partikel selbst unterschiedliche Phasen enthalten), so wird die Brenntemperatur häufig oberhalb der Schmelztemperatur der am niedrigsten schmelzenden Phase gewählt. Die geschmolzenen Bereiche fließen ineinander (Gewinn an Oberflächenenergie) und bilden eine zusammenhängende Matrix, die die anderen, höher schmelzenden Komponenten (aber auch Hohlräume) als Einschlüsse enthält (s. Abb. 93). Je nach Brenntemperatur, Brenndauer (mehrfaches Brennen) und chemischer Affinität zwischen Matrix und Einschlüssen erfolgt an den Grenzflächen eine Reaktion, wobei unter Umständen insbesondere kleinere Partikel völlig in der Matrix aufgelöst werden können. Umgekehrt besteht die Möglichkeit, dass die Matrix Kristallite ausscheidet.

Typisch für die Silikate ist, dass sie aus der Schmelze nur sehr schwer kristallisieren. Die Schmelze unterkühlt bei gleichzeitiger Zunahme der Viskosität und geht schließlich

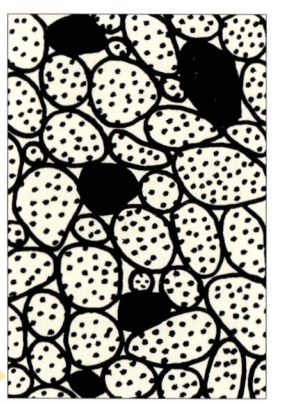
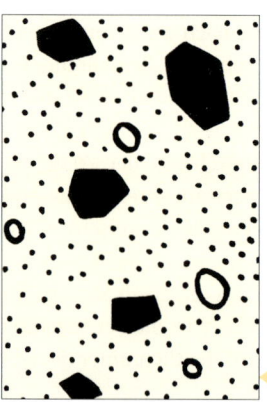

Abb. 93: Material mit unterschiedlichen Phasen vor (**a**) und nach dem Brennen (**b**)

bei der Einfriertemperatur (Glastemperatur) in den festen Glaszustand über. Die Abbildung 94 zeigt schematisch den Unterschied zwischen dem kristallinen und dem weniger geordneten Glaszustand des Quarzes (SiO_2). Quarz bildet auch im Glaszustand ein dreidimensionales Netzwerk (die 4. Valenz der Silicium-Atome in der Abbildung 94 hat man sich senkrecht zur Zeichenebene nach oben oder unten gerichtet zu denken), dessen Festigkeit sich von der des Kristalls praktisch nicht unterscheidet. Anders als beim Kristall wird beim Glas das Netzwerk schon bei Temperaturen oberhalb der Glastemperatur zunehmend unterbrochen durch Versagen der Si-O-Si-Bindungen; das Material erweicht zur unterkühlten Schmelze. SiO_2 löst im großen Umfang Metalloxide, wodurch das Netzwerk aufgelockert wird (s. Abb. 95), sodass gegenüber dem reinen Quarzglas sowohl die Festigkeit als auch die Glastemperatur abnehmen.

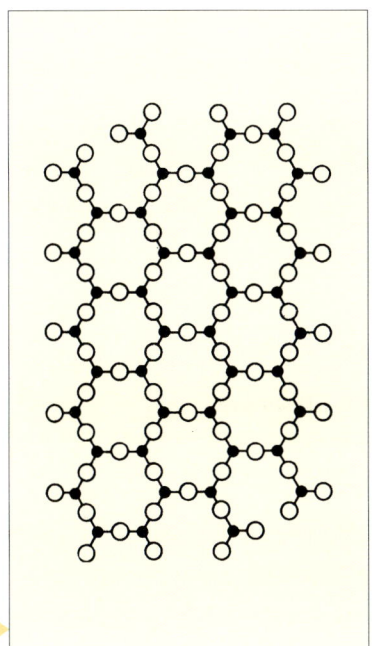
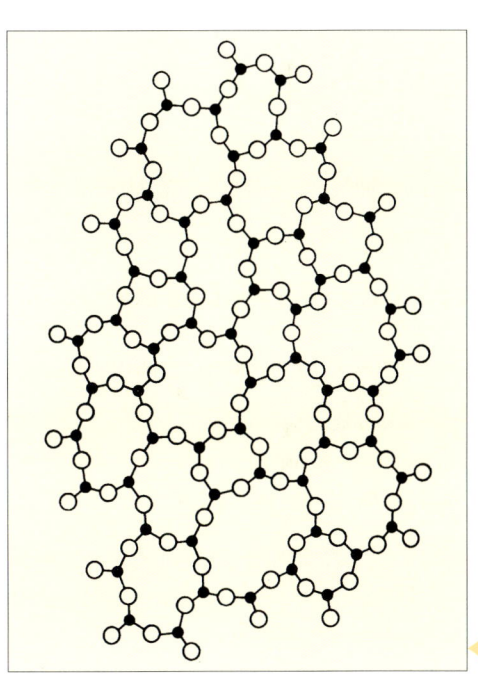

Abb. 94: Atomanordnung des Quarzes im kristallinen (**a**) und Glaszustand (**b**) schematisch; die 4., nicht gezeichnete Valenz des Siliciums steht senkrecht zur Zeichenebene [nach: Kingery WD (1967) Introduction to Ceramics. Wiley & Sons, New York, London, Sydney]

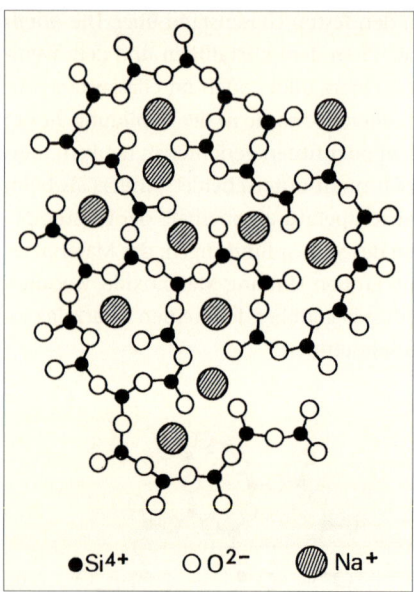

Abb. 95: Auflockerung der Netzstruktur durch ein Metalloxid, schematisch. Die zusätzlichen O^{2-}-Ionen unterbrechen die Si-O-Si-Bindungen [nach: Kingery WD, s. Abb. 94]

● Si^{4+} ○ O^{2-} ◍ Na^+

20.1 Dentalkeramische Massen

Allgemeiner Überblick über verwendete/verwendbare Werkstoffe:

Oxidkeramiken	Silikat-/Glaskeramiken
Glasinfiltriertes Al-Oxid	Feldspatkeramik
Glasinfiltrierter Mg-Al-Spinell	Leuzitkeramik
Glasinfiltriertes Zr-Oxid	Lithiumdisilikatkeramik
Dicht gesintertes Al-Oxid	Fluorapatitkeramik
Dicht gesintertes Zr-Oxid	

◢ **Silikatkeramiken:** Die Ausgangssubstanzen der Silikat- oder Glaskeramiken besitzen eine amorphe Struktur (Glasfritten) und werden aus Feldspat[42], Quarz und Kaolin[43] hergestellt. Die Verfestigung geschieht durch Zugabe verschiedener kristallbildender Zusätze. Die Kristallisation verstärkt die Keramik zum einen durch einen höheren Anteil an Leuzit (s.u.) und zum anderen durch fein verteilte Feldspatkristalle, wobei der Feldspatanteil ca. 60–80% beträgt. Kalifeldspat ist dabei für eine hohe Viskosität und Standfestigkeit verantwortlich. Dem Sintern folgt ein Vakuumbrand, der Porositäten im Gefüge verhindert und somit nochmals zu einer Erhöhung der Festigkeit führt. Die erreichbaren Festigkeitswerte übersteigen jedoch 100 MPa nur geringfügig. Leuzit- und Feldspatkeramiken zeichnen sich durch eine sehr gute Transluzenz, Transparenz, Lichtbrechung und Brillanz aus und verfügen über den sogenannten Chamäleon-Effekt, sodass sich der daraus gefertigte Zahnersatz sehr gut an die umgebende Zahnreihe anpasst.

◢ **Oxidkeramiken**: Oxidkeramiken sind einphasige Materialien, die aus Metalloxiden (z.B. Al_2O_3, ZrO_2) zusammengesetzt sind. Sie können entweder als **Schlicker** (Flüssigkeit-Pulver-Gemisch) oder in **dicht gesintertem Zustand** sowie in einer **Sinterzwischenstufe** („Grünzustand", kreideartig) verarbeitet werden, wobei sie jedoch nach der Bearbeitung nochmals im Ofen gesintert werden müssen. Bei porösen Gerüsten werden die Poren zwischen den gesinterten Partikeln durch Glasinfiltration mit einem Lanthanglas gefüllt. Damit erhält das Material seine hohe mechanische Endfestigkeit und die ästhetischen Eigenschaften (s. Kap. VII. 21.1). Die Festigkeitsbereiche reichen je nach Typ von 500 MPa (z.B. InCeram Alumina) bis über 1000 MPa (Zirkondioxid).

Die dentalkeramischen Massen leiten sich zwar vom Porzellan ab, sind inzwischen bezüglich ihrer Zusammensetzung jedoch deutlich von diesem zu unterscheiden. Ihre Hauptbestandteile sind Feldspat (vor allem Kalifeldspat) und Quarz, während Kaolin, die wichtigste Komponente der Porzellane, nur in geringen Konzentrationen oder gar nicht vorhanden ist:

	Dentalkeramik	**Porzellan**
Feldspat	60–80m%	20–30m%
Quarz	15–25m%	20–25m%
Kaolin	0–5m%	40–60m%

Die Bezeichnung einer Keramikkrone als „Porzellankrone" ist somit nicht mehr korrekt.

Weitere Zusätze in kleinen Mengen dienen der gezielten Beeinflussung bestimmter Eigenschaften wie der Brenntemperatur, der Formfestigkeit während des Brennens (Viskosität) und dem thermischen Ausdehnungskoeffizienten. Die Einfärbung zur Nachahmung der vielfältigen Farbnuancen der natürlichen Zähne erfolgt mit brennfesten Oxiden verschiedener Metalle (**Spinelle**), z.B. Kobalt (blau), Chrom (grün), Titan (gelb), Eisen (rot) und anderen.

Die geeigneten Mischungen der pulverisierten Komponenten werden vom Hersteller gebrannt, der entstehende Scherben (Fritte) wird zerkleinert und gemahlen. Durch diese Vorbehandlung wird eine Entmischung der Komponenten während des Transportes und der Lagerung des Pulvers sicher vermieden. Eventuelle Reaktionen der verschiedenen Komponenten untereinander haben begonnen und sind je nach Brenndauer und

Brenntemperatur – die deshalb bei der Herstellung genau kontrolliert werden müssen – mehr oder weniger weit fortgeschritten, sodass sich die Zusammensetzung der verschiedenen Phasen beim Brennen im Dentallabor nicht mehr gravierend ändert. Dies bewirkt eine bessere Konstanz der Eigenschaften während der Verarbeitung, wodurch der Brennvorgang erleichtert und die Qualität der fertig gestellten Arbeiten besser reproduzierbar wird.

Zum Anmischen der Pulver wird meistens destilliertes Wasser als Bindemittel benutzt. Zur Verbesserung des Zusammenhaltes der Partikel ist den Pulvern häufig Stärke oder Zucker zugesetzt, welche die Partikel nach dem Trocknen verkleben. Diese Zusätze verbrennen während des Brennvorgangs rückstandslos, ebenso wie organische Farbstoffe, die zur Unterscheidung verschiedener Pulver beigemischt sein können.

Die Silikatkeramiken bestehen nach dem Brennen aus einer gläsernen Feldspatmatrix mit kristallinen Einschlüssen (s. Abb. 93 b) vorwiegend aus Leuzit[44], einer hoch schmelzenden Phase, die bereits beim Herstellen der Fritte entsteht. Der Anteil dieser Phase wird jedoch auch durch den Brennprozess im Labor beeinflusst: Eine niedrige Brenntemperatur, eine längere Brennzeit (wiederholtes Brennen) und eine langsame Abkühlung begünstigen die Kristallisation bzw. beeinträchtigen die Kristallauflösung und umgekehrt. Die Leuzitkristalle verleihen den dentalkeramischen Schmelzen ihre hohe Viskosität als Voraussetzung dafür, dass während des Brennens die modellierte Form nicht zerfließt. Auch die mechanische Festigkeit der gebrannten Keramik nimmt mit zunehmendem Leuzitgehalt zu, desgleichen der thermische Ausdehnungskoeffizient.

20.2 Volumenänderungen

Der **Brennschwund** keramischer Massen kann bis zu 40 Vol.-% betragen. Für das Modellieren und für die Farbgebung ist diese Eigenschaft nicht günstig. Der Techniker muss die Volumenverminderung nämlich beim Auftragen und Schichten der Massen möglichst genau einkalkulieren. Zwar kann man eine gebrannte, zu kleine Krone durch Anbrennen vergrößern und eine zu große durch Beschleifen auf das richtige Maß bringen, aber beide Maßnahmen sind mit Nachteilen verbunden: Durch Anbrennen wird die Zahl der Vakuumbrände erhöht, durch Beschleifen ändert man die Relation der Schichten zueinander und somit die Farbwirkung.

Der Brennschwund ist gleich der Differenz der Teilchenzwischenräume in der ungebrannten Modellation (gefüllt mit dem Bindemittel) und dem Volumen der nach dem Brennen in der Masse verbliebenen Poren. Der Schwund ist somit um so kleiner, je höher die Packungsdichte der Teilchen vor dem Brennen und je größer die Porosität nach dem Brand ist. Aus Gründen der mechanischen Festigkeit und der optischen Qualität sind Poren in der gebrannten Dentalkeramik jedoch unerwünscht; das Brennen unter

Vakuum dient dem Ziel einer möglichst porenfreien Matrix. Die Volumenänderung kann daher nur mit einer erhöhten Packungsdichte reduziert werden. Dies gelingt durch eine geeignete Mischung unterschiedlicher Teilchengrößen im Pulver, sodass in die großen Zwischenräume großer Teilchen kleinere Partikel eingelagert werden können. Wichtig ist auch ein Verdichten der Masse durch häufiges und intensives Vibrieren während des Modellierens. Dabei tritt das flüssige Bindemittel an die Oberfläche, wo es mit Fließpapier abgesaugt wird. Trotz dieser Maßnahmen lässt sich der Brennschwund der dentalkeramischen Massen kaum unter 15 Vol.-% reduzieren.

20.3 Mechanische Eigenschaften

Die Bindungskräfte der Silikatkeramiken sind denen von Metallen vergleichbar. Ihre E-Modulen entsprechen in etwa den Werten der dentalen Goldlegierungen (vgl. Anhang, Tab. 5). Im Gegensatz zu den auch plastisch verformbaren und erst danach zu Bruch (**Duktilbruch**) gehenden Metallen (s. Abb. 96 b) können keramische Materialien nach dem Brennen jedoch nicht plastisch deformiert werden. Größere Verschiebungen der Atome gegeneinander führen zur Zerstörung der atomaren Bindungen und damit zum Bruch der Probe (**Sprödbruch**). Elastizitätsgrenze und Zerreißfestigkeit sind somit praktisch identische Größen (s. Abb. 96 a).

Eine Folge der Sprödigkeit ist, dass bei Zugbelastung im Allgemeinen nicht die theoretische Zerreißfestigkeit erreicht wird. Ursache der vorzeitigen Zerstörung sind Unregelmäßigkeiten an der Oberfläche: Bei Zugbeanspruchung kommt es z.B. in der Umgebung einer Kerbe (s. Abb. 96 c) zu Spannungskonzentrationen. An dieser Stelle wird bei weiterer Belastung die Zerreißfestigkeit zuerst überschritten, es kommt zum Bruch, wodurch sich die Kerbe vertieft. Gleichzeitig erhöht sich die Zugspannung (Zugkraft/Fläche!) im verkleinerten Probenquerschnitt, sodass sich der Riss unaufhaltsam über den ganzen Querschnitt ausbreitet (es sei denn, der Riss wird von einem mechanisch stabileren Einschluss – z.B. Leuzit – aufgehalten). Die Probe reißt, lange bevor die auf den makroskopischen Querschnitt bezogene Zugspannung den Wert der theoretischen Zerreißfestigkeit erreicht hat. Anders verhält es sich bei den Metallen: Hier führt eine lokale Spannungskonzentration zu einer plastischen Deformation. Diese bewirkt immer auch einen Abbau der mechanischen Spannung (s. Abb. 96 b u. Abb. 76); die Situation wird buchstäblich entschärft durch die Einebnung der Kerbe (s. Abb. 96 d).

Die Glasur zur Erzeugung einer möglichst glatten Oberfläche ist daher auch für die Zerreißfestigkeit keramischer Materialien von Bedeutung. Neben den praktisch unvermeidbaren Unregelmäßigkeiten der Oberfläche führen auch Einschlüsse, Poren und Mikrorisse im Inneren (bei keramischen Massen häufig infolge einer zu schnellen Abkühlung nach dem Brennen) zu lokalen Spannungskonzentrationen und damit zur Beeinträchtigung der Zugfestigkeit.

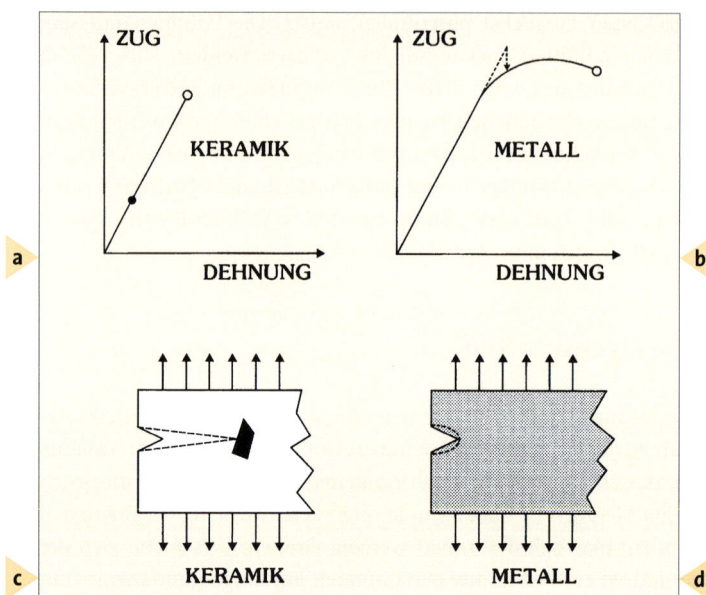

Abb. 96: Typische Zug-Dehnung-Diagramme für spröde (z.B. Keramik; **a**) und duktile Werkstoffe (z.B. Metall; **b**) sowie das entsprechende Kerbverhalten unter Zugbelastung (**c** bzw. **d**). Mechanisch stabile Einschlüsse in spröden Materialien behindern die Rissausbreitung.

Bei Druckbelastung wirken Kerben nicht als Ausgangspunkte von Rissen. Die Druckfestigkeit der keramischen Massen ist entsprechend hoch; ihre Härte übertrifft die der Stähle (vgl. Anhang, Tab. 7 und 8). Der Abrasionswiderstand der dentalkeramischen Materialien ist dem des natürlichen Zahnschmelzes vergleichbar.

Diese Eigenschaften haben ganz bestimmte klinische Konsequenzen. Die Krone muss satt auf einer Stufe aufruhen, sodass die vertikalen Kräfte durch Druckspannungen kompensiert werden. Bei stufenlosen Präparationen kann dagegen der konische Stumpf wie ein Keil die Krone dehnen, was schon bei kleinen Kräften zum Bersten der Keramik führen kann. Die horizontalen Kraftkomponenten, die bei oberen Zähnen und normalem Scherenbiss von palatinal die Krone treffend nach vestibulär gerichtet sind und die Krone auf Biegung beanspruchen, bedingen das größte Risiko. Nur durch ausreichende Schichtdicken und strikte Vermeidung von Überbelastungen (Frühkontakte) sind Sprünge zu vermeiden.

Eine weitere charakteristische und klinisch sehr bedeutsame Eigenschaft der dentalkeramischen Materialien ist ihre ausgeprägte Beständigkeit gegen korrosive Substanzen. Allerdings können in Gegenwart von Feuchtigkeit Si-O-Si-Bindungen hydrolysiert werden:

$$-\overset{|}{\underset{|}{Si}} - O - \overset{|}{\underset{|}{Si}} - \ +\ H_2O \rightarrow 2\ -\overset{|}{Si} - OH$$

Diese Reaktion wird durch mechanische (Zug-)Spannungen gefördert, wie sie z.b. immer auch an einer Rissfront vorhanden sind, sodass auch ohne äußere Belastungen eine Rissausbreitung und damit ein Abfall der mechanischen Festigkeit im Laufe der Zeit eintreten kann.

Deutlich alkalische Lösungen wirken korrosiv. Im Austausch gegen H^+-Ionen können Feldspatkeramiken Na^+- und/oder K^+-Ionen freisetzen (s. Abb. 95). Dentalkeramische Oberflächen sind mit Flusssäure z.b. für Retentionszwecke ätzbar; für die Fluoridierung verwendete Flüssigkeiten und Gele können glasierte Oberflächen schädigen.

Die (Biege-)Festigkeit der Silikatkeramiken kann durch Zugabe von Aluminiumoxid(Al_2O_3)- und stärker noch durch Zirkonoxid(ZrO_2)-Partikel (Dispersionsverstärkung) auf mehr als das Doppelte gesteigert werden, indem diese Partikel die Rissausbreitung behindern (s. Abb. 96 c); entsprechend wirkt eine Erhöhung des Leuzitgehaltes. Da durch diese Zugaben aber auch die Transluzenz stark verringert wird, sind aluminiumoxid-, zirkonoxid- bzw. leuzitverstärkte Keramiken aus ästhetischen Gründen nur als Kernmassen zu verwenden.

20.3.1 Oxidkeramiken

Bei den Oxidkeramiken unterscheidet man glasinfiltrierte und dicht gesinterte Materialien. Die **Infiltrationskeramik** besteht aus oxidkeramischen Mikropartikeln (Aluminiumoxid, Magnesium-Aluminiumoxid und Zirkondioxid) und wird in einem zweiten Arbeitsgang mit einem lanthanhaltigen Glas infiltriert. Dadurch entsteht das endgültige Keramikgerüst, das praktisch porenfrei ist. Die dichte Kornpackung sowie die Sinterbrücken zwischen den oxidkeramischen Partikeln führen zu einer effektiven Behinderung der Rissbildung und -ausbreitung und zusammen mit dem Infiltrationsglas zu einer sehr hohen Biegefestigkeit und Risszähigkeit (Widerstand gegen Rissausbreitung).

Dicht gesinterte Oxidkeramiken bestehen ausschließlich aus kristallinen Metalloxiden (**polykristalline Oxidkeramiken**; z.B. ZrO_2) und weisen keine Glasphase auf.

Zirkoniumdioxid-Keramiken (ZrO_2) werden durch Zusatz von Oxiden (zumeist Dotierung mit Y_2O_3) in ihrer tetragonalen Modifikation stabilisiert, wodurch eine hohe Bruchzähigkeit (Widerstand gegen Rissausbreitung) erreicht wird. Die Ursache dafür liegt in der Behinderung der Rissausbreitung durch eine Entlastung der Rissspitze infolge der spannungsinduzierten t-m-Phasenumwandlung (tetragonal nach monoklin) des ZrO_2. Diese Spontanumwandlung ist mit einer Volumenzunahme verbunden. Dabei schließt sich der Riss aktiv, das heißt, im Zuge der Umwandlung treten Kompressionskräfte auf, die der Zugspannung im Rissbereich entgegenwirken. Tritt die t-m-Umwandlung an der Oberfläche auf, gerät diese unter Kompression, was zu einer Art Vergütung führt und der Rissentstehung bzw. -ausbreitung entgegenwirkt.

Diese speziellen Mechanismen im Zirkondioxid sind in der Lage, dem stetigen Risswachstum, dem Keramiken unter klinischer Dauerbelastung unvermeidbar ausgesetzt sind, über eine gewisse Zeit entgegenzuwirken.

Wird Zirkondioxid zusätzlich isostatisch im heißen Zustand gepresst, entsteht das heißisostatisch gepresste (HIP) Zirkondioxid, das durch diese zusätzliche Bearbeitung eine nochmals höhere Festigkeit erlangt, da die Anzahl der Gitterfehler im Materialgefüge abermals reduziert wird.

20.4 Transluzenz, Transparenz und Opazität

Die zueinander reziproken Eigenschaften Transluzenz und Opazität beschreiben die Lichtdurchlässigkeit von Materialien. Eine Materialschicht, die einen großen Anteil I der einfallenden Lichtintensität I_0 durchlässt, besitzt hohe Transluzenz (= I/I_0) und niedrige Opazität[45] (= I_0/I). Die Beeinträchtigung der Lichtdurchlässigkeit keramischer Schichten beruht auf der diffusen Streuung des Lichtes durch Reflexion und Brechung an Einschlüssen (dazu zählen auch Poren) in der Matrix. Dieser Streueffekt ist abhängig von der Anzahl und Größe der Einschlüsse: Je zahlreicher und kleiner die Streuzentren sind, desto geringer ist die Transluzenz und desto höher ist die Opazität. Für ein gegebenes Material nimmt der Anteil I des durchgelassenen Lichtes mit zunehmender Schichtdicke ab. Da kurzwelliges Licht stärker gestreut wird als langwelliges, ist das von einem transluzenten Material durchgelassene Licht an kurzwelliger Strahlung verarmt und erscheint eher rötlich; das an der Einfallseite zurückgestreute oder infolge Streuung seitlich austretende Licht ist dagegen mit kurzwelliger Strahlung angereichert und entsprechend bläulich gefärbt. Dieser als **Opaleszenz** bezeichnete optische Effekt findet sich auch an natürlichen Zähnen und wird bei zahnfarbenen Materialien nachgeahmt.

Bei bestimmten Substanzen (z.B. Fluor- und Phosphorverbindungen) führt die Absorption von elektromagnetischer Strahlung zu angeregten Molekülzuständen, deren Rückführung in den Grundzustand unter Emission von Licht erfolgt (**Lumineszenz**). Bei Fluorverbindungen ist die Lebensdauer der angeregten Zustände typischerweise sehr kurz, sodass sie praktisch nur während der Bestrahlung leuchten (**Fluoreszenz**); eine längere Lebensdauer, wie sie für die Phosphorverbindungen typisch ist, bewirkt ein Nachleuchten (**Phosphoreszenz**).

Eine Schicht, die nicht nur lichtdurchlässig, sondern auch durchsichtig ist, heißt transparent. Voraussetzung für **Transparenz** ist das Fehlen von diffuser Streuung nicht nur im Innern der Schicht, sondern auch an ihren Oberflächen. An sich transparente Materialien werden durch Aufrauen der Oberflächen undurchsichtig.

20.5 Zahnfarbe und Lichtquelle

Alle nicht selbst leuchtenden Gegenstände erscheinen aufgrund von selektiver Absorption und Reflexion des sie beleuchtenden Lichtes farbig. Die spektrale Zusammensetzung dieses Lichtes wiederum ist von der Art der Lichtquelle abhängig. Aus diesem Grunde ist die Farbwirkung im Allgemeinen abhängig von der Lichtquelle: Gewöhnlich vermittelt Tageslicht einen anderen Farbeindruck als künstliche Zimmerbeleuchtung. Bei der Farbgebung der zahnfarbenen Ersatzmaterialien kommt es darauf an, diesen Wechsel ihrer Farbwirkung dem der natürlichen Zähne anzupassen, sodass sich die künstlichen Zähne – ob nun aus Keramik oder Kunststoff – weder bei Tageslicht noch bei elektrischer Beleuchtung von den benachbarten natürlichen Zähnen unterscheiden. Diese Anpassung erfordert auch die Imitierung der Fluoreszenzeigenschaften der natürlichen Zähne, indem man den Materialien ebenfalls fluoreszierende Substanzen (z.B. brennfeste Cerverbindungen bei der Keramik, Zinksulfid beim Kunststoff) zusetzt. Der Effekt dieser Zusätze ist auf den Übergang von Tageslicht zu „normaler" Raumbeleuchtung abgestellt. Bei extremen Lichtbedingungen (Jupiterlampen, Barbeleuchtung) zeigen künstliche Zähne oft sehr auffällige Abweichungen in ihrem Aussehen.

21 Aufbau und Herstellung von Keramikkronen

Da die Transluzenz des Schmelzes größer ist als die des Dentins, letzteres also immer die optische Wirkung eines Zahnes mitbestimmt, ist bei der Fertigung einer Vollkeramikkrone (aber auch bei Verblendungen und Prothesenzähnen) eine entsprechende Schichtung mit Massen unterschiedlicher Transluzenz erforderlich (s. Abb. 97):

▲ Die opake **Kernmasse** soll das Durchscheinen des zum Befestigen benutzten Zementes verhindern. Stand bei diesen Massen zunächst die Opazität im Vordergrund, so wurde bald auch eine Steigerung ihrer mechanischen Festigkeit durch gezielte Zugabe besonders fester Trübungsmittel (z.B. Al_2O_3; s. Abb. 96 c) angestrebt; inzwischen werden vorwiegend solche Hartkernmassen verwendet.

▲ Die **Dentinmasse** ist der eigentliche Farbträger, mit dem der ausgewählte Farbton angestrebt wird.

▲ Die **Schmelzmasse** bewirkt die oberflächennahe Transluzenz; die im Bereich der Schneidekante häufig besonders starke Transluzenz kann mithilfe von **Glasklarmassen** nachgeahmt werden.

▲ Durch **Effektmassen** werden Besonderheiten wie Haarrisse, Kalkflecken, Füllungen, Farbabweichungen am Zahnhals und Ähnliches imitiert.

Die ausgewählte Farbe lässt sich nur dann mit einiger Sicherheit erzielen, wenn die verschiedenen Massen ohne Vermischung säuberlich geschichtet werden. Damit keine Ver-

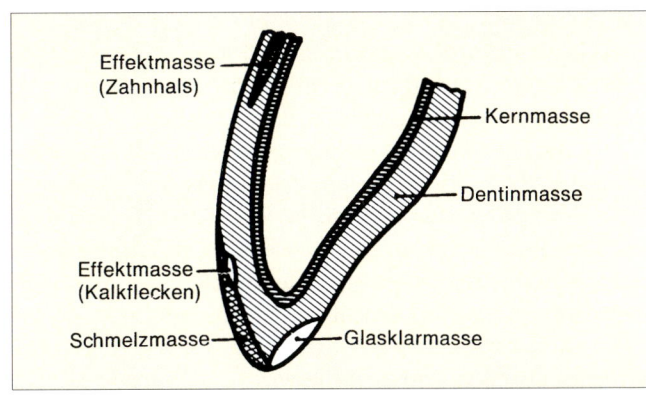

Abb. 97: Schichtung einer Vollkeramikkrone

wechselungen vorkommen und beim Modellieren die Schichtung genau verfolgt werden kann, sind die Massen mit organischen Farben eingefärbt, die dann rückstandslos verbrennen (vgl. Kap. VII. 20.1).

21.1 Herkömmliche Verfahren

Im herkömmlichen Verfahren werden die Kronen auf einem feuerfesten Träger frei modelliert und gebrannt.

Klassischerweise benutzt man als Träger ein Hütchen aus Platinfolie (Schmelzpunkt 1769 °C), das auf dem Modellstumpf angefertigt wird. Nach Fertigstellung der Krone wird es wieder entfernt. Es dient somit auch als Platzhalter für die Zementschicht. Auf dieser Folie wird zunächst nur die Kernmasse gebrannt. Danach werden die restlichen Massen modelliert und gebrannt.

Wegen des großen Brennschwundes ist im Allgemeinen mindestens ein weiterer Korrekturbrand erforderlich. Bei der Modellation wird bewusst im Überschuss aufgetragen, sodass die endgültige Formgebung nach dem Brennen eher durch Ausarbeiten als durch Nachbrennen möglich ist. Generell gilt, dass eine Krone mit möglichst wenig Bränden hergestellt werden soll. Die einzelnen Brände erfolgen nach einem exakt vorgeschriebenen Temperatur-Zeit-Programm (1000–1200 °C, 3–10 min) in speziellen, evakuierbaren Öfen. Das Brennen unter Vakuum soll die für die Transluzenz und Festigkeit ungünstige Porosität möglichst niedrig halten. Ein abschließender Brand der ansonsten fertigen Krone unter Atmosphärendruck dient der Glasierung, die der Krone den Glanz der natürlichen Zähne verleiht. Das kann durch kurzzeitiges Aufschmelzen der oberflächennahen Schicht geschehen, wobei das Material zu einer glatten Oberfläche zusammenfließt. Meistens aber wird zu diesem Zweck eine dünne Schicht einer speziellen, niedrig schmelzenden Glasurmasse aufgebrannt. Glasierte Keramikoberflächen zeichnen sich durch eine besonders gute Schleimhautverträglichkeit auch bei Dauerkontakt aus.

Es leuchtet ein, dass die einzelnen Massen wegen ihrer unterschiedlichen Aufgaben in der Zusammensetzung differieren. Dennoch muss der thermische Ausdehnungskoeffizient annähernd übereinstimmen, da es sonst beim Abkühlen zu Sprüngen kommt.

Auf die umständliche Anfertigung eines zudem labilen Platinhütchens kann man verzichten, wenn direkt auf einem Stumpf aus einem geeigneten feuerfesten Material modelliert und gebrannt wird. Hierbei wird die Hartkernmasse so dick geschichtet, dass nach dem Brand ein mechanisch stabiles Käppchen resultiert, welches nach dem Entfernen des relativ weichen Stumpfmaterials z.B. durch Sandstrahlen ausgearbeitet und dann mit den üblichen Keramikmassen zur fertigen Krone komplettiert wird. Diese nach dem Hartkernsystem gefertigten Kronen sind den auf Platinhütchen hergestellten bezüglich ihrer Belastbarkeit überlegen.

Die im Vergleich zu Silikatkeramiken stabilste Hartkernmasse resultiert, wenn ein aus reinem Aluminiumoxidpulver gesinterter und noch ausreichend poröser Scherben sich während eines zweiten Brandes mit einer niedrig viskösen Glasschmelze vollsaugt (**In-Ceram-System**). Zur Fertigung einer Krone wird der mit einer Spezialflüssigkeit angemischte Aluminiumoxidschlicker auf einen Gipsstumpf aufgetragen und zu einem Käppchen gesintert (ca. 2 h bei 1120 °C). Dabei schrumpft der Stumpf durch Zersetzung, sodass eine Trennung von Stumpf und Käppchen leicht möglich ist. Nach dem Ausarbeiten wird das zu infiltrierende Glas als angemischtes Pulver aufgetragen, welches nach dem Schmelzen infolge von Kapillareffekten das Käppchen durchdringt; die dafür erforderliche Zeit (4–6 h bei 1100 °C) ist von der Dicke der zu durchdringenden Schicht abhängig. Nach dem Entfernen überschüssigen Glases wird das Käppchen in der üblichen Weise komplettiert. Inzwischen wird dem Al_2O_3-Schlicker auch Zirkonoxid (ZrO_2; ca. 45m%) zugesetzt, wodurch die Festigkeit des gesinterten Materials nahezu verdoppelt wird.

Wegen der geringeren Festigkeit der transluzenten Dentin- und Schmelzmassen ist die Verwendung von geschichteten Keramikkronen für die Verwendung im Seitenzahnbereich riskant. Molarenkronen werden deshalb auch in toto aus Hartkernmassen gefertigt. Die Farbgebung erfolgt dann mit dem Auftragen und Einbrennen von Malfarben, die in einigen Systemen gleichzeitig auch die Glasur bewirken. Die mit der geringen Transluzenz der Hartkernmassen einhergehenden ästhetischen Einbußen fallen im Seitenzahnbereich weniger ins Gewicht.

21.2 Gießverfahren – Glaskeramik

Die Kronen werden bei dieser Technik in anatomisch korrekter Form aus einem speziellen Silikatglas (z.B. bei 1370 °C) in einer dem Metallguss entsprechenden Weise gegossen, wenn auch mit speziellen Einbettmassen und besonderen Gussschleudern. Die nach dem Erstarren und Ausbetten transparenten, also glasklaren Kronen werden erneut bei hohen Temperaturen (z.B. 6 h bei 1075 °C) geglüht mit dem Zweck, dass sich aus dem Glas Kristallite ausscheiden, die schließlich mehr als die Hälfte des Volumens einnehmen. Dieses Keramisieren bedingt eine Kontraktion, die bezüglich des Kronenlumens mit einer Beschichtung des Modellstumpfes zu kompensieren ist. Die Ausscheidungen bewirken eine Weißfärbung und eine Steigerung der mechanischen Festigkeit des Materials.

Die Farbgebung erfolgt abschließend durch das Einbrennen von Malfarben. Zur Maltechnik ist generell anzumerken, dass diese dünnen Farbschichten immer von abrasiven Effekten bedroht sind. Die auch nach der Keramisierung hohe Transluzenz dieser Kronen erfordert die Nutzung farblich abgestimmter Befestigungszemente.

21.3 Spritzpressverfahren/Heißpressen

Bei diesem Verfahren wird die darzustellende Form zunächst in Wachs modelliert, feuerfest eingebettet und anschließend nach dem Lost-Wax-Verfahren ausgebrannt. In einem Spezialgerät werden dann vorgefertigte Rohlinge (Keramikpellets) aus einer leuzitverstärkten Keramik thermisch plastifiziert und mit einer speziellen Pressvorrichtung bei 1180 °C in die entstandene Hohlform gepresst. Die Rohlinge stehen in unterschiedlichen Transluzenzen und verschiedenen Dentinfarben zur Verfügung. Hergestellt werden können auf diesem Wege entweder Restaurationsgerüste, die anschließend mit geeigneten Verblendmaterialien verblendet werden müssen, oder die gesamte Restauration wird in ihrer anatomischen Form gepresst und kann danach mit speziellen Malfarben individuell farblich gestaltet werden.

Durch die Verwendung von industriell gefertigten Keramikrohlingen zeigt die Restauration nach dem Pressen eine hohe Homogenität; Verarbeitungsfehler können minimiert werden. Ein weiterer Vorteil ist die gute Passgenauigkeit, da eine nachträgliche Sinterung und somit eine Sinterschrumpfung entfallen.

Als Urvater der auf dem Markt erhältlichen zahlreichen Presskeramiksysteme gilt das **Empress-System**.

21.4 Kopierschleifen

Das Kopierschleifen ist ein Herstellungsverfahren, bei dem einer oder mehrere Schritte mechanisch durchgeführt werden (**Machinable Ceramic Systems [MCS]**).

Die Informationen über die zu erstellende Restauration werden über einen manuell geführten Abtastvorgang erhalten. Das bekannteste System, das mit diesem Verfahren arbeitet, ist das **Celay-System**. Dabei wird eine aus lichthärtendem Kunststoff erstellte Restauration mechanisch abgetastet und mittels Kopierschleifverfahren aus einem industriell gefertigten Keramikrohling zeitgleich zur Abtastung herausgeschliffen. Die Kunststoffrestauration kann dabei auf dem Meistermodell oder direkt im Munde des Patienten erstellt bzw. modelliert werden.

21.5 Elektrophorese

Die Elektrophorese basiert auf dem Prinzip der Bewegung elektrisch geladener Keramikpartikel in einem elektrischen Feld (analog zur Galvanoformung). Das bekannteste System ist das **Wol-Ceram-System**.

Ein Zahnstumpf aus Gips oder Epoxy wird in einer Halterung platziert, in die Keramiksuspension eingetaucht und elektrophoretisch beschichtet. Die Schichtdicke kann individuell eingestellt werden. Es ergeben sich bei diesem Verfahren eine sehr genaue innere Passform und ein dichter Randschluss.

Verarbeitet werden Keramiksuspensionen wie In-Ceram Alumina, Spinell und Zirkonia. Hergestellt werden können Einzelkronengerüste, Gerüste für 3-gliedrige Brücken sowie Implantataufbauten verschiedener Fabrikate.

21.6 Rechnergestützte Frästechnik (CAD-CAM-Technik)

Die in der Industrie weit verbreitete CAD-CAM-Technik (Computer Aided Design – Computer Aided Manufacturing) wird zunehmend auch zur Herstellung von festsitzendem Zahnersatz verwendet. Dabei wird ein Werkstück zunächst mithilfe eines Rechners konzipiert und dieser Entwurf dann von einer numerisch gesteuerten Fräs-/Schleifmaschine aus einem Rohling gefertigt (Computer Numeric Control: CNC-Werkzeugmaschinen).

Die für den Entwurf des Zahnersatzes erforderlichen Vorgaben werden dabei entweder optisch oder mechanisch erfasst und dem Rechner zur Digitalisierung zur Verfügung gestellt. Bei dem optischen Abdruck mithilfe einer kleinen Videokamera wird zur Erfassung der dreidimensionalen Strukturen ein paralleles Streifenmuster auf das abzubildende Objekt projiziert, aus dessen Verzerrung entlang der Objektoberfläche die lokale Tiefe errechnet werden kann. Bei dem mechanischen Tastverfahren wird über die Objektoberfläche die Spitze eines Abtastgerätes geführt, aus deren Bewegung relativ zu einem Referenzpunkt die Raumkoordinaten des jeweiligen Kontaktpunktes der Spitze berechnet werden können. Bei beiden Verfahren kann die Datenerfassung im Mund erfolgen, im Falle des Tastverfahrens wird sie aber meistens an einem konventionell erstellten Arbeitsmodell durchgeführt. Der Rechner erstellt aus den optisch bzw. mechanisch ermittelten Daten eine perspektivische zweidimensionale Darstellung des erfassten Objektes (Kavität, Zahn-/Modellstumpf) auf dem Bildschirm, welche in aller Regel vom Nutzer noch im Dialog mit dem Rechner präzisiert werden muss.

Ein besonderer Vorteil der CAD-CAM-Fertigung ist die Möglichkeit, Werkstoffe mit optimierten Eigenschaften (z.B. Oxidkeramiken) zu nutzen, die mit den konventionellen Verfahren (Brennen, Gießen, Polymerisieren) – wenn überhaupt – nicht mit der gleichen Qualität zu verarbeiten sind. Die CAD-CAM-Technik ist nicht auf Keramiken beschränkt. Für zahnärztliche Restaurationen können auch geeignete Legierungen und Kunststoffe/Komposite verwendet werden. Da jeder Werkstofftyp zur Bearbeitung spezielle Werkzeuge erfordert, sind die verschiedenen CAD-CAM-Systeme allerdings meist auf einen Typ festgelegt.

21.7 Befestigung vollkeramischen Zahnersatzes

21.7.1 Silikatkeramik

Vollkeramischer Zahnersatz (Kronen, Inlays) wird mit Kompositklebern (vgl. Kap. X. 27.3) befestigt, wobei auch die keramikseitigen Klebeflächen zu konditionieren sind (Adhäsivtechnik). Nur das Kleben schafft zwischen Zahn und Krone einen ausreichend innigen Kraftschluss, der die spröden und gegen Fehlbelastung besonders empfindlichen Keramikwerkstoffe vor Bruch schützt. Das Einkleben wird durch Feuchtigkeit bedroht. Um diese Fehlquelle beim Arbeiten in der Mundhöhle zuverlässig zu vermeiden, ist ein im Vergleich zum Zementieren von Gussfüllungen beträchtlicher zusätzlicher Aufwand erforderlich.

Klinische Studien zur Erfolgsrate der neuen Systeme im Seitenzahnbereich sind insgesamt positiv, wobei allerdings klinische Langzeiterfahrungen gegenwärtig noch fehlen.

21.7.2 Oxidkeramik

Aufgrund der allgemein hohen Festigkeit lassen sich die Oxidkeramiken konventionell zementieren. Angesichts der Transluzenz sollte bei der Wahl aber gegebenenfalls auch ein transluzenter Zement verwendet werden (z.B. Glasionomerzement). Prinzipiell kann auch die adhäsive Befestigung gewählt werden.

21.8 Schlussbemerkung

Der Einsatz der herkömmlichen, auf Platinfolie gebrannten Vollkeramikkronen war aufgrund der geringen Festigkeit der verfügbaren Keramiken streng auf den Frontzahnbereich beschränkt. Vor allem der Wunsch nach einer Indikationsausweitung der ästhetisch so befriedigenden Vollkeramikkronen auf den Prämolaren- und möglichst auch Molarenbereich führte zur Entwicklung der in diesem Abschnitt beschriebenen Systeme, die ja insbesondere auch durch mechanisch stabilere Keramiken und/oder Konstruktionen gekennzeichnet sind. So ist die Belastbarkeit der auf dem Stumpf gebrannten Hartkernkronen deutlich größer als die der herkömmlichen Vollkeramikkronen und wird von den Werten der ausschließlich aus Hartkernmasse gefertigten Einheiten noch übertroffen. Die Biegefestigkeit der Presskeramik ist etwa verdoppelt, die der Al_2O_3-infiltrierten Massen 3–4-mal höher als die der herkömmlichen dentalkeramischen Kernmassen mit ca. 100 N/mm^2; die Werte der Glaskeramiken sind ca. 50% höher, die der herkömmlichen transluzenten Dentin- und Schmelzmassen um 30–50% niedriger.

21.8 Schlussbemerkung

Die neuen Verfahren erfordern zum Teil erhebliche Investitionen für Spezialgeräte und erweisen sich zudem auch als zeitaufwendiger. Gleichwohl ist die mit diesen Techniken erreichbare Präzision wenn auch zufriedenstellend, so doch keineswegs besser als die der mit herkömmlichen Guss- bzw. Brennverfahren gefertigten Restaurationen.

Klinische Studien zur Erfolgsrate der neuen Systeme im Seitenzahnbereich sind insgesamt positiv. Mit den mechanisch besonders stabilen Gerüsten aus infiltrierten, gepressten oder gefrästen Massen erscheint sogar die Fertigung kurzspanniger Brückenkonstruktionen Erfolg versprechend.

VIII Die Kunststoffmantelkrone

22   Provisorien – 187

22 Provisorien

Das Acrylat mit seiner hohen Transluzenz und leichten Färbbarkeit ermöglicht ebenfalls eine hervorragende Imitation der optischen Eigenschaften natürlicher Zähne. Im Gegensatz zu den keramischen Massen sind aber die mechanischen Eigenschaften, insbesondere der E-Modul (vgl. Anhang, Tab. 5), zur Verwendung als Ersatzmaterial für Zahnhartsubstanzen sehr unzulänglich.

Auch die Verschleißfestigkeit war völlig unzureichend, wenngleich hier mit der Nutzung der von den Komposit-Füllungswerkstoffen (vgl. Kap. X. 27) abgeleiteten, mikrogefüllten Materialien deutliche Verbesserungen erzielt wurden. Die herkömmlichen Kunststoffmantelkronen gelten für eine definitive Versorgung als nicht mehr indiziert. Sie kommen allenfalls noch als mittelfristige (einige Monate) provisorische Versorgung infrage.

Inzwischen haben die Kunststoffkronen durch neue Verfahren und Materialien allerdings eine gewisse Renaissance erfahren:

- Ein neues Verfahren ermöglicht Kronen- und Brückengerüste aus glasfaserverstärktem Kunststoff (**Vectris**). Dabei werden auf dem Modell in mehreren Arbeitsschritten durch Tiefziehen und Polymerisation vorgefertigte, noch formbare, unterschiedlich verstärkte Matten und Stränge zu einem Gerüst zusammengefügt, das dann nach dem Aufbringen einer haftvermittelnden Schicht mit einem speziellen, hoch gefüllten Verblendkunststoff (**Targis**) komplettiert wird. Das System wird als Alternative zu kunststoffverblendeten Metallgerüsten empfohlen. Klinische Studien mit einer hinreichend langen Beobachtungsdauer stehen noch aus.
- Auch **Polyacetal**[39] (vgl. Kap. V. 15.3) wird als Gerüstmaterial für Kronen und Brücken verwendet. Die Verblendung erfolgt mit üblichen Verblendkunststoffen unter Nutzung des **Rocatec-Verfahrens** (vgl. Kap. IX. 23). Auch hier fehlen noch Langzeitergebnisse.

Für eine sofortige Versorgung präparierter Zahnstümpfe stehen schnell härtende, autopolymerisierende Materialien sowohl auf Acrylat-[29] als auch auf Epiminbasis[14] zur Verfügung, die direkt im Mund geformt werden, indem eine vor dem Präparieren genommene Abformung mit dem angemischten Provisoriumsmaterial beschickt und auf den präparierten Stumpf erneut adaptiert wird. Bei diesen Materialien ist eine möglichst geringe Abbindewärme zu fordern, um die Pulpa vor Überhitzung zu schützen. Die mechanischen Eigenschaften im abgebundenen Zustand sind aufgrund der ungünstigen Polymerisationsbedingungen (kein Überdruck, niedrige Temperatur) längerfristig nicht ausreichend; vor allem aber wegen ihrer mangelhaften Polierbarkeit kommen diese Materialien nur für kurzfristige Provisorien infrage.

IX Die Verblendung von Kronen und Brücken

23 Kunststoffverblendung – 191
24 Aufbrennkeramik – 197
25 Löten von Verblendarbeiten – 217
26 Reparaturmöglichkeiten keramischer Verblendungen – 219

Bei der Verblendtechnik kombiniert man die Stabilität der Mundlegierungen mit den für die Imitation der natürlichen Zahnhartsubstanz günstigen optischen Eigenschaften der keramischen Massen und Kunststoffe, indem ein metallisches Gerüst mit den zahnfarbenen Substanzen ganz oder teilweise beschichtet wird. Die Anfertigung der Kronen- und Brückengerüste erfolgt entsprechend den in den Kapiteln I („Die Gusskrone") und IV („Die Brücke") dargestellten Methoden mit der Besonderheit, dass für die Verblendschicht geeignete Aussparungen vorgehalten werden müssen.

23 Kunststoffverblendung

Für Verblendungen von Kronen und Brücken werden Kunststoffe verwendet, die sich in ihrer Zusammensetzung überwiegend von den Komposit-Füllungswerkstoffen (vgl. Kap. X. 27) ableiten und mehrheitlich auch lichthärtend sind. Sie stehen in unterschiedlichen Farbnuancen und Transluzenzwerten zur Verfügung. Bei der Verarbeitung hat sich das freie Auftragen mit schichtweiser Polymerisation durchgesetzt.

Da zwischen Legierung und Kunststoff keine direkte chemische Reaktion stattfindet, war man anfänglich ausschließlich auf mechanische Retentionen für einen Verbund der beiden Werkstoffe angewiesen. Als mechanische Verankerungen, die bereits

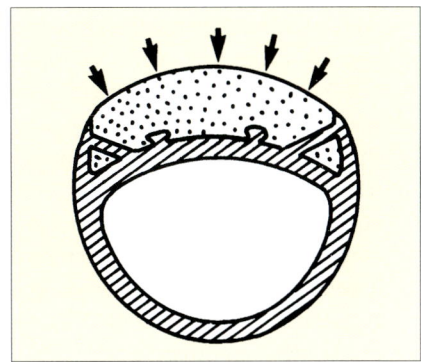

Abb. 98: Mechanische Retentionen bei Kunststoffverblendungen und erwünschte Schrumpfungsrichtung (Horizontalschnitt durch eine Frontzahnkrone)

Bestandteil des gegossenen Gerüstes sind, dienen Retentionsperlen, Netzstrukturen, manchmal auch drahtartige Stege sowie Unterschnitte an den Rändern der Aussparungen (s. Abb. 98). Daneben wird aber auch eine mikromechanische Retention angestrebt, indem die zu verblendende Legierungsfläche durch Sandstrahlen oder Ätzen in einem geeigneten Elektrolyt – zum Teil unterstützt durch eine anodische Polarisation (vgl. Kap. XI. 35.1.4) – aufgeraut wird. Eine andere Methode nutzt das Einbringen von wasserlöslichen Kristalliten in die Oberfläche des Wachsmodells, die nach dem Herauslösen entsprechende Vertiefungen hinterlassen.

Bei ausschließlich mechanischer Retention entstehen durch Polymerisationsschrumpfung und thermische Kontraktion des Verblendmaterials während seiner Verfestigung Randspalten zum Gerüst, die jedoch um so schmaler sind, je effektiver eine gleichmäßig zum Gerüst gerichtete Schrumpfung erreicht werden kann. Aus diesem Grund ist bei makromechanischen Retentionen eine möglichst regelmäßige Verteilung einer ausreichenden Anzahl von Retentionen auf der zu verblendenden Gerüstfläche von Bedeutung.

Zur Vermeidung der unerwünschten Randspalten wurden etliche Verfahren entwickelt, die einen chemischen Verbund zwischen Gerüst und Verblendung anstreben. Das erfordert systemspezifische Kunststoffe, meist als zusätzlich anzuwendende Haftvermittler zur Beschichtung der Legierungsoberfläche, welche gegebenenfalls ihrerseits vorab zu konditionieren ist. Die Bindung zur Legierung erfolgt im Verlauf der Verfestigung der Schichten durch Polymerisation und/oder Wärmeeinwirkung (160–190 °C). Der Verbund zur Verblendung beruht auf dem Anpolymerisieren des Opakers an die – eventuell noch zu aktivierende – Haftschicht.

- Acrylatcopolymere mit Karboxylgruppen (z.B. 4-Meta[46]) bewirken ein Haften an geeignet oxidierten Metalloberflächen, bei edelmetallfreien Legierungen zum Teil ohne weitere Maßnahmen, während bei Edelmetalllegierungen zunächst eine oxidierbare Zinnschicht galvanisch aufzutragen ist.

- Ein anderes System setzt eine Aktivierung der Legierungsoberfläche durch Sandstrahlen voraus, in deren Folge sich die erforderliche Oxidschicht bildet. Die Haftung beruht auf heteropolaren und somit feuchtigkeitsbedrohten Bindungen (Hydrolyse). Dem Haftvermittler sind deshalb als weitere Copolymere Fluorkohlenwasserstoffe zugegeben, deren hydrophobe Wirkung seine Quellfähigkeit und damit den H_2O-Zutritt zur Grenzfläche herabsetzen soll.

- Die durch Sandstrahlen aufgeraute Legierungsoberfläche wird in einer Flamme, die eine siliciumorganische Verbindung pyrolysiert, mit einer porösen, noch organische Reste enthaltenden SiO_x-C-Schicht versehen. Die Schicht ermöglicht dann über einen geeigneten Silanhaftvermittler (vgl. Kap. X. 27.1.1) eine chemische Bindung zum Kunststoff (**Silicoater-Verfahren**). Bei dem technisch einfacher zu handhabenden Nachfolgeverfahren wird auf die sandgestrahlte Oberfläche eine Lösung aufgetragen, aus welcher die Silikatschicht in einem Ofen eingebrannt wird (**Silicoater-MD-Verfahren**).

◢ Durch Sandstrahlen mit einem Spezialstrahlgut wird die Legierungsoberfläche mit einer siliciumreichen keramischen Schicht versehen (tribochemische Beschichtung), die wiederum mit einem Silan die Bindung zum Kunststoff vermittelt (**Rocatec-Verfahren**).

Einige dieser Verfahren verlangen die zusätzliche Nutzung von mikromechanischen Retentionen. Die Anwendung dieser Verbundtechniken, die sich inzwischen klinisch bewährt haben, ist nicht auf Kunststoffverblendungen beschränkt, sondern wird auch z.b. bei der Komplettierung der modellgegossenen Gerüste partieller Prothesen oder – legierungsseitig – beim Einsetzen von Klebebrücken empfohlen.

23.1 Verschleißerscheinungen

Die Retention, ob nun mechanischer oder chemischer Natur, behindert die freie Kontraktion des Kunststoffes, sodass das Verblendmaterial nach der Fertigstellung innere Spannungen aufweist (vgl. Kap. VI. 18.2).

Nach dem Inkorporieren beeinträchtigen thermische, chemische und mechanische Einflüsse die Qualität der Verblendung, wobei das Zusammenwirken dieser Faktoren offenbar gravierendere Folgen für die Alterung bewirkt als die Summe der Einzeleffekte.

23.1.1 Thermische Belastungen

In der Gebrauchsphase wirkt sich die unterschiedliche Wärmeausdehnung von Legierung und Kunststoff ungünstig aus; der thermische Ausdehnungskoeffizient der Verblendmaterialien ist bis zu 4-mal größer als der der Dentallegierungen (vgl. Anhang, Tab. 3). Bei der Nahrungsaufnahme kann es durchaus zu Temperaturänderungen von ±40 °C gegenüber der normalen Mundtemperatur kommen. Die damit einhergehenden Expansionen bzw. Kontraktionen der verbundenen Materialien bewirken in der Grenzfläche Scherspannungen mit Stauchungen (behinderte Expansion) bzw. Dehnungen (behinderte Kontraktion) im Verblendmaterial. Diese Wechselbelastungen beanspruchen zum einen das Verbundsystem mit der Gefahr der Randspaltbildung auch bei chemischer Haftung und führen zum anderen im Laufe der Zeit zu einer Ermüdung des Kunststoffes.

Die wechselnde Expansion und Kontraktion bewirken an Randspalten einen Saug-Pump-Effekt (**Perkolation**), der das Eindringen von Speichel und Farbstoffen (Koffein, Tein, Nikotin) fördert. Dadurch werden vorher unauffällige Spalten deutlich erkennbar. Ein weiterer Grund für Verfärbungen können Korrosionsprodukte der metallischen Spaltwände sein, wenn diese mit freiliegenden Metallflächen des Gerüstes ein wirksames Belüftungselement bilden (vgl. Kap. XI. 35.1.2).

23.1.2 Chemische Einflüsse

Die thermisch bedingte Ermüdung wird durch Flüssigkeitsaustausch (Quellen, Verdunsten) in den oberflächennahen Schichten noch unterstützt. Wenn schließlich eine Craquelierung eintritt, wird der Flüssigkeitsaustausch mit der Umgebung zusätzlich gefördert. Alkohol, Eugenol und Essigsäure können als Lösungsmittel Acrylate anätzen. Diese Substanzen begünstigen insbesondere auch die Craquelierung. Das Eindringen von Farbstoffen in die geschädigte Oberfläche führt zu flächenhaften Verfärbungen der Verblendung. Die Gefahr von Verfärbungen durch Spätreaktionen von Aktivatorkomponenten ist bei den Lichtpolymerisaten nicht mehr gegeben (vgl. Kap. V. 15.1.3).

23.1.3 Mechanische Einwirkungen – Zahnpflege

Neben den thermischen und chemischen Einflüssen sind es vor allem mechanische Belastungen beim Kauen, aber auch durch Zahnputzmittel, die während der Gebrauchsphase auf den Verblendkunststoff einwirken und zu beträchtlichen Abrasionen führen können.

Im Hinblick auf die Empfehlungen für die Zahnpflege von kunststoffverblendetem Zahnersatz seien hier einige Fakten genannt:

- Zahnbürsten allein verursachen keinen nennenswerten Abrieb, gleichgültig, ob es sich um Bürsten mit weichen, harten, natürlichen oder künstlichen Borsten handelt.
- Erst zusammen mit einer Zahnpasta[47] bewirkt das Bürsten eine Abrasion in Abhängigkeit von der Härte und Partikelgröße des in der Paste enthaltenen Schleifmittels (vgl. Kap. XII. 40.4).
- Die Härte der Borsten hat keinen Einfluss. Dieses Ergebnis mag zunächst überraschen, lässt sich aber bei näherer Betrachtung durchaus erklären: Die Borsten berühren die Unterlage theoretisch nur punktförmig. Die tatsächliche Größe der Berührungsfläche ist dann unabhängig von dem Winkel zur Unterlage. Die Summe der Berührungsflächen ist also bei den dünneren (weicheren!) wie bei den dickeren Borsten praktisch gleich groß. Auch wenn die weiche Bürste durch die einwirkende Putzkraft geringfügig stärker durchgebogen wird, ändert sich die Größe der Kontaktfläche nicht (s. Abb. 99). Somit ist die Abrasion durch die harte Bürste nicht größer als durch die weiche.
- Je höher der beim Bürsten angewandte Druck ist, desto stärker ist die Abrasion.

Die vergleichsweise hohe Abriebfestigkeit der modernen Kronen- und Brückenmaterialien wird vor allem vom Füllstoff bestimmt. Einfache, ungefüllte Acrylate haben deutlich niedrigere Werte; die Polymerisationsart hat keinen nennenswerten Einfluss. Ande-

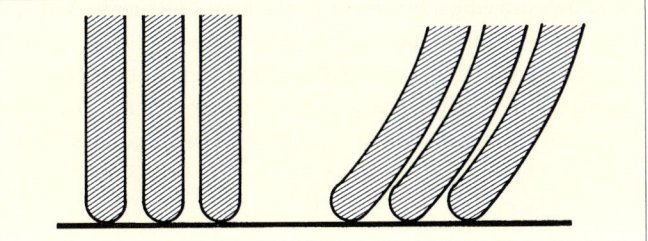

Abb. 99: Für abgerundete Borsten ist die Kontaktfläche mit einer planen Unterlage bei senkrecht stehenden und bei leicht durchgebogenen Borsten gleich.

re in der Dentaltechnik verwendete Kunststoffe, z.B. die in Kapitel V („Die totale Prothese") beschriebenen Copolymerisate, haben dagegen höhere Abrasionsfestigkeiten als die Acrylate.

Die im Labor gewonnenen Ergebnisse zum Abrasionsverhalten der Verblendkunststoffe lassen sich allenfalls qualitativ, jedoch nicht quantitativ auf ihr Verhalten unter Mundbedingungen übertragen. Die geschilderten zusätzlichen thermischen und chemischen Belastungen verstärken die abrasive Wirkung mechanischer Beanspruchungen beträchtlich. Individuelle Faktoren wie Ess- und Pflegegewohnheiten, Mundatmung, aber auch die Position der Verblendung – ob im Unter- oder Oberkiefer, im Front- oder Seitenzahnbereich – nehmen ebenfalls Einfluss auf die Alterungsgeschwindigkeit des Verblendmaterials.

23.2 Indikation

Nachuntersuchungen zeigen, dass Kunststoffverblendungen trotz mancher Verbesserungen (erhöhte Abrasionsfestigkeit, spaltfreier Verbund zum Gerüst) schon nach wenigen Jahren erkennbare Einbußen ihrer ästhetischen Wirkung aufweisen durch Verfärbungen (meist oberflächlich, selten durch Veränderungen im Kunststoff selbst bedingt), vor allem aber durch Verlust an Schichtdicke. Letzteres wird nicht nur durch die abweichende Form, sondern zusätzlich auch durch farbliche Änderungen auffällig, da der optische Eindruck der Verblendung auch von ihrer Transluzenz und diese von der Schichtdicke abhängig ist.

Es ergeben sich folgende Konsequenzen für die Verwendung von Kunststoffverblendungen:

- Im Bereich der Okklusion und Artikulation ist Kunststoff als Verblendmaterial nach wie vor untauglich. Tragende Höcker bzw. Schneidekanten sind mit entsprechendem Kantenschutz zu versehen.
- Ist zu erwarten, dass der einzugliedernde Ersatz länger als 5 Jahre belassen werden kann, so ist eine Kunststoffverblendung wenig indiziert, da Nachbesserungen im Mund allenfalls nur kurzfristig befriedigende Resultate ermöglichen.

◢ Kunststoffverblendungen sind indiziert – und hier keramischen Verblendungen wegen deren Empfindlichkeit gegen Fehlbelastung sogar vorzuziehen – bei den herausnehmbaren Teilen von Kombinationsarbeiten; eine Erneuerung der unansehnlich gewordenen Verblendung im Labor ist problemlos. Dabei sollte spaltfreien Verfahren mit mikrogefüllten Materialien der Vorzug gegeben werden.

24 Aufbrennkeramik

Die für Verblendzwecke benutzten keramischen Massen (wegen ihrer hohen Transluzenz ausschließlich Silikatkeramiken) erfordern mit 800–980 °C niedrigere Brenntemperaturen als die Massen für Vollkeramikkronen. Darüber hinaus gilt das in Kapitel VII („Die Keramikkrone") Gesagte entsprechend für die keramischen Verblendmaterialien. Allerdings sind die opaken Massen nicht gezielt verstärkt; ihre im Vergleich zu den Dentin- und Schmelzmassen höhere Festigkeit resultiert aus dem hohen Gehalt an Trübungsmitteln (z.B. Titan-, Zink- oder Zirkonoxid) für eine ausreichende Opazität; sie werden deshalb zur Unterscheidung von den Kernmassen der Vollkeramiksysteme besser als **Grundmassen** bezeichnet.

Neuerdings sind niedrig schmelzende (das heißt bei niedrigeren Temperaturen aufbrennbare) Verblendkeramiken verfügbar. Die Absenkung der herkömmlichen Brenntemperaturen von > 900 °C auf Werte > 800 °C gelingt durch Zusatz von Boroxid (B_2O_3) oder durch Einbau von Hydroxylgruppen in das Netzwerk der SiO_2-Glasphase der Keramik, welche dann auch – nach dem Herstellungsverfahren unter feuchter Hitze – als **Hydrothermal-Keramik** bzw. -Glas bezeichnet wird. Die für die verschiedenen Legierungstypen erforderlichen Werte der thermischen Ausdehnung können mittels der Variation des Kaliumoxidgehaltes über den Leuzitgehalt der Keramiken gesteuert werden. Den niedrigsten Wert erfordern Verblendkeramiken für Titan, sie enthalten kein, allenfalls wenig Leuzit.

Die Herstellung einer Keramikverblendung entspricht dem Procedere bei der Vollkeramikkrone, beginnend mit dem Aufbrennen der opaken Grundmasse auf die zu verblendenden Bereiche des Gerüstes. Im Gegensatz zum Kunststoff reagiert das keramische Material unter geeigneten Bedingungen während des Brennens chemisch mit der Legierung, sodass eine direkte Verbindung zwischen Gerüst und Verblendmaterial zustande kommt.

24.1 Gerüststabilität

Wegen der geringen Festigkeit keramischer Werkstoffe gegenüber Zugbelastungen ist eine ausreichende Stabilität des Metallgerüstes von entscheidender Bedeutung. Die während der funktionellen Belastung des Ersatzes unvermeidlichen Deformationen dürfen an keiner Stelle der Verblendung zu Zugspannungen führen, die den kritischen Wert übersteigen. Neben möglichst hohen E-Moduln der Legierungen ist insbesondere auch eine ausreichende Dimensionierung der Gerüste zu fordern. So muss die Wandstärke von Kronen mindestens 0,3 mm betragen, da sonst schon beim Einsetzen Dehnungen auftreten können, die die Keramikschicht sprengen.

Allzu oft werden auch Brückenzwischenglieder zu schwach modelliert. Deshalb sollen hier die Biegebeanspruchung und die damit verbundenen Spannungszustände noch einmal unter einem anderen Gesichtspunkt dargestellt werden. Die Abbildung 100 zeigt eine Probe unter Biegebelastung: Oberhalb der Neutralen Faser entstehen Druckspannungen, darunter die für die Verblendung gefährlichen Dehnspannungen. Die Spannungen steigen proportional mit dem Abstand von der Neutralen Faser (der zwischen Null und h/2 variiert) an. Entsprechendes gilt für die Deformation: Die Unterseite der Probe ist gegenüber der Ausgangslänge s um den Betrag Δs verlängert; die Dehnung beträgt also:

$$\varepsilon = \frac{\Delta s}{s} \tag{9}$$

Die zugehörige Zugspannung nach dem Hookeschen Gesetz ist:

$$\sigma = E \cdot \varepsilon = E \cdot \frac{\Delta s}{s} \tag{10}$$

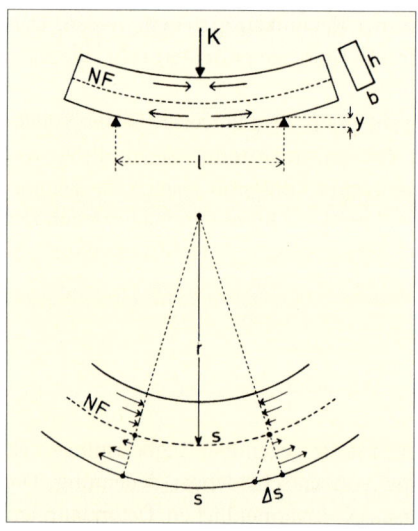

Abb. 100: Schema des Biegeversuches an einem Probekörper mit dem Querschnitt h · b **(oben)** und zugehöriger Spannungszustand **(unten)**. Der Krümmungsradius r beschreibt den Verlauf der Neutralen Faser **NF** unmittelbar unter dem Angriffspunkt der Biegekraft **K**. An der Unterseite wird die Probe um den Betrag **Δs** gedehnt.

Neben der üblichen Beschreibung des Biegeversuches mit der Durchbiegung y und der Gleichung 5 (vgl. Kap. VI. 18.1.2) verwendet man auch den Krümmungsradius r. Das ist der Radius des Kreises, der den Verlauf der (im Allgemeinen nicht kreisförmigen!) Neutralen Faser annähernd wiedergibt. Der Mittelpunkt dieses Kreises (Krümmungsmittelpunkt) resultiert als Schnittpunkt der infolge der Biegebelastung gegeneinander gekippten, ursprünglich parallelen Probenquerschnitte. Der Kehrwert 1/r des Krümmungsradius heißt **Krümmung** k; sie nimmt zu, wenn r kleiner wird. Die Krümmung für den Ort der maximalen Durchbiegung (Probenmitte in Abb. 100) berechnet sich wie folgt:

$$k = \frac{1}{r} = \frac{3 \cdot l}{h^3 \cdot b \cdot E} \cdot K \qquad (11)$$

Die Längenänderung Δs an der Probenunterseite verhält sich zum Abstand h/2 der Unterseite von der Neutralen Faser wie die Ausgangslänge s zum Krümmungsradius r. Somit gilt:

$$\frac{\Delta s}{h/2} = \frac{s}{r}$$

$$\frac{\Delta s}{s} = \varepsilon = \frac{h}{2r} = \frac{h \cdot k}{2} \qquad (12)$$

Mithilfe der Krümmung k lässt sich also unmittelbar die Dehnung und damit nach Gleichung 10 auch die Zugspannung an der Probenunterseite berechnen:

$$\sigma = E \cdot \varepsilon = E \cdot \frac{h \cdot k}{2} = E \cdot \frac{h}{2} \cdot \frac{3 \cdot l}{h^3 \cdot b \cdot E} \cdot K$$

$$\sigma = \frac{3 \cdot l}{2 \cdot h^2 \cdot b} \cdot K \qquad (13)$$

Bei dem Biegeversuch entsprechend der Abbildung 100 geht die Probe zu Bruch, wenn an der Unterseite die Zugspannung den Wert der Zerreißfestigkeit erreicht. Die dafür erforderliche Biegekraft K_{max} liefert nach der Gleichung 13 die **Biegefestigkeit** σ_B.

Wird in der Gleichung 11 die Länge l halbiert (Brücke mit kleiner Spannweite), so wird unter sonst gleichen Bedingungen auch die Krümmung halbiert. War das Gerüst der langen Brücke gegenüber der Kaukraft K gerade ausreichend stabil, so dürfte bei der kürzeren Brücke der Nenner, also das Produkt $h^3 \cdot b \cdot E$, ebenfalls halbiert werden, um die ursprüngliche Krümmung und damit die gerade noch tolerierte Zugspannung an der Unterseite nicht zu überschreiten. Die Gleichung 5 (Kap. VI. 18.1.2) für die Durch-

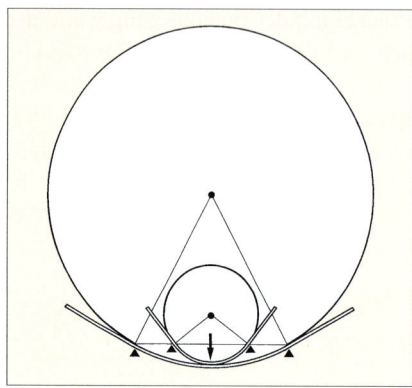

Abb. 101: Bei halbiertem Abstand der Biegewiderlager verursacht die gleiche Durchbiegungstiefe die 4-fache Krümmung K.

biegung y enthält im Zähler die Länge l in der dritten Potenz. Eine Halbierung der Länge reduziert daher die Durchbiegung y auf ein Achtel. Würde man daraufhin auch den Nenner der Gleichung auf ein Achtel erniedrigen, um die ursprüngliche Durchbiegung zu ermöglichen, so ergäbe sich eine vierfach stärkere Krümmung (s. Abb. 101) und damit ein Überschreiten der zulässigen Zugspannung. Die Gleichung 5 ist somit wenig geeignet zur Beschreibung der Biegefestigkeit.

Die Höhe h ist für das Biegeverhalten einer Probe von besonderem Einfluss: Sie steht sowohl in der Gleichung 5 als auch in der Gleichung 11 in der 3. Potenz. Soll bei verschiedenen Querschnitten der Biegewiderstand gleich sein, so muss unter sonst gleichen Bedingungen das Produkt $h^3 \cdot b$ konstant bleiben. Die Abbildung 102 zeigt, dass beim Modellieren von Brückenzwischengliedern nur geringfügige Minderungen der Höhe durch entsprechende Verbreiterungen kompensiert werden können. Die Verblendschicht der Zwischenglieder sollte überall gleichmäßig dünn sein, damit ein möglichst großer Bereich der Zugspannungszone im Gerüst verläuft (s. Abb. 103). Eine Mindesthöhe des Gerüstes von 4 mm bei einer Breite von 2 mm erscheint notwendig; zur

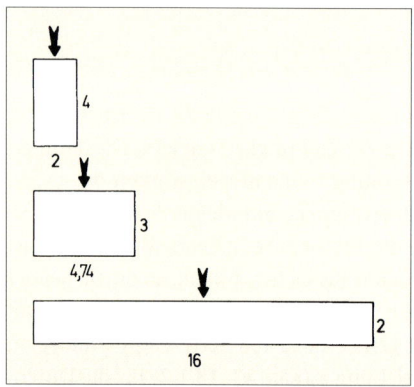

Abb. 102: Unterschiedliche Querschnitte $h \cdot b$ mit gleichem Biegewiderstand, gegeben durch $h^3 \cdot b$

Abb. 103: Günstige (**links**) und ungünstige (**rechts**) Modellation der Brückenzwischenglieder

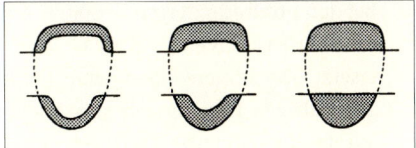

Abb. 104: Der Umfang der möglichen Verblendung ist abhängig vom verfügbaren Platz; der erforderliche Querschnitt (Höhe!) des Metallgerüstes darf nicht unterschritten werden.

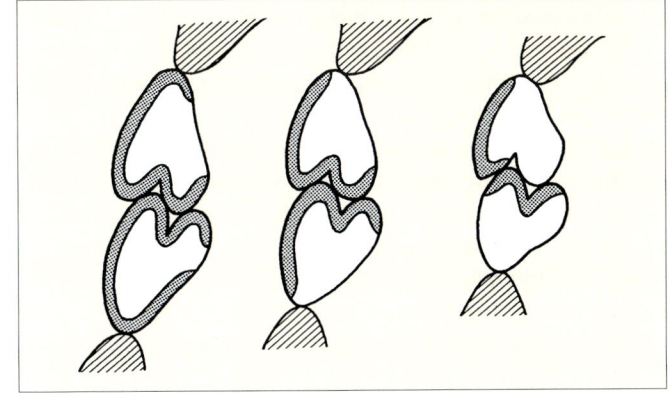

Realisierung dieser Forderung ist der Umfang der Verblendung gegebenenfalls zu reduzieren (s. Abb. 104).

24.2 Aufbrennfähige Legierungen

Aufbrennfähige Dentallegierungen (vgl. Anhang, Tab. 9) müssen zwei zusätzliche Voraussetzungen erfüllen: ausreichend hohe Schmelzintervalle, um einen angemessenen Abstand des Soliduspunktes zur erforderlichen Brenntemperatur sicherzustellen (> 150 °C), und eine ausreichende Oxidierbarkeit als Voraussetzung für chemische Bindungen (Haftoxide) zwischen Keramik und Legierung.

24.2.1 Edelmetall-(EM-)Legierungen

Die **hochgoldhaltigen** Legierungen enthalten mehr als 95m% an Gold- und Platinmetallen; letztere bedingen die Erhöhung der Schmelzintervalle. Die Oxidierbarkeit wird durch Zugabe geringer Mengen (ca. 2m%) unedler Metalle (Fe, Zn, In, Sn) erreicht; der Rest ist in der Regel Silber. Der hohe Anteil an Platinmetallen verleiht diesen Legierungen ein silbriggraues Aussehen. Durch Zugabe von z.B. 1m% Titan lassen sich jedoch auch goldfarbene Aufbrennlegierungen herstellen.

- Bei den **goldreduzierten** (~ 50m% Au) Legierungen mit einem Edelmetallanteil von 75–95m% ist das eingesparte Gold, aber auch das Platin durch Palladium und Silber ersetzt. Der höhere Silbergehalt hat bei etlichen für die nahezu silberfreien hochgoldhaltigen Legierungen konzipierten Keramikmassen eine negative Auswirkung auf die Keramikfarbe. Das führte zu **silberfreien, goldreduzierten** Legierungen mit ca. 40m% Palladium. Die andere Alternative, nämlich silberunempfindliche Keramiken zu schaffen, ist inzwischen ebenfalls realisiert. Als oxidierbare Komponenten dienen wieder Zink, Indium und Zinn (< 10m%). Die goldreduzierten Legierungen haben im Vergleich zu den hochgoldhaltigen höhere E-Moduln und eine deutlich höhere Warmfestigkeit.

- Die Entwicklung spezieller niedrig schmelzender Verblendkeramiken ermöglichte die Verblendung auch einfacher (wenn auch meist geringfügig zugunsten unedler, oxidierbarer Bestandteile veränderter) und somit universell einsetzbarer Goldlegierungen (**Universallegierungen**).

- Die **Palladiumbasislegierungen** mit 50–60m% Palladium und 30–40m% Silber leiten sich von den einfachen Silber-Palladium-Legierungen ab. Von den aufbrennfähigen Edelmetalllegierungen weisen sie die höchsten Werte sowohl für den E-Modul als auch für die Warmfestigkeit auf. Der hohe Palladiumgehalt erfordert allerdings beim Gießen besondere Sorgfalt. Die zur Vermeidung von Verfärbungen bei silberempfindlichen Keramiken konzipierten **silberfreien Palladiumlegierungen** (70–80m% Pd) bieten größere Verarbeitungsprobleme speziell beim Gießen und Löten. Zur Erniedrigung des Schmelzintervalls enthalten diese Legierungen meist Kupfer und Gallium, aber auch Kobalt und Zinn. Gallium dient neben Indium und/oder Zinn auch als Haftoxidbildner (10m%). Palladiumlegierungen können nach dem Gießen inhomogen sein; nachfolgendes Aufbrennen bewirkt dann eine zunehmende Homogenisierung (vgl. Kap. XI. 34.4.3). Die silberfreien Palladiumlegierungen zeigen eine erhöhte Korrosionsanfälligkeit; speziell die kupferhaltigen Palladiumlegierungen sollen nicht mehr verwendet werden.

Die silberhaltigen Palladiumlegierungen (die nicht mit den wenig geeigneten, einfachen Silber-Palladium-Legierungen verwechselt werden dürfen!) sind eine brauchbare Alternative zu den aufbrennfähigen Goldlegierungen und können zudem auch für den Vollguss oder als Gerüste für Kunststoffverblendungen eingesetzt werden, sofern der Patient für diese Arbeiten eine „weiße" Legierung akzeptiert.

Palladium und palladiumreiche Legierungen vermögen in größerem Umfang Kohlenstoff zu lösen. Abgesehen von einer Schädigung der Legierung (z.B. Versprödung durch das Ausscheiden von Graphitlamellen) kann der Kohlenstoff beim späteren Aufbrennen mit oxidierenden Bestandteilen der Keramik CO-Gas bilden, das in der Keramik Blasen erzeugt. Bei allen Legierungen mit Palladiumgehalten > 30m% ist daher sicherzustellen, dass sie beim Gießen nicht mit Kohlenstoff kontaminiert werden. Das erfordert die Verwendung von Keramiktiegeln und beim Schmelzen mit der offenen Flamme eine exakte Einstellung des Gas-Sauerstoff- (bzw. Luft-)Gemisches (vgl. Kap. I. 3).

Insbesondere bei den Palladiumlegierungen bedingt das bei EM-Legierungen unverzichtbare Oxidationsglühen auch entlang der Korngrenzen eine Oxidation und damit eine Anreicherung der unedlen Bestandteile (vgl. Kap. IX. 24.4) bis in Tiefen von 30–40 µm. Nach dem Verblenden muss diese Schicht in den nicht verblendeten Bereichen des Ersatzes durch gründliches Ausarbeiten restlos entfernt werden, da andernfalls eine ausreichende Korrosionsfestigkeit nicht gewährleistet ist.

Der Kostenvorteil beim Ersatz von Gold und Platin durch Palladium und Silber liegt nicht nur im niedrigeren Preis pro Gramm, sondern auch in der niedrigeren Dichte (vgl. Anhang, Tab. 1) der letztgenannten Metalle: Der Legierungsbedarf pro Krone oder Brückenglied fällt von ca. 2,5 g bei einer hochgoldhaltigen über 2,0 g bei einer goldreduzierten auf 1,5 g bei einer Palladiumlegierung; Entsprechendes gilt für die einfachen Edelmetalllegierungen (vgl. Kap. I. 3.3.4).

24.2.2 Edelmetallfreie (EMF-)Legierungen

Anstelle der eingebürgerten Bezeichnung Nichtedelmetall-(NEM-)Legierung sollte besser der Begriff EMF-Legierung (edelmetallfrei) verwendet werden, da NEM in der Metallkunde bereits für Nichteisenmetalle belegt ist und zudem der Begriff Nichtedelmetall ungerechtfertigterweise einen negativen Eindruck erweckt.

- **Nickelbasislegierungen** mit 60–75m% Nickel sind seit Ende der 60er-Jahre auf dem Markt und waren die ersten Vertreter dieses Legierungstyps.
- **Kobaltbasislegierungen** mit ca. 55–65m% Kobalt wurden wegen der anhaltenden Diskussion über eventuelle Gesundheitsrisiken der nickelhaltigen Legierungen (vgl. Kap. XII. 36) konzipiert und finden seit Anfang der 80er-Jahre zunehmende Verwendung.

Die anderen zur Verbesserung bestimmter Eigenschaften zulegierten Komponenten nehmen immer auch Einfluss auf das Gefüge dieser heterogenen Legierungen; sie begünstigen Ausscheidungen und beeinflussen deren Ausmaß, Form und Verteilung. Ausscheidungen beeinträchtigen als Gleithindernisse zum einen die plastische Verformbarkeit und zum anderen – über Lokalelementbildung – den Korrosionswiderstand.

Diese Eigenschaften hängen daher zum Teil in empfindlicher Weise von der Kombination und Konzentration der Zusätze ab, sodass auch auf den ersten Blick ähnlich zusammengesetzte Legierungen dieser Gruppen unterschiedliche und eben auch unzulängliche Eigenschaften haben. Veränderungen der Zusammensetzung beim Gießen, etwa durch Aufnahme (z.B. von Kohlenstoff) oder Abbrennen von Komponenten, sowie Veränderungen der für das Gefüge ebenfalls bedeutsamen Erstarrungsbedingungen können sich gleichfalls gravierend auf die Eigenschaften der vergossenen Legierung auswirken, was die ausgeprägte Empfindlichkeit der aufbrennfähigen EMF-Legierungen gegen Verarbeitungsfehler erklärt.

Einige Nickellegierungen enthielten Beryllium bis zu 2m% (entsprechend ca. 10At%!) vor allem zur Verbesserung der Gießeigenschaften; andererseits beeinträchtigt Beryllium die Korrosionsfestigkeit dieser Legierungen. Berylliumhaltige Legierungen dürfen daher aus gesundheitsprophylaktischen Gründen nicht verwendet werden (vgl. Kap. XII. 38.1).

Die mechanischen Eigenschaften der EMF-Legierungen sind bezüglich des E-Moduls und der Warmfestigkeit allen EM-Legierungen deutlich überlegen; sie haben eine vorteilhaft niedrige Wärmeleitfähigkeit (vgl. Anhang, Tab. 4) und sind zudem nur etwa halb so schwer wie hochgoldhaltige Legierungen. Nachteilig dagegen sind die hohen Härtewerte, die das Ausarbeiten der Gussstücke erschweren.

Sowohl die aufbrennfähigen EM- als auch die EMF-Legierungen sind wegen ihrer hohen Schmelzintervalle in gipsfreien Einbettmassen zu vergießen; verwendet werden vorwiegend phosphatgebundene Massen (vgl. Kap. VI. 19.1.1). Die Empfindlichkeit nicht nur beim Vergießen, sondern auch beim Aufbrennen gegenüber Abweichungen vom idealen Verarbeitungsmodus nimmt mit abnehmendem Goldgehalt des Legierungstyps zu und ist bei den EMF-Legierungen beträchtlich. Im Gegensatz zu den EM-Legierungen beinhaltet die Gruppenzugehörigkeit einer Legierung bezüglich ihrer Zusammensetzung bei den EMF-Legierungen – speziell bei denen auf Nickelbasis – kein Qualitätsmerkmal. Eine EMF-Legierung sollte nur verwendet werden, wenn es sich um ein eingeführtes Fabrikat eines renommierten Herstellers handelt und die Verarbeitung entsprechend dem legierungsspezifischen Modus in einem mit dieser Legierung vertrauten Labor erfolgt. Unter diesen Voraussetzungen sind metallkeramische Restaurationen mit EMF-Gerüsten in ihrem klinischen Verhalten solchen mit Gerüsten aus EM-Legierungen durchaus vergleichbar.

24.2.3 Titan

Titan ist ein außerordentlich unedles, also reaktionsfreudiges Element; mit Sauerstoff vermag es auf der Oberfläche spontan eine dichte Oxidschicht zu bilden, welche dann als Passivschicht (vgl. Kap. XI. 35.1.3) das Titan sehr wirksam vor Korrosion schützt. Titanoxid ist schwer löslich und zudem reaktionsträge. Auf diesen chemischen Gegebenheiten beruht die hervorragende Biokompatibilität des Titans. Bezogen auf seine geringe Dichte hat Titan eine sehr hohe Festigkeit schon im unlegierten Zustand, welche zudem höher ist als die der ebenfalls sehr biokompatiblen Keramiken, sodass das Titan im Bereich der Zahnmedizin inzwischen als Implantatmaterial unverzichtbar geworden ist.

Die mechanischen Eigenschaften des unlegierten Titans sind äußerst empfindlich gegenüber Verunreinigungen durch Stickstoff, Wasserstoff und insbesondere Sauerstoff.

So steigt bei einer Zunahme des Sauerstoffgehaltes von 0,12m% (Reinheitsgrad 1/Grade 1) auf 0,30m% (Grade 4) der Wert der $\sigma_{0,2}$-Dehngrenze um mehr als das Doppelte auf ca. 420 N/mm² (s. Kap. III). Ausgangsmaterial für Dentalzwecke ist vorwiegend Titan vom Reinheitsgrad 2.

Wegen seiner großen Reaktionsbereitschaft, die mit höheren Temperaturen noch stark zunimmt, ist das Vergießen von Titan sehr kompliziert. Erforderlich ist ein Schmelzen unter Hochvakuum oder unter Schutzgas in reaktionsträgen Tiegeln und das Vergießen in ebenfalls reaktionsträge Einbettmassen. Die Bildung einer Reaktionszone an der Oberfläche des Gussstückes lässt sich bislang nicht vermeiden. Die Zusammensetzung und Dicke (ca. 70–300 µm) dieser im Vergleich zu nur oxidierten Titanoberflächen bis zu 3-mal härteren Schichten (**Gusshaut**, auch als α-case bezeichnet) ist abhängig von der Zusammensetzung der verwendeten Einbettmasse und zudem von den Erstarrungs- und Abkühlungsbedingungen. Letzteres erklärt, warum die Schichten in massiven Bereichen des Gussstückes am dicksten sind. Heutige spezielle Einbettmassen für den Titanguss vermeiden die Ausbildung einer speziellen, vom Untergrund kristallografisch zu unterscheidenden Gusshaut. Nach wie vor resultiert aber eine kontaminierte, aufgehärtete Oberflächenzone mit einer Dicke von bis zu 70 µm. Eine eventuell vorhandene α-case sollte entfernt werden, nicht zuletzt auch aus mechanischen Gründen, da sie einen Ursprungsbereich für Risse darstellt; ein Materialabtrag in der Größenordnung von Zehntel-Millimetern beeinträchtigt prinzipiell die Passgenauigkeit. Wenn auch noch nicht abschließend geklärt, so steht doch zu vermuten, dass mit der chemischen Beständigkeit auch die Biokompatibilität dieser Reaktionsschichten geringer ist als diejenige der nach jeder Bearbeitung spontan oxidisch passivierten Titanoberfläche.

Das Risiko von Fehlgüssen und Lunkerbildung ist beim Titan deutlich größer als bei allen anderen Dental-Gusslegierungen. Die Oberflächenbearbeitung erfordert spezielle Fräser und Polierer und ist zudem zeitaufwendiger als bei den anderen Legierungen. Titan kann nicht praktikabel gelötet werden; zum Fügen von Titan ist das Laserschweißen unverzichtbar. Die mechanischen Eigenschaften des unlegierten Titans – im unteren Bereich der extraharten Goldlegierungen einzuordnen – sind unter prothetischen Aspekten zumindest für die Fertigung partieller Prothesen nur mäßig zufriedenstellend. Vor diesem Hintergrund und angesichts der außerordentlich aufwendigen Gusstechnik ist das Vergießen von Titan im Dentalbereich nach wie vor mit einem höheren Aufwand verbunden.

Die Herstellung von Zahnersatz durch rechnergestützte Frästechnik (vgl. Kap. VII. 21.6) dagegen lässt die besondere biologische Verträglichkeit der Oberflächen von Titan unbeeinträchtigt. Generell ist anzumerken, dass die überragende Biokompatibilität des Titans unter Mundbedingungen nicht zum Tragen kommt und in diesem Milieu die Verträglichkeit etwa der (zudem mechanisch stabileren) Kobaltbasislegierungen nicht nennenswert übertrifft.

Da Titan beim Erwärmen auf Temperaturen über 882 °C eine mit einer Expansion verbundene Gitterumwandlung vom hexagonalen zum kubisch-raumzentrierten Typ erfährt, sind für die Verblendtechnik spezielle, unter dieser Temperatur brennfähige Keramiken erforderlich, die zudem dem niedrigen thermischen Ausdehnungskoeffizienten des Titans (vgl. Anhang, Tab. 3) angepasst sind. In Laboruntersuchungen hat sich die Haftung zum Gerüst als ausreichend erwiesen. Inzwischen vorliegende Langzeituntersuchungen zeigen, dass an keramisch verblendeten Gerüsten aus Titan Defekte etwas häufiger bzw. schneller auftreten als an solchen aus Hochgold- oder EMF-Legierungen.

Für enossale Implantate hat sich Titan seit 30 Jahren bewährt und ist hierfür der derzeitige Standardwerkstoff.

24.2.4 Andere Techniken der Gerüstfertigung

Neben dem herkömmlichen Gießen der zu verblendenden Metallgerüste werden weitere Methoden zur Gerüstherstellung genutzt:

- **Galvanotechnik:** Auf den mit Silberlack beschichteten Stumpf wird galvanisch ein mindestens 200 µm starkes Goldkäppchen abgeschieden. Keramisch verblendete Galvanokronen haben sich insbesondere bezüglich der Passgenauigkeit und Ästhetik klinisch gut bewährt (vgl. Kap. I. 3.5).
- **Rechnergestützte Frästechnik (CAD/CAM):** Metallgerüste können prinzipiell auch frästechnisch angefertigt werden (vgl. Kap. VII. 21.6). Aktuell werden hierfür Titan und eine Titanlegierung (TiAl6Nb7) verwendet.
- **Folientechnik:** Eine aus mehreren Schichten (Au, Pd, Pt, Ir) bestehende, bis zu 60 µm dicke Edelmetallfolie wird zunächst von Hand dem Stumpf angepasst; dabei entstehende Überschussfalten werden ebenfalls angedrückt. Danach wird das Hütchen in einem speziellen Schlag-Tiefziehgerät (Swager) dem Stumpf exakt adaptiert. In einer Flamme werden die gefalteten Bereiche oberhalb der Schmelztemperatur des (am niedrigsten schmelzenden) Goldes verlötet, sodass ein massives Käppchen als Träger der Verblendung resultiert. Zum System gehören auch aus hochkant angeordneten Folienbändern (T-Trägerprinzip) bestehende vorgefertigte Gerüste für Brückenzwischenglieder, die an die zuvor hergestellten Folienkäppchen der Pfeilerzähne angelötet und zusammen mit diesen verblendet werden.
- **Sintertechnik:** Feinkörniges Legierungspulver wird mit einer Flüssigkeit zu einem Schlicker angemischt, auf einen Stumpf aus feuerfestem Material aufgetragen und zu einem kompakten Käppchen gesintert (vgl. Kap. VII. 20). Da mit dem Schlicker modelliert werden kann und der beim Sintern unvermeidliche Volumenschwund gegebenenfalls nachträglich durch Ergänzungen zu kompensieren ist, lassen sich auch anatomisch komplette Kronen, Brücken und Inlays in Sintertechnik herstellen. Gesinterte Gerüste (Legierungen!) sind unter sonst gleichen Bedingungen stabiler als Galvanokronen.

24.3 Aushärtung (Vergütung)

Bei etlichen Dentallegierungen kann durch eine geeignete Wärmebehandlung die mechanische Festigkeit erhöht werden. Dieser Effekt wird als Aushärtung bezeichnet.

Voraussetzung für die Aushärtbarkeit einer Legierung ist, dass sie für mindestens eine ihrer Komponenten eine begrenzte und zu niedrigeren Temperaturen hin abnehmende Löslichkeit aufweist (vgl. Kap. XI. 34.3.3). Bei Legierungen mit mehr als zwei Komponenten (dazu zählen alle Dentallegierungen) sind die Vorgänge bei der Aushärtung zum Teil recht kompliziert und schwer darstellbar. Das Prinzip soll daher an dem für die Vergütbarkeit typischen binären System Silber/Kupfer erläutert werden. Neben der Entmischung in dem System Gold/Platin ist die beschränkte Mischbarkeit gerade der beiden Komponenten Silber und Kupfer die Grundlage der Aushärtung vieler Edelmetalllegierungen. Silber besitzt bei der eutektischen Temperatur eine maximale Löslichkeit von 8,8m% für Kupfer, während die Löslichkeit bei Raumtemperatur nur ca. 0,1m% beträgt (s. Abb. 105). Wird ein homogener α-Mischkristall mit der Konzentration x abgekühlt, so müsste bei Temperaturen unterhalb von T_E (s. Abb. 106), bei der die Löslichkeitsgrenze für die Zusammensetzung x erreicht ist, eine Entmischung stattfinden, indem sich kupferreiche β-Mischkristalle ausscheiden. Da die Entmischung als Diffusionsprozess Zeit erfordert, die Diffusionsgeschwindigkeit aber bei niedrigen Temperaturen sehr schnell abnimmt und praktisch gegen Null geht, unterbleibt die Ausscheidung bei rascher Abkühlung (**Abschrecken**): Der nur für die Temperaturen oberhalb von T_E im Gleichgewicht befindliche Mischkristall ist „eingefroren". Erwärmt man nachträglich für eine gewisse Zeit die so übersättigte Legierung auf eine Anlasstemperatur T_A unterhalb von T_E (s. Abb. 106), so kann die **Entmischung** durch Diffusion stattfinden. Dabei bilden sich im Mischkristall kupferreiche Zonen, die das Gitter verspan-

Abb. 105: Zustandsdiagramm Silber/Kupfer

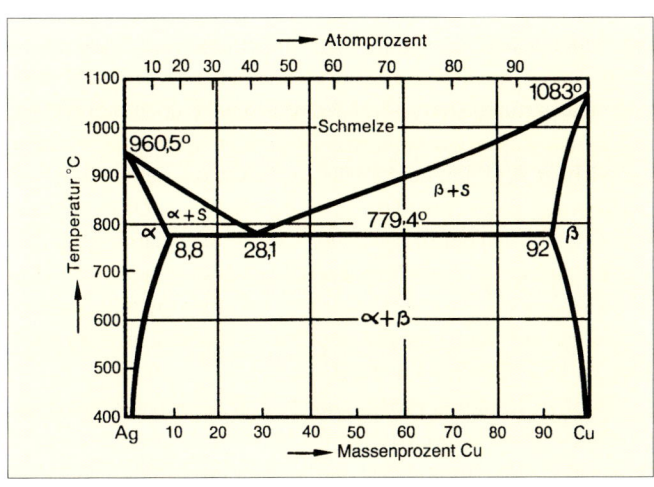

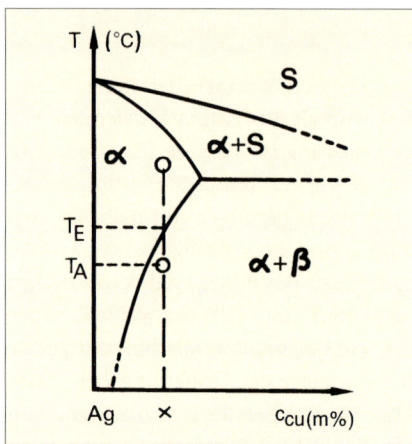

Abb. 106: Detail der Abb. 105 zur Erläuterung der Aushärtungsbedingungen

nen und als Gleithindernisse die Versetzungsbeweglichkeit herabsetzen (vgl. Kap. VI. 18.1.1); eine plastische Verformung wird dadurch erschwert, das heißt, Härte und Dehngrenze werden erhöht (Aushärtung = Ausscheidungshärtung, vgl. Anhang, Tab. 6 und 7). Dabei kann sich infolge der veränderten Zusammensetzung der Matrix auch der E-Modul geringfügig ändern.

Ein Erwärmen (Anlassen) bei niedrigen Temperaturen über längere Zeit ergibt ebenso eine Härtesteigerung wie ein kurzzeitiges Erwärmen bei höheren Temperaturen. Das Maximum der Vergütung ist jedoch nur bei einer ganz bestimmten Relation zwischen Anlassdauer und Anlasstemperatur zu erzielen. Der Hersteller muss jeweils die optimale Wärmebehandlung der Legierung angeben (Beispiel für eine Dentallegierung: 15 min bei 500 °C).

Viele aushärtbare Edelmetalllegierungen haben die Eigenschaft, dass bereits während einer ausreichend langsamen Abkühlung (Auskühlen der Gussmuffel an der Luft, kontrolliertes Abkühlen nach dem Brennen im Ofen) eine beträchtliche Aushärtung (Selbstaushärtung) stattfindet, deren Ausmaß jedoch meist unter den Werten liegt, die mit dem geschilderten Verfahren – besondere Glühbehandlung nach dem Abschrecken – erreichbar sind. Ein zusätzliches Anlassen oder eine Unterbrechung der Abkühlung (nach dem Brennen oder Löten) bei der empfohlenen Temperatur kann dann aber eine weitere Härtesteigerung bewirken. Die Selbstaushärtung ist für die Aufbrennkeramik von Bedeutung, da der Effekt ohne das für andere aushärtbare Systeme notwendige Abschrecken möglich ist. Ein schroffes Abkühlen metallkeramischer Arbeiten verbietet sich wegen der damit verbundenen, für die Keramik kritischen Spannungszustände (vgl. Kap. VI. 18.2 und Kap. VII. 20.3).

Es ist zu erwarten, dass die nach dem Gießen oder nach den einzelnen Bränden durch Selbstaushärtung erhöhte Festigkeit beim nachfolgenden Brand auch die Warmfestigkeit der Legierung steigert als zusätzlichen Schutz gegen Deformationen des Gerüs-

24.3 Aushärtung (Vergütung)

tes, z.B. durch sein Eigengewicht. Andererseits jedoch wird bei Temperaturen oberhalb der Löslichkeitsgrenze eine teilweise oder – je nach Glühzeit – völlige Auflösung der Ausscheidungen stattfinden (Homogenisieren, vgl. Kap. XI. 34.4.3) mit einer entsprechenden Rückbildung der Härtesteigerung.

In der Dentaltechnik begnügt man sich in der Regel mit der Selbstaushärtung und verzichtet auf eine zusätzliche Wärmebehandlung des fertigen Zahnersatzes.

Palladium bildet mit Gallium, Indium und Zinn hoch schmelzende Verbindungen (intermetallische Phasen), welche sich beim Erstarren einer z.B. Palladium und Zinn enthaltenden Legierung als feinste Pd_3Sn-Partikel in den Körnern verteilen und entsprechend festigkeitssteigernd wirken. Da diese Phasen bis zur Solidustemperatur der Legierung stabil sind, bedingen sie eine dauerhafte Warmfestigkeit. Die Einführung palladiumfreier, unsinnigerweise als Biolegierungen (vgl. Kap. XII. 38.1) bezeichneter EM-Legierungen ist somit insbesondere bei aufbrennfähigen Legierungen ein technologischer Rückschritt.

24.3.1 Härte

Für die Objektivierung der beschriebenen Verfestigung (Aushärtung) sowie überhaupt für die Beurteilung eines Werkstoffes sind Härtemessungen eine vorteilhafte, weil schnelle und praktisch zerstörungsfreie Prüfmethode. Die Härte ist definiert als Widerstand, den ein fester Werkstoff dem Eindringen eines Prüfkörpers entgegensetzt[48].

Man prüft sie vorwiegend nach der von Brinell (H_B) oder der von Vickers (H_V) angegebenen Methode (s. Abb. 107).

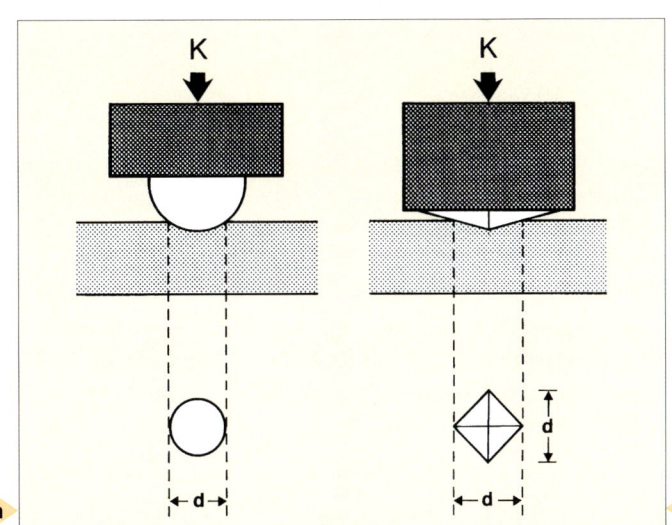

Abb. 107: Härteprüfung nach Brinell (**a**) und Vickers (**b**)

▲ Nach **Brinell** wird eine Stahlkugel mit dem Durchmesser D (in mm) mit einer bestimmten Kraft K auf die plane Fläche der zu untersuchenden Probe gedrückt. Die entstehende Impression (plastische Verformung) ist in einem weichen Werkstoff größer, in einem harten kleiner. Nach der folgenden Formel ergibt sich eine Härtezahl, deren Dimension Kraft/mm² ist.

$$H_B = \frac{2K}{\pi \cdot D \left(D - \sqrt{D^2 - d^2}\right)} \tag{14}$$

(d = Durchmesser der Impression in mm)

▲ Bei der Härteprüfung nach **Vickers** wird die Stahlkugel durch eine vierseitige Diamantpyramide mit einem Öffnungswinkel von 136° ersetzt. Gemessen wird die Diagonale d (in mm) des Eindruckes.

$$H_V = \frac{1{,}8544 \cdot K}{d^2} \; [Kraft/mm^2] \tag{15}$$

Als man mit der Einführung des SI-Einheitensystems die Krafteinheit Kilopond (kp) zugunsten des Newton (1 N = 0,102 kp) verließ, wollte man die mit kp-Kräften berechneten Härtewerte beibehalten und verzichtete stattdessen auf eine Dimensionsangabe: Aus der Brinell-Härte 90 kp/mm² wurde 90 H_B. Umgekehrt sind bei Härtemessungen die N-Kräfte mit dem Faktor 0,102 multipliziert in die obigen Formeln einzusetzen. Zusätzliche Zahlenangaben im Zusammenhang mit Härtewerten geben Auskunft über den Prüfkörper (z.B. Kugeldurchmesser 10 mm), die Prüfkraft (in kp! z.B. 15 kp = 147 N) und die Belastungsdauer (z.B. 30 s):

90 H_B 10/15/30

Bei der Vickers-Härte entfällt eine Angabe zum Prüfkörper: 130 H_V 5 bedeutet, dass der Härtewert mit einer Belastung von 5 kp = 49 N gemessen wurde.

Die sehr einfach durchzuführenden Härtemessungen sind theoretisch schwer zu interpretieren, weil die plastische Deformation unter dem Prüfkörper sehr kompliziert ist. Die mit verschiedenen Methoden, geänderten Lasten oder unterschiedlich großen Prüfkörpern gewonnenen Werte sind unterschiedlich und weisen untereinander keine strenge Proportionalität auf. Insbesondere besteht kein einfacher Zusammenhang zwischen Härte und Dehngrenze. In der Tabelle 7 des Anhanges sind die Härten einiger Materialien aufgeführt.

24.4 Bindung Metall/Keramik

Wie Vollkeramikkronen so werden auch keramische Verblendungen von Metallgerüsten in mehreren Schichten unterschiedlicher Transluzenz aufgebrannt. Entscheidend für den Verbund zwischen Metall und Keramik ist daher die opake Grundmasse, die als erste aufgetragen wird. Während des Brennens kommt es zu einer chemischen Reaktion zwischen Legierung und keramischer Masse. Die dabei entstehenden chemischen Bindungen bewirken den Zusammenhalt beider Materialien. Die Reaktionsfähigkeit und damit die Festigkeit des Verbundes wird durch eine Oxidschicht auf der Legierung ganz entscheidend gefördert. Eine solche Schicht mit ionischer Bindung hat eine Mittlerfunktion zwischen dem metallischen Bindungszustand der Legierung und den nichtmetallischen, also ionischen und kovalenten Bindungsverhältnissen in der keramischen Masse; sie dient insbesondere auch der besseren Benetzbarkeit der Gerüstoberfläche durch die Keramikschmelze. Eine gute Benetzung aber ist die Vorbedingung für chemische Reaktionen zwischen einer festen und einer flüssigen Phase.

Eine weitere Voraussetzung für die chemische Reaktion ist, dass die Haftoxide in der Glasphase der Keramik löslich sind. Dabei dürfen sie die Farbe der Keramik nicht verändern. Die Aufnahme stark färbender Oxide anderer Legierungskomponenten (z.B. Ag_2O) dagegen muss vermieden werden, sei es durch Verzicht auf diese Komponente (silberfreie Legierung), durch Zerstörung des Oxides durch Reduktion (Graphit im Brennofen, wenig zuverlässig) oder durch Verwendung von Keramiken, die für das Oxid keine Löslichkeit besitzen (silberunempfindliche Keramiken).

Die Beschreibung der in der Grenzfläche ablaufenden Reaktion ist kompliziert, lässt sich aber schematisch so veranschaulichen, dass Siliciumatome der keramischen Masse über Sauerstoff an oxidierte Metallatome gebunden werden, die ihrerseits im Gitter der Legierung verankert sind (s. Abb. 108). Empfindliche Analysen der Umgebung der Grenzfläche zeigen, dass beim Brennen Elemente der Keramik in die Legierung diffundieren und umgekehrt.

Abb. 108: Bindung Keramik/Legierung über oxidierte unedle Legierungskomponenten

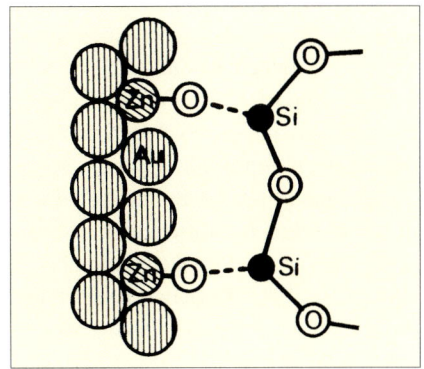

Zur Bildung einer ausreichend starken Oxidschicht (**Haftoxide**) müssen die fertigen Metallgerüste aus Edelmetalllegierungen zunächst geglüht werden (**Oxidationsglühen**). An der Legierungsoberfläche oxidierte Atome vermögen nicht in das Innere der Legierung zurückzudiffundieren. Weitere während des Oxidationsglühens an die Oberfläche gelangende unedle Atome werden dort ebenfalls durch Oxidation festgehalten. Auf diese Weise erfolgt eine Anreicherung der unedlen Komponenten an der Legierungsoberfläche, sodass ihre Konzentrationen hier die Einwaagekonzentration um ein Vielfaches übersteigen kann. Es gibt eine für den Verbund optimale Dicke der Oxidschichten, sodass bei den einzelnen Legierungen ein exaktes Temperatur-Zeit-Programm zur Oxidation einzuhalten ist. In der Regel sind dünnere Oxidschichten vorteilhaft. Die für das Oxidationsglühen in der älteren Literatur auch benutzte Bezeichnungen Entgasen entstammt der falschen Vorstellung, dass die Legierung bei den hohen Temperaturen während des Gießens gelöste Gase wieder freisetzt. Das Gegenteil ist der Fall: Nach dem Glühen enthalten die Legierungen mehr Gase als vorher.

Bei den EMF-Legierungen ist vor allem das Chrom der für den chemischen Verbund entscheidende Oxidbildner. Da bei diesen Legierungen bereits nach dem Gießen eine Oxidschicht vorhanden ist, kann bei etlichen Fabrikaten auf ein zusätzliches Oxidationsglühen verzichtet werden. In anderen Fällen sind vorhandene, aber auch durch Glühen zunächst verstärkte Schichten durch geeignetes Sandstrahlen in ihrer Dicke zu reduzieren.

Das Aufbrennen spezieller Zwischenzonenmaterialien (engl.: bonding agents) anstelle eines Oxidbrandes – eine Entwicklung, die von der ursprünglich nur ästhetischen Zwecken dienenden Verwendung von Blend- oder Deckgolden ihren Ausgang genommen hat –, führt bei den EM-Legierungen durchweg zu einer Erhöhung der Verbundfestigkeit. Bei den EMF-Legierungen dagegen ist die Wirkung stark von der gewählten Kombination Legierung/Zwischenmaterial abhängig, auch mit negativem Effekt. Neben einer Begünstigung der chemischen Reaktion sollen diese Materialien auch den abrupten Wechsel der Spannungszustände (Zug im Gerüst, Druck in der Keramik) in der Grenzfläche des Verbundsystems mildern.

Neben den primären chemischen Bindungen wird auch ein Beitrag van der Waalsscher, also interatomarer bzw. intermolekularer Kräfte (Bindungen sekundärer Art), zum Verbund zwischen Keramik und Metall diskutiert. Sekundäre Bindungskräfte sind jedoch im Vergleich zu direkten chemischen Bindungen vernachlässigbar klein, sodass die Adhäsion aufgrund von van der Waalsschen Kräften nur für die Benetzung während des Brennens von Bedeutung ist.

Eine mechanische Aufrauung der Legierungsoberfläche – wobei sich das Abstrahlen der Bearbeitung mit rotierenden Instrumenten meist als überlegen erweist – erhöht generell die Verbundfestigkeit gegenüber den Werten, die mit polierten Metallflächen erreichbar sind. Als Ursachen dieses Effektes gelten sowohl zusätzliche chemische Bindungen an der vergrößerten Grenzfläche als auch das Zustandekommen mikromechanischer Retentionen.

Die thermischen Ausdehnungskoeffizienten der keramischen Massen unterhalb ihrer Glastemperatur (~ 600 °C) und der Legierung müssen gut übereinstimmen, damit während der Abkühlung nach dem Brennen Spannungen (Wärmespannungen) in der Grenzfläche möglichst vermieden werden. Eine solche Abstimmung ist jedoch schwierig, da sich die Koeffizienten der Keramik im Verlauf der verschiedenen Brände ändern infolge fortschreitender Reaktionen zwischen sowohl Legierung und Keramik als auch der Komponenten der keramischen Massen untereinander. Um jedoch die für die Keramik besonders kritischen Zugspannungen zu vermeiden, wird der Ausdehnungskoeffizient der Legierung geringfügig größer gewählt (10–15%). Dadurch gerät beim Abkühlen die Verblendung unter Druckspannung, die Legierung unter Zugspannung (s. Abb. 109). Diese Verteilung ist für beide Werkstoffe bis zu hohen Werten hin unkritisch. Ein weiterer Vorteil dieses Eigenspannungszustandes liegt darin, dass bei einer mechanischen Beanspruchung des fertigen Werkstückes, in deren Folge eine Zugbelastung im Verblendteil entsteht (z.B. durch Biegung, s. Abb. 109 unten), die Deformation zunächst nur zu einem Abbau der Druckspannungen und erst bei größeren Werten auch effektiv zu unerwünschten Zugspannungen in der Keramik führt (s. Abb. 110).

Es ist jedoch anzumerken, dass die Spannungszustände in einer realen Restauration mit ihrer komplizierten Geometrie wesentlich komplexer sind und trotz eines größeren Ausdehnungskoeffizienten der Legierung Zugspannungen in der Verblendung auftreten können. Die Spannungswerte hängen nach der Gleichung 10 (vgl. Kap. IX. 24.1) auch von den E-Moduln der beteiligten Materialien ab und werden dann groß, wenn im Verbundsystem die Differenz der E-Moduln groß ist. Dieser Zusammenhang ist jedoch schwach, sodass beim Wechsel von einer hochgoldhaltigen zu einer EMF-Legierung mit doppelt so hohem E-Modul nicht auch eine Verdoppelung der Spannungen resultiert.

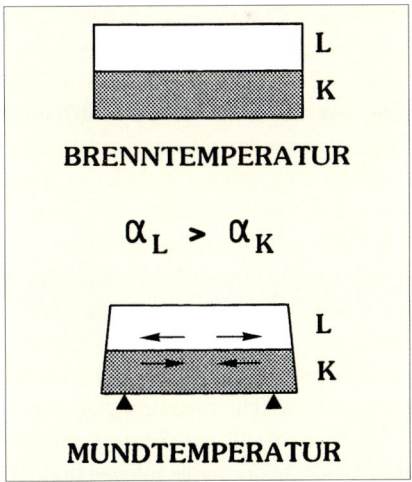

Abb. 109: Durch stärkere thermische Kontraktion der Legierung (L) erzeugte Druckspannung in der Keramikverblendung (K)

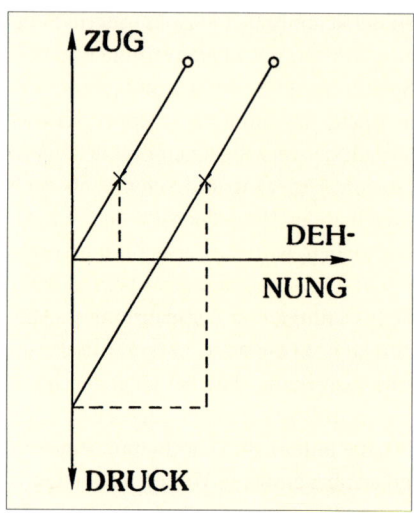

Abb. 110: Vorspannung auf Druck erlaubt höhere Zugbelastung (vgl. Abb. 96 a).

Allgemein begünstigen schnelle Temperaturänderungen das Entstehen von Wärmespannungen (vgl. Kap. VI. 18.2). Da aber bei langsamer Abkühlung der thermische Ausdehnungskoeffizient keramischer Massen zunimmt (vgl. Kap. VII. 20.1) und dabei die optimale Differenz zum Koeffizienten des Gerüstes verfehlt werden kann, ist ein Kompromiss erforderlich; grundsätzlich ist auch hier den Herstellerempfehlungen zu folgen.

Bei korrekter Verarbeitung einer abgestimmten, bewährten Kombination von Legierung und Keramik resultiert ein Verbund, dessen Festigkeit höher ist als die Eigenfestigkeit der Keramik, erkennbar daran, dass bei einer Belastung bis zur Zerstörung die Bruchfläche ganz oder doch teilweise innerhalb der Keramik verläuft, die Legierungsfläche also zumindest nicht in toto freiliegt. Die zur Zerstörung erforderliche Belastung hängt insbesondere auch von dem Eigenspannungszustand im Verbundsystem ab (s. Abb. 110), der seinerseits wesentlich durch die Legierung (E-Modul, Ausdehnungskoeffizient) bestimmt wird, wogegen die diesbezüglichen Eigenschaften der verschiedenen Keramiken weitgehend ähnlich sind. Die in Laborversuchen an einfachen Verbundprüfkörpern mit hochgoldhaltigen Legierungen erzielbaren Bruchlastwerte können auch mit EMF-Legierungen erreicht werden; die Werte bei den goldreduzierten Legierungen fallen dagegen etwas, die der Palladiumlegierungen stärker ab; am geringsten sind die Werte beim Titan. Entsprechende Versuche an klinischen Kronen unter Simulierung funktioneller Belastungen (s. Abb. 111) zeigen, dass die zum Bruch führenden Kräfte deutlich größer sind als die im Mund zu erwartenden Kaukräfte. Fehlbelastungen, vor allem durch Okklusionsstörungen, sind dagegen sorgfältig zu vermeiden.

Bei den metallkeramischen Systemen ist die Belastbarkeit der Kronen mit gegossenem Gerüst höher als bei solchen mit nach der Folien-, Galvano- oder Sintertechnik ge-

24.4 Bindung Metall/Keramik

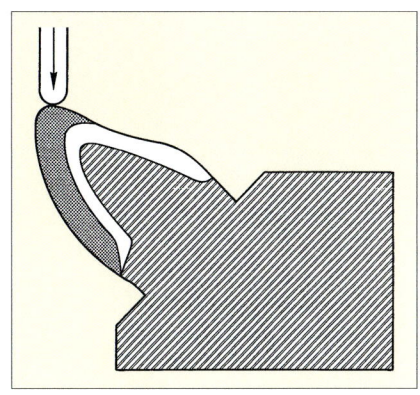

Abb. 111: Bruchfestigkeitsprüfung an klinisch relevanten Prüfkörpern [nach: Voß R, Die Festigkeit metallkeramischer Kronen. Dtsch Zahnärztl Z (1969), 24, 726–731]

fertigten Metallgerüsten (vgl. Kap. IX. 24.2.4). Letztere sind ihrerseits durchweg belastbarer als die presstechnisch hergestellter Vollkeramikkronen mit Ausnahme der durch Glas-Infiltrationstechnik (In-Ceram-System) erstellten Kronen und der CAD/CAM-gefertigten Zirkondioxidkronen; diese kommen in ihrer Festigkeit den herkömmlichen Verblendkronen mit gegossenem Metallgerüst nahe (vgl. Kap. VII. 21.1).

Die nach dem Verblenden nachweisbaren Dimensionsänderungen am Gerüst, insbesondere in Form von verzerrten Verkleinerungen der Kronenlumina, sind in erster Linie auf die beim Gießen induzierten Eigenspannungen im Gerüst zurückzuführen (vgl. Kap. I. 3.2 und VI. 18.2). Untersuchungen zeigen, dass die größten Änderungen bereits während des Oxidationsglühens stattfinden, also vor dem Aufbrennen der Keramik. Die Spannungszustände im verblendeten System haben daher – wenn überhaupt – dann nur einen sehr geringen Einfluss auf diese Veränderungen.

Einer Verformung der Gerüste, vor allem von Brücken, durch ihr Eigengewicht ist mit einer ausreichenden Abstützung während des Brennens vorzubeugen. Die Dimensionsänderungen, ob nun durch Eigenspannungen oder durch Eigengewicht, sind um so geringer, je größer die Warmfestigkeit der Gerüstlegierung ist.

25 Löten von Verblendarbeiten

Bei kunststoffverblendeten Arbeiten müssen alle Lötungen grundsätzlich vor der Verblendung durchgeführt werden (Zerstörung der Verblendung). Keramisch verblendete Arbeiten können dagegen sowohl vor als auch nach dem Brennen gelötet werden. Im ersten Fall muss die Arbeitstemperatur der Lote deutlich über der Brenntemperatur der keramischen Massen, im anderen Fall entsprechend darunter liegen. Beim Löten vor dem Verblenden besteht die Gefahr, dass während der Brennvorgänge Deformationen des Gerüstes entstehen, sei es durch Ausheilen von Spannungen, die möglicherweise beim Löten induziert wurden, sei es durch eine unzureichende, weil schwieriger zu bewerkstelligende Abstützung der größeren Arbeit. Beim Löten der fertig verblendeten Teile ist besonders auf eine gleichmäßige Erwärmung zur Vermeidung von zusätzlichen Spannungen zwischen Gerüst und Verblendung zu achten. Die zum Löten erforderlichen Flussmittel können bei Kontakt die Verblendung farblich schädigen. Da beim Löten eine metallische Bindung durch einen möglichst geringen Abstand der Arbeitstemperatur des Lotes vom Soliduspunkt der Legierung begünstigt wird, ist im Interesse einer belastbaren Verbindung das Löten vor dem Brand zu empfehlen, insbesondere wenn eine starke Belastung der Lötverbindung zu erwarten ist.

26 Reparaturmöglichkeiten keramischer Verblendungen

Nur bei sehr kleinen Defekten, deren Bruchflächen zudem ganz in der Keramik verlaufen, kann man versuchen, durch Beschleifen der Kanten und Polieren den Schaden unauffällig zu gestalten. Bei größeren Frakturen dagegen muss das verlorene Material direkt oder indirekt ersetzt werden. Bei der indirekten Methode wird der defekte Bereich, gegebenenfalls unter Einbeziehung des Gerüstes, so beschliffen, dass ein die Schadstelle deckender oder überkappender Ersatz (Facette, Keramikinlay, Verblendkrone) befestigt werden kann. Dieses sicher recht aufwendige Verfahren bietet dafür die Aussicht auf dauerhaften Erfolg. Bei der direkten Methode verwendet man mikrogefüllte Komposite (vgl. Kap. X. 27.1.2) oder ähnliche, speziell für diesen Zweck konzipierte Reparaturmaterialien, meist in Verbindung mit besonderen Haftvermittlern, z.B. auf Silanbasis. Der Verbund von Reparaturmaterial zur Keramik ist dann besser als der zur Legierung. Diese Reparaturmaterialien zeigen einen im Vergleich zur Keramik geringen Abrasionswiderstand und sind somit auf der Kaufläche nicht indiziert. Zudem können mangelnde farbliche Übereinstimmungen und nachträgliche Verfärbungen stören. Der mit diesen einfach zu verarbeitenden Materialien zu erzielende Erfolg ist deshalb zeitlich begrenzt.

Schäden, die vor dem definitiven Eingliedern des Ersatzes eintreten, sollten nicht durch nachträgliches Aufbrennen korrigiert werden; die Gefahr von farblichen Beeinträchtigungen und erneuten Schäden an den Reparaturstellen ist groß. In solchen Fällen sollte die Verblendung insgesamt erneuert werden.

In diesem Zusammenhang sei das provisorische Einsetzen von keramisch verblendeten Arbeiten empfohlen. Während des Probetragens lässt sich die Funktionstüchtigkeit des Ersatzes zuverlässig überprüfen; Korrekturen, auch im zervikalen Bereich, sind in einfacher Weise möglich. Zudem hat der Patient die Chance, die kosmetische Wirkung seines neuen Ersatzes in seiner gewohnten Umgebung zu überprüfen in dem für den Gewöhnungsprozess sicher wichtigen Bewusstsein, sich noch nicht unwiderruflich festgelegt zu haben. Das verschiedentlich geäußerte Argument gegen ein provisorisches Einsetzen, wonach für den weniger fest zementierten Ersatz eine erhöhte Bruchgefahr auch bei funktioneller Belastung besteht, ist fraglich. Denn wenn auch nicht nachweisbar, so ist es doch plausibel anzunehmen, dass eine während des Probetragens beschädigte Arbeit auch bei sofortiger definitiver Befestigung Schaden genommen hätte, dann aber mit erheblich beeinträchtigten Reparaturmöglichkeiten.

X Füllungswerkstoffe

27 Komposite – 224
28 Kompomere – 231
29 Ormocere – 233
30 Schmelz-Dentin-Adhäsive – 235
31 Silikatzemente – 237
32 Glas-Ionomer-Zemente (Glas-Polyalkenoat-Zemente) – 239
33 Amalgame – 241

Neben der direkten Versorgung einer Zahnkavität mit einem plastischen Füllungswerkstoff, der nach der Applikation in der Kavität erhärtet, werden auch im Labor gefertigte Einlagen (Inlays) aus Metall (Gussfüllungen), keramischen Massen oder den in diesem Kapitel abzuhandelnden Kompositen eingesetzt.

Eine Sonderstellung unter den Techniken zur Kavitätenversorgung nimmt die Goldhämmerfüllung ein; dabei werden in die Kavität eingebrachte kleine Röllchen (Pellets) aus Goldfolie (Dicke 1 μm) durch Hämmern verdichtet und dabei untereinander kalt verschweißt (vgl. Kap. VI. 19.4.1).

Der Werdegang laborgefertigter Inlays stimmt im Wesentlichen mit der Herstellung entsprechender Kronen (Guss-, Keramik-, Kunststoffkronen) überein, sodass sich gegenüber dem Inhalt der Kapitel I („Die Gusskrone"), VII („Die Keramikkrone") und VIII („Die Kunststoffmantelkrone") keine neuen Gesichtspunkte ergeben.

Im Folgenden sollen deshalb nur die plastischen Füllungswerkstoffe abgehandelt werden, und zwar – der Intention dieses Buches entsprechend – nur unter dem Aspekt, inwieweit sie geeignet sind, einen Hohlraum (Kavität) spaltfrei und dauerhaft auszufüllen. Ihr Verhalten zu den vitalen Geweben wird nicht beschrieben. Ebenso wird auf die Besprechung der Mittel zur Behandlung der Pulpa verzichtet, da solche Präparate eher den Medikamenten zuzurechnen sind.

Da die im plastischen Zustand applizierten Materialien erst in der Kavität erhärten, treten in jedem Falle Volumenänderungen auf. In der Gebrauchsphase sind es vorwiegend mechanische und thermische Einflüsse sowie Lösungsmittel, die auf die Füllungen einwirken. Vor allem der mehr oder weniger große Unterschied der thermischen Ausdehnungskoeffizienten von Zahnhartsubstanz und Füllungswerkstoffen bedroht auf die Dauer den anfänglich möglicherweise guten Kontakt, wenn nicht sogar Verbund zwischen Werkstoff und Kavitätenwand und bewirkt zudem – verstärkt durch Kaubelastung und gegebenenfalls Quelleffekte – Alterungs- und Ermüdungserscheinungen bei den Materialien.

27 Komposite

Nach der Nutzbarmachung des Acrylates für prothetische Zwecke lag es nahe, dieses sehr mundbeständige und nuanciert einfärbbare Material auch als Füllungswerkstoff zu verwenden. Dies geschah vor der Einführung des Pulver-Flüssigkeit-Verfahrens nach der Inlaytechnik, während danach direkt zu verarbeitende Autopolymerisate benutzt wurden. Die Ergebnisse waren jedoch wenig zufriedenstellend: Wegen des im Vergleich zur Zahnhartsubstanz etwa 8-fach höheren thermischen Ausdehnungskoeffizienten des Acrylates lockerte sich der Befestigungszement der Kunststoffinlays infolge der thermischen Wechselbelastungen im Mund. Aus dem gleichen Grund bildeten sich nach kurzer Zeit deutliche Spalten an den Rändern der direkt gelegten Füllungen, selbst wenn es durch z.b. schichtweises Füllen der Kavität und/oder durch Anwendung von Druck auf die Füllungsoberfläche gelang, eine Spaltbildung infolge der Polymerisationsschrumpfung, die bei dem Pulver-Flüssigkeit-Verfahren immer noch 6–8Vol.-% beträgt, zu vermeiden.

In der weiteren Entwicklung wurden konsequenterweise die Werte des thermischen Expansionskoeffizienten und der Polymerisationsschrumpfung durch die Zugabe von Füllstoffen reduziert.

Insbesondere bei organischen Werkstoffen dient die Zugabe von **Füllstoffen** auch einer Steigerung der mechanischen Festigkeit. Füllstoffe sind chemisch von der Grundsubstanz verschiedene, meist anorganische Materialien in Form feiner Partikel, die in der organischen Matrix möglichst gleichmäßig verteilt sein sollen. Voraussetzung für die festigkeitssteigernde Wirkung ist das Vorhandensein von Bindungskräften zwischen Matrix und Partikeln in den Grenzflächen (Verbundwerkstoff), da andernfalls das Füllmaterial nur im Sinne einer Verdünnung wirkt und so die Festigkeit des Werkstoffes mindert. Die Partikelgröße hat einen wesentlichen Einfluss auf die Verfestigung. Bis zu einer bestimmten Grenze gilt: Je kleiner die Partikel sind, desto größer ist die Festigkeit. Substanzen, die nicht in Partikelform, sondern in molekularer Verteilung zugesetzt sind, wirken in der Regel als Weichmacher.

Aber auch die gefüllten Kunststoffe brachten nicht den erwünschten Fortschritt. Die geschilderten Wechselbelastungen schädigten den nur adhäsiven Verbund in den Grenzflächen zwischen Kunststoffmatrix und Füllstoffpartikeln und damit die Voraussetzung für eine dauerhaft erhöhte Steigerung insbesondere auch der Abrasionsfestigkeit.

27.1 Zusammensetzung

Eine entscheidende Verbesserung der Kunststoff-Füllungswerkstoffe gelang erst mit der Möglichkeit, die anorganischen Partikel durch direkte chemische Bindungen in die organische Matrix einzubeziehen. Diese **Komposite** (composite material, engl. für Verbundwerkstoff) haben erheblich bessere und zudem beständigere mechanische Eigenschaften im Vergleich zu den einfachen, nur adhäsiv verbundenen Mischungen.

Gleichzeitig wurde bei diesen Materialien mit der Verwendung von **Dimethacrylaten** (DMA) eine Vernetzung der Kunststoffmatrix und damit eine zusätzliche mechanische Verbesserung erreicht. Man unterscheidet nach dem die Acrylgruppen verbindenden organischen Rest aromatische (Prototyp ist das Bisphenol-A-Glyzidyl-Methacrylat[53], kurz Bis-GMA), aliphatische und alicylische DMA. Zur Steigerung der Hydrophobie und damit zur Reduzierung der Quellfähigkeit des polymerisierten Materials werden auch DMA verwendet, deren Bindeglied Urethangruppen enthält, indem z.B. beim Bis-GMA die beiden OH-Gruppen mit Kohlensäuremonamid ($H_2N-CO-OH$) verestert werden. Die Mehrzahl der Komposit-Fabrikate sind Copolymerisate dieser Monomertypen, wobei die Monomermischung insbesondere auf eine geeignete Fließfähigkeit des Monomers zielt, da die infolge ihrer Molekülgröße ursprünglich bevorzugt verwendeten aromatischen DMA eine sehr hohe Viskosität aufwiesen. Andererseits sinkt mit zunehmender Größe der Monomermoleküle die Polymerisationsschrumpfung (ca. 10 Vol% bei den Kompositen gegenüber 21 Vol% beim Acrylat).

Neben den eigentlichen Füllstoffen enthalten einige Komposite inzwischen auch Yttriumfluorid-(YF_3-) oder Ytterbiumfluorid-(YbF_3-)Partikel (ca. 1 mm) zur gezielten Fluoridfreisetzung aus kariesprophylaktischen Gründen.

27.1.1 Konventionelle Komposite

Die konventionellen Komposite enthalten 55–75 Vol% anorganische Füllstoffe, was – je nach Dichte – einem Massenanteil von 70–85% entspricht. Als Füllstoffe dienen durch Mahlen zerkleinerte, unregelmäßig geformte Partikel aus Oxiden (Quarz, Aluminiumoxid, Boroxid; gröbere Partikel), Silikaten (Aluminiumsilikate) und/oder aus durch Zugabe entsprechender Oxide (BaO, B_2O_3, SrO) variierte Aluminiumsilikatgläser. Weitere geeignete Metalloxide dienen als Pigmente der Farbgebung.

Um eine chemische Bindung des Füllstoffes mit der organischen Matrix zu ermöglichen, werden die Partikel mit organischen Siliciumverbindungen (**Silanen**) behandelt, z.B. mit Methacryloxy-Propyl-Trimethoxysilan[54]. Die Methoxylgruppen reagieren in Gegenwart von Feuchtigkeit mit dem Silicium in der Partikeloberfläche unter Bildung von Si-O-Si-Bindungen. Durch das Silanisieren erhalten die Teilchen eine organophile Schicht, die, sofern sie Doppelbindungen enthält, in den Polymerisationsprozess der

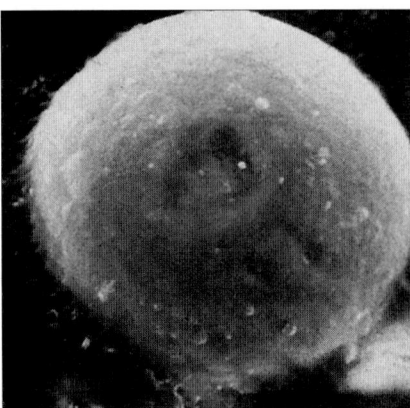

Abb. 112: Kugelförmiges Füllstoffteilchen der ersten Generation in einer Kompositoberfläche; der Übergang vom anorganischen Partikel zur organischen Matrix ist kontinuierlich; V = 1300 x (REM-Aufnahme [Vahl J]).

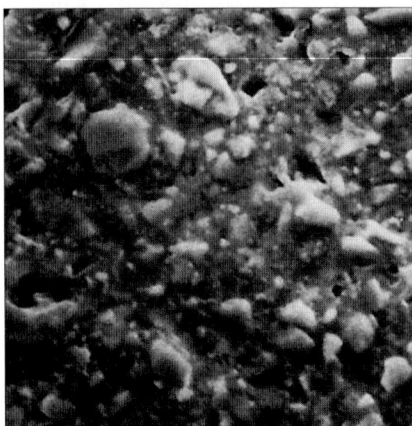

Abb. 113: Kompositoberfläche nach längerem Putzen (in vitro) mit einer mäßig abrasiven Zahnpasta; V = 530 x (REM-Aufnahme [Vahl J])

Kunststoffmatrix einbezogen wird (s. Abb. 112). Die Silanisierung ist jedoch anfällig gegen Hydrolyse, sodass unter Mundbedingungen der Halt der an der Oberfläche freiliegenden Partikel beeinträchtigt wird.

Konventionelle Komposite können wegen der großen Härteunterschiede ihrer Komponenten nicht poliert, sondern allenfalls geglättet werden. Die Oberflächen sind zwar anfänglich glatt, weil hier zunächst nur die organische Komponente zutage tritt. Diese wird jedoch durch Speisebolus und Zahnpflegemittel sehr bald abradiert, sodass die tiefer liegenden Füllstoffpartikel freigelegt werden. Erst jetzt setzt der Abrasionsschutz durch die harte, anorganische Komponente ein. Es resultiert eine Oberfläche, deren Rauigkeit von der Anzahl, Größe und Verteilung der Partikel bestimmt wird und somit charakteristisch für das betreffende Material ist. Die Abrasion der Matrix schreitet – wenn auch verzögert – fort, sodass die aus der Oberfläche ragenden Teilchen zunehmend ihren Halt verlieren und schließlich aus der Matrix herausbrechen, wobei sie eine entsprechende Vertiefung hinterlassen (s. Abb. 113).

Die anfänglich genutzten Teilchengrößen von bis zu 50 mm (Makropartikel > 10 µm) wurden deshalb kontinuierlich reduziert, sodass man inzwischen unterscheidet in Midi- (1–10 mm) und Minipartikel (0,1–1 mm). Die mangelhafte Polierbarkeit aber bleibt der entscheidende Nachteil der herkömmlichen gefüllten Komposite.

27.1.2 Mikrogefüllte Komposite

Bei den mikrogefüllten Kunststoff-Füllungsmaterialien besteht der anorganische Anteil aus feinsten kugelförmigen Siliciumdioxidpartikeln mit Größen von 0,005–0,05 µm. SiO_2 dieser Form (**Aerosil, pyrogenes** SiO_2F) wird durch Verbrennen von z.b. zu feinsten Tröpfchen zerstäubtem Siliciumtetrachlorid gewonnen. In Analogie zum Pulver-Flüssigkeit-Verfahren bestehen etliche Materialien im Ausgangszustand aus einer Mischung von vorpolymerisiertem Granulat mit hohem Aerosilanteil (**Mikrofüller-Agglomerate**) und einem ebenfalls aerosilhaltigen Monomer (Diacrylat), sodass im ausgehärteten Zustand ein zwar der Zusammensetzung nach weitgehend gleichmäßiges, aber doch inhomogenes Füllungsmaterial resultiert mit dem Nachteil eines nicht immer perfekten Verbundes zwischen Granulatpartikeln (etwa 60 Vol%) und Matrix. Inzwischen werden zunehmend auch granulatfreie, homogene mikrogefüllte Komposite verwendet. Wegen der durch das Aerosil bedingten starken Viskositätssteigerung des Monomers ist der Anteil des anorganischen Füllers niedriger (45–75m%) als bei den herkömmlichen Kompositen. Der thermische Ausdehnungskoeffizient, aber auch die Polymerisationsschrumpfung werden dadurch wieder erhöht.

Die mikrogefüllten Materialien sind dauerhaft hochglanzpolierbar. Druckfestigkeit und Verschleißwiderstand sind gegenüber den konventionellen Kompositen erhöht, E-Modul und Biegefestigkeit dagegen erniedrigt.

Homogene mikrogefüllte Kunststoffe finden auch für Verblendzwecke und zur Herstellung künstlicher Zähne Verwendung.

27.1.3 Hybrid-Komposite

Um die gute Oberflächenqualität und Verschleißfestigkeit der mikrogefüllten Materialien mit der besseren Volumenkonstanz und den insgesamt günstigeren mechanischen Eigenschaften der konventionellen Komposite zu kombinieren, wurden Materialien konzipiert, die in einer mikrogefüllten Matrix wieder feinkörnige konventionelle Füller enthalten, inzwischen auch mit Korngrößen unter 2 µm (**Fein-Hybride**). Der Gesamtanteil anorganischer Füllstoffe ist bei den Hybrid-Kompositen im Mittel höher als bei den mikrogefüllten Kompositen. Das erklärt die gute Verschleißfestigkeit dieser Materialien.

27.2 Verarbeitung der Komposite

Die Polymerisation der Matrix wird entweder chemisch durch ein Redoxsystem (**Autopolymerisation**) oder – inzwischen überwiegend – durch Bestrahlen mit einer speziellen Lichtquelle (**Lichtpolymerisation**) initiiert. Benutzt wurde ursprünglich langwellige UV-Strahlung (UV-A, 320–400 nm); inzwischen wird die kurzwellige Strahlung im sichtbaren Bereich (400–700 nm) bevorzugt. Das Monomer enthält spezielle Fotoinitiatoren, z.b. Benzoin-Methyläther[55] für UV-Strahlen bzw. ein Diketon zusammen mit einem tertiären Amin (z.b. Kampferchinon[56] + N,N-Dimethylaminoäthylmethacrylat[57]) für sichtbare Strahlung, die durch Absorption in Startradikale (vgl. Kap. V. 15.1.2) überführt werden. Lichthärtende Materialien bleiben theoretisch bis zum Beginn der Bestrahlung verarbeitbar, sind aber nicht völlig unempfindlich gegenüber anderen Lichtquellen. Sie brauchen nicht angemischt zu werden (Einkomponenten-Systeme) und härten vor allem in dünneren Schichten besser aus (höherer Polymerisationsgrad und weniger Restmonomer) als Autopolymerisate. Allerdings ist die Dicke der polymerisierbaren Schicht begrenzt (2–5 mm, je nach Menge und Partikelgröße des anorganischen Füllers). Tiefere Füllungen sind daher in mehreren Schichten zu polymerisieren. Die Lichthärtung verläuft sehr schnell; typische Belichtungszeiten sind 30–40 Sekunden.

Sauerstoff beeinträchtigt die Polymerisation der Komposite, sodass bei Luftzutritt die oberflächennahe Schicht bis zu einer Tiefe von 150 μm nicht richtig härtet und dann beim Ausarbeiten entfernt werden muss. Sofern jedoch eine weitere Kompositschicht aufgetragen wird, ist die sauerstoffinhibierte Schicht zu belassen, da sie den Verbund fördert und zusammen mit dem neu aufgebrachten Material dann härtet. Die Inhibition kann durch das Auftragen einer Schutzschicht (z.B. aus Glyzeringel) unterbunden werden.

Die Polymerisationsschrumpfung der Kompositmaterialien beträgt je nach Füllstoffgehalt 1–3Vol.-%. Die Gefahr einer Randspaltbildung beim Abbinden ist um so geringer, je größer der an der freien Oberfläche kompensierte Anteil der Kontraktion ist. Eine zu den Kavitätenwandungen gerichtete Schrumpfung wird durch Druck auf die Füllungsoberfläche begünstigt, vor allem aber auch durch Haftung des Füllungsmaterials an der Zahnhartsubstanz. Im Zusammenhang mit den Kompositen sind Methoden entwickelt worden, die die Haftung zwischen Zahnhartsubstanz und Kunststoffmatrix ermöglichen. Angestrebt wird eine Verstärkung der mechanischen Retention durch Anätzen der Schmelz- und Dentinflächen z.B. mit Phosphorsäure (**Schmelzätztechnik**; vgl. Kap. X. 30). Um die Vertiefung der aufgerauten Oberfläche auch tatsächlich mit Kunststoff zu füllen, werden die geätzten Flächen zunächst mit den (dünnflüssigen) Monomeren (**Adhäsiv**, häufig identisch mit dem Versiegler des Kompositsystems) vorbehandelt. Der Film polymerisiert dann zusammen mit dem anschließend eingebrachten Kompositmaterial.

Die Wasseraufnahme und die damit verbundene Expansion ist bei den modernen Kompositen in aller Regel relativ klein (ca. 0,5Vol.-%), sodass dieser Effekt die Polymerisationsschrumpfung nicht kompensiert. Ein stark quellendes Material kann eventuell anfänglich entstandene Spalten schließen, unter Umständen aber auch den Zahn sprengen. Quellarmen, volumenstabilen Materialien ist der Vorzug zu geben.

Bei der Versorgung von Defekten im Frontzahnbereich haben die Komposite heute eine weite Verbreitung gefunden. Die ästhetisch besten Ergebnisse werden hier mit den mikrogefüllten Materialien erzielt. Obwohl für den Seitenzahnbereich Amalgamfüllungen nach wie vor als langlebiger gelten, werden für die ästhetische Versorgung auch großflächiger Kavitäten vermehrt Komposite verwendet.

27.3 Kompositkleber

Für die Befestigung von Klebebrücken (vgl. Kap. IV. 9), aber auch zum Einsetzen von vollkeramischen Restaurationen und Kompositinlays werden für diesen Zweck konzipierte Komposite eingesetzt. Speziell für die Befestigung der transluzenten Inlays nutzt man vorteilhaft Materialien, die gleichzeitig selbst- und lichthärtend sind (**Dualsysteme**). Auf diese Weise wird zum einen die in dünnen Schichten nur langsame und auch unvollkommene Autopolymerisation durch die Lichthärtung beschleunigend ergänzt und zum anderen die Härtung in den für die Bestrahlung unzugänglichen Bereichen durch die Autopolymerisation gewährleistet.

Der Vorteil der Kompositkleber gegenüber den herkömmlichen Befestigungszementen ist, dass sie sowohl an der konditionierten Zahnhartsubstanz (geätzte Schmelzflächen) als auch an geeignet konditionierten Materialoberflächen (z.B. silanisierte keramische oder metallische Werkstoffe; vgl. Kap. IX. 23) haften und auf diese Weise einen spaltfreien, dichten Verbund zwischen Restauration und Zahn ermöglichen.

27.4 Kompositinlays

Neben der Herstellung im Labor (indirekte Methode) besteht für Kompositinlays die Möglichkeit der direkten Fertigung im Mund des Patienten. Dabei wird das Komposit wie ein Füllungsmaterial in die Kavität, deren Wandungen noch nicht konditioniert und zusätzlich geeignet (etwa mit Vaseline[23]) isoliert sind, eingebracht, modelliert und dann polymerisiert. Das erhärtete, der Kavitätenform entsprechende Material wird entnommen und nach erfolgter Vorbereitung der Kavität mithilfe eines Kompositklebers als Inlay eingesetzt; dabei wirkt sich nur noch die Polymerisationsschrumpfung des Klebers aus.

Für Kompositinlays wird eine **Vergütung** durch ein kurzfristiges (5–10 min) Erwärmen im Wasserbad oder Lichtofen auf Temperaturen um 100 °C empfohlen. Dadurch wird eine Vorwegnahme einer sonst über mehrere Tage stattfindenden Kontraktion erreicht, die andernfalls, wenn sie nach dem Einsetzen des Inlays erfolgt, den Verbund zu den Kavitätenwandungen belasten würde. Die Kontraktion ist auf den Abbau von Spannungen zurückzuführen, die insbesondere bei einer schnell ablaufenden Polymerisation im Molekülnetzwerk resultiert. Diese Relaxation (vgl. Kap. VI. 18.3) bewirkt gleichzeitig auch eine Zunahme der mechanischen Eigenschaften. Bei einer unvollständigen Polymerisation, etwa in tieferen Schichten lichthärtender Materialien, besteht die Vergütung zusätzlich in einem höheren Polymerisationsgrad und den damit einhergehenden Eigenschaftsverbesserungen.

Vor allem die mit der Inlaytechnik mögliche Umgehung der Polymerisationsschrumpfung, aber auch die Vergütung behebt bzw. mindert gravierende Mängel der Komposite im Zusammenhang mit ihrer Verwendung als plastische Füllungswerkstoffe für Molaren.

28 Kompomere

Kompomere (Kunstwort aus Komposit und Ionomer) sind von den Kompositen abgeleitete, lichthärtende Füllungswerkstoffe, bei denen die Eigenschaften der Komposite (hohe Festigkeit, Unempfindlichkeit gegen Feuchtigkeit unmittelbar nach der Polymerisation) mit denen der Glas-Ionomer-Zemente (unmittelbare Haftung an Zahnhartsubstanz, kontinuierliche Fluoridfreisetzung) kombiniert werden sollen. Das Monomer enthält zusätzlich ungesättigte, das heißt polymerisierbare Säuren und den anorganischen Füllstoffen sind die fluoridfreisetzenden, reaktiven Silikatpartikel der Zemente zugesetzt. Anders als die lichthärtenden Glas-Ionomer-Zemente (vgl. Kap. X. 32.1) härten die anfänglich wasserfreien Materialien ausschließlich durch Polymerisation; erst wenn infolge von Quellung Wasser zutritt, wird nachträglich eine Dissoziation der Karboxylgruppen und damit die zementtypische Reaktion durch Ionenaustausch möglich.

Die mechanischen Eigenschaften sind gegenüber denen der Glas-Ionomer-Zemente verbessert, erreichen aber nicht die Werte der Komposite. Klinische Studien mit hinreichend langer Beobachtungszeit stehen noch aus.

29 Ormocere

Ormocere (Kunstwort aus organically modified ceramics) sind Polymere aus siliciumorganischen Monomeren. Diese **Siloxane** enthalten am tetravalenten Silicium 1–3 Alkoxylgruppen (–OR) und entsprechend 3–1 organische Gruppe (–R). Letztere sind Acrylate, meist Dimethacrylate. In einer ersten Stufe werden durch Polykondensation der Alkoxylgruppen lineare bzw. verzweigte/vernetzte, noch fließfähige Polysiloxane (Silikatgerüste, „keramische" Komponente) dargestellt, die dann in einer zweiten Stufe, etwa nach einer Formgebung, durch die Polymerisation der Acrylatgruppen („organische" Komponente) zu einer festen Matrix gehärtet werden. Da sich die Monomere nahezu beliebig variieren lassen, besteht die Möglichkeit, Ormocere mit einer großen Vielfalt an Eigenschaften bereitzustellen.

Inzwischen sind auch Füllungswerkstoffe auf Ormocerbasis verfügbar; sie enthalten zusätzlich anorganische Füllstoffe und sind lichthärtend. Bezüglich ihrer mechanischen Eigenschaften, des thermischen Ausdehnungskoeffizienten (kleiner) und der Polymerisationsschrumpfung sind sie den Kompositen überlegen. Da die Acrylate kovalent an die Silikatgerüste gebunden sind, können keine Restmonomere freigesetzt werden, eine für die Biokompatibilität vorteilhafte Gegebenheit.

30 Schmelz-Dentin-Adhäsive

Für die Funktionstüchtigkeit und Liegedauer einer Füllung ist ein Verbund zwischen Zahnhartsubstanz und Füllungswerkstoff von größter Bedeutung. Bei Kunststofffüllungen kann dieser Verbund nur mithilfe von speziellen Haftvermittlern erreicht werden, wogegen Glas-Ionomer-Zemente und – weniger ausgeprägt – Kompomere eine unmittelbare Haftung zu den Zahnhartgeweben ermöglichen, die durch Adhäsive zu unterstützen jedoch bei den Kompomerprodukten empfohlen wird.

Das Prinzip aller Verbundsysteme für Füllungswerkstoffe beruht auf einer im Wesentlichen mikromechanischen Retention des Adhäsivs zur Zahnhartsubstanz, die entsprechend zu konditionieren ist, und einer chemischen Bindung zwischen Adhäsiv und Füllungskunststoff durch Polymerisation während dessen Härtung.

Die Adhäsivtechnik kam mit der Einführung der Komposite auf. Die Konditionierung der Zahnhartsubstanz geschieht durch eine **Ätzung** des Schmelzes, meist mit Phosphorsäure. Die (Schmelz-)**Adhäsive** sind im Wesentlichen das ungefüllte und damit dünnflüssige Monomer des Komposits, welches die durch Ätzung geschaffenen Vertiefungen zuverlässig ausfüllt. Nach dem Auftragen erfolgt entweder zunächst eine Polymerisation des Adhäsivs, dessen durch Sauerstoffinhibition unvollständig polymerisierte Oberfläche dann ein Anpolymerisieren des Komposits ermöglicht, oder das Komposit wird unmittelbar nach dem Adhäsiv eingebracht und mit diesem zusammen polymerisiert.

Seit einigen Jahren sind die Adhäsivtechniken auch am Dentin erfolgreich. Dentin ist nach der Präparation mit einer **Schmierschicht** bedeckt, die insbesondere auch die Dentintubuli verstopft. Um hier eine mikromechanische Retention zu ermöglichen, sind Maßnahmen gegen bzw. an dieser Schmierschicht erforderlich.

- Mithilfe von säurehaltigen **Konditionierern** (Phosphorsäure, Maleinsäure, Zitronensäure, Ethylendiamintetraessigsäure) wird die Schmierschicht entfernt; damit sind auch die Dentintubuli zugänglich. Gleichzeitig wird durch Ätzung des Apatits des intertubulären Dentins Kollagen freigelegt. Die Reaktionsprodukte werden durch Wasserspülung entfernt.
- Auf das so konditionierte, aber immer feuchte Dentin wird ein **Primer** (prime, engl. für ausstatten, grundieren) aufgetragen, der in einem Lösungsmittel (Wasser, Aceton und/oder Alkohol) wasserlösliche, gut benetzende Methacrylat- und Dimethacrylat-Monomere enthält. Der Primer penetriert in die Tubuli und das Kollagengeflecht;

um einem Kollabieren des Kollagens vorzubeugen, kann Glutaraldehyd zugesetzt sein. Nach dem Verdunsten des Lösungsmittels verbleibt eine mehr oder weniger feste Schicht. Bei der Polymerisation resultieren in den Tubuli als Tags bezeichnete Kunststoffzapfen; die kunststoffdurchsetzte, kollagenreiche Dentingrenzschicht wird als Hybridschicht bezeichnet. Selbstkonditionierende Primer enthalten zusätzlich auch eine ätzende Säure, meist Maleinsäure. In der resultierenden Schicht finden sich dann auch noch Bestandteile der Schmierschicht.

- Bei etlichen Systemen wird zusätzlich ein spezielles **Adhäsivmaterial** verwendet, das sich in seiner Zusammensetzung nicht prinzipiell von der Primer unterscheidet. Bei etlichen Produkten werden die aus Gründen der Lagerbeständigkeit getrennt abgefüllten Primer und Adhäsive unmittelbar vor der Anwendung vermischt und gemeinsam appliziert. Inzwischen sind auch fertige Mischungen (Ein-Flaschen-Systeme) verfügbar, die jedoch nicht selbstkonditionierend sind.
- Einige Systeme verzichten auf eine Entfernung bzw. Auflösung der Schmierschicht und benutzen unmittelbar einen Primer, dessen hydrophile Monomere lediglich die Schmierschicht (bis in die Tiefe der Tubuli?) penetrieren (kunststoffimprägnierte Schmierschicht). Dieses Vorgehen stammt aus der Zeit, als das Ätzen am Dentin noch verpönt war; es verliert zunehmend an Bedeutung.

Acrylatmonomere lassen sich nahezu beliebig substituieren. Bemühungen, mit geeigneten Substituenten (z.B. Phosphorsäureester) bei Primern und Adhäsiven auch chemische Bindungen zur Zahnhartsubstanz zu ermöglichen, sind zumindest nach Laborstudien Erfolg versprechend.

Die Mehrzahl der inzwischen verfügbaren Systeme sind als Schmelz-Dentin-Adhäsive universell verwendbar.

31 Silikatzemente

Silikatzemente sind zahnfarbene Füllungsmaterialien für den Frontzahnbereich. Wegen ihrer mangelhaften mechanischen Eigenschaften (insbesondere Zugfestigkeit) dürfen Silikatfüllungen nicht der direkten Einwirkung von Kaukräften ausgesetzt werden. Sie sind somit für die Restauration von Okklusalflächen oder den Aufbau von Schneidekanten ungeeignet.

Die Ausgangsmaterialien des Pulvers sind Quarz (~ 40m% SiO_2) und Aluminiumoxid (~ 30m% Al_2O_3), die, ergänzt durch Fluoride (~ 20m% als Flussmittel) und Phosphate des Natriums und/oder Calciums sowie durch geeignete Farboxide, zu einem Aluminiumsilikatglas gebrannt werden. Die Flüssigkeit ist eine wässrige (~ 40m% H_2O) Lösung der Phosphorsäure, die mit Calcium- und Aluminiumphosphat abgestumpft ist. Nach dem Anmischen erfolgt in der Grenzfläche von Pulverpartikeln und Flüssigkeit ein Ionenaustausch, wobei Al^{+++}-, Ca^{++}- und Na^+-Ionen, aber auch AlF^{++}- und CaF^+-Komplexe des Glases ersetzt werden durch hydratisierte Wasserstoffionen H_3O^+. Da das Silicium des Pulvers nicht in Lösung geht, bleibt das Silikatgerüst und damit die Teilchengröße im Verlauf der Reaktion erhalten. Die an Metallionen verarmte Glasschicht wird durch Eindiffundieren von Wasser (H_3O^+!) in ein Silikatgel umgewandelt. In der flüssigen Phase fallen die eindiffundierten Metallionen mit zunehmender Konzentration als Phosphate und Fluoride aus. Es entsteht eine feste, im Wesentlichen amorphe Matrix, in welche die mit einem dünnen Saum von Silikatgel umgebenen Pulverpartikel eingebettet sind.

Die Abbindekontraktion der Silikatzemente kann je nach Fabrikat und Verarbeitung bis zu 3,5Vol.-% betragen, sodass Randspalten zumindest in einzelnen Bereichen des Füllungsrandes kaum vermeidbar sind. Der größte Nachteil der Silikatzemente ist die hohe Löslichkeit ihrer Matrix, die zu einem kontinuierlichen Substanzverlust sowohl an der Oberfläche als auch in den Randspalten führt. Das „Auswaschen" der Füllung wird durch Craquelierung gefördert, wenn die Oberfläche zwischenzeitlich unter Kontraktion austrocknet. Die geringe Mundbeständigkeit, in deren Folge die zunehmende Sichtbarkeit der Füllungsränder durch Einlagerung von Farbstoffen und nicht zuletzt die zumindest bei bleibenden Zähnen auf Kavitäten der Black-Klasse III und V begrenzte Indikation sind die Gründe, dass die Silikatzemente als Frontzahn-Füllungsmaterial inzwischen von den Glas-Ionomer-Zementen und Komposit-Füllungsmaterialien verdrängt wurden.

Für eine temporäre Kavitätenversorgung werden auch **Siliko-Phosphat-Zemente** (Steinzemente) verwendet. Sie entstehen aus einer produktspezifischen Mischung der Pulver von Zinkoxid- und Silikatzementen und der von diesen Zementen bekannten wässrigen Lösung von Phosphorsäure. Das Pulver kann eine einfache Mischung, aber auch speziell zusammengesintert sein.

32 Glas-Ionomer-Zemente (Glas-Polyalkenoat-Zemente)

Bei diesen ebenfalls zahnfarbenen Zementen ist das Pulver wiederum ein Silikatglas, das sich von dem der Silikatzemente jedoch durch einen erhöhten Aluminiumgehalt unterscheidet und damit eine größere Reaktivität gegenüber Säuren aufweist. Die Flüssigkeiten sind Polysäuren in wässriger Lösung (ca. 50m%). Die zunächst ausschließlich genutzte Polyacrylsäure hat eine hohe Viskosität und neigt bei längerer Lagerzeit zum Gelieren. Um diesem Effekt vorzubeugen, werden inzwischen Copolymere (mittleres Molgewicht 8000) mit Acrylsäurederivaten (z.b. Methacrylsäure oder Itakonsäure[52]) verwendet, deren Seitengruppen dem Prinzip nach als Weichmacher fungieren und dem Gelieren vorbeugen. Die Zugabe von ca. 5m% Weinsäure optimiert in komplexer Weise das Abbindeverhalten. Etliche Produkte enthalten die Säurekomponente gefriergetrocknet im Pulver und sind mit Aqua dest. anzumischen.

Die Abbindereaktion beruht wieder auf einem Ionenaustausch von Al^{+++}, Ca^{++}, Na^+, aber auch AlF^{++} oder CaF^+ aus den Glaspartikeln gegen H_3O^+ aus der Flüssigkeit, wobei sich die oberflächennahen Zonen der Glaspartikel in ein Silikatgel umwandeln. Die Salzbildung der mehrwertigen Metallionen mit den Säuregruppen der Makromoleküle führt – wie bei den Alginaten – zu einer Vernetzung, in deren Folge die Flüssigkeit in ein hartes Gel überführt wird. Das im Reaktionsgemisch vorhandene Wasser wird durch Hydratation gebunden. Die Abbindekontraktion kann bei niedrigem Pulver-Flüssigkeit-Verhältnis bis zu 4Vol.-% betragen.

Die mechanischen Eigenschaften der Glas-Ionomer-Zemente sind denen der Zinkphosphatzemente vergleichbar bis überlegen (vgl. Anhang, Tab. 5, 7 und 8). Wie die (mit ZnO anzumischenden) Polyacrylsäurezemente haften sie an der Zahnhartsubstanz, aber auch an oxidierten Metalloberflächen (vgl. Kap. IX. 23). Ihre Löslichkeit unter Mundbedingungen ist geringer als die anderer Zemente. Während der Abbindephase einwirkende Feuchtigkeit schädigt alle Eigenschaften des abgebundenen Zementes in irreversibler Weise; andererseits ist auch eine Austrocknung während der ersten Stunden von Nachteil. Die Anwendung eines Schutzlackes ist daher zu empfehlen. Genutzt werden vorwiegend in flüchtigen Substanzen (z.B. Ethanol) gelöste Harze[6] (z.B. Copal), die nach dem Eintrocknen eine dichte Deckschicht bilden.

Eine (im Laufe der Zeit allerdings abnehmende) Freisetzung von Fluorid ist gewollt; sie soll der Kariesprophylaxe dienen. Die Freisetzung kann gezielt erhöht werden durch die Zugabe von z.B. Ytterbiumfluorid-(YbF$_3$-)Partikeln; die Freisetzung erfolgt dabei, anders als bei den Glaspartikeln, nicht durch Ionentausch, sondern durch Auflösung.

Die international übliche und normgerechte Bezeichnung als Glas-Polyalkenoat-Zemente (Alkenoate sind Salze ungesättigter, das heißt polymerisierbarer Säuren) hat sich in der Bundesrepublik Deutschland nicht durchgesetzt.

Diese Füllungsmaterialien dienen inzwischen als bevorzugte Unterfüllungsmaterialien für Kompositfüllungen. Daneben finden sich auch spezielle Produkte für Befestigungszwecke.

32.1 Lichthärtende Glas-Ionomer-Zemente

Durch Einbau polymerisierbarer Gruppen in die Polysäuren und/oder Zugabe von wasserlöslichen Acrylatmonomeren (kunststoffmodifizierte Glas-Ionomer-Zemente) sowie von Fotoinitiatoren kann durch Lichtpolymerisation (vgl. Kap. X. 27.2) eine anfänglich schnelle Verfestigung der Materialien erreicht werden, die insbesondere auch eine Herabsetzung der den Glas-Ionomer-Zementen eigenen Feuchtigkeitsempfindlichkeit bewirkt; parallel dazu und lange andauernd erfolgt die zementtypische Härtung durch Salzbildung (**Dualhärtung**). Diese lichthärtenden Materialien sind, wie alle Zemente, anzumischen und härten somit – im Unterschied zu den Kompomeren (vgl. Kap. X. 28) – auch ohne Lichteinwirkung.

32.2 Cermet-Zemente

Bei diesen Zementen sind dem Glaspulver Metallpartikel (Ag, Au, aber auch Legierungen, z.B. Ag$_3$Sn-Feilung bzw. -Kugeln) beigegeben, entweder in einfacher Mischung oder, nach einem Sintern der Mischung und erneutem Mahlen, als Bestandteil der einzelnen Pulverpartikel (ceramic metal = Cermet). Erwartet wird eine Verbesserung der mechanischen Eigenschaften, insbesondere der Abrasionsfestigkeit. Diese nicht mehr zahnfarbenen Materialien sollen für Stumpfaufbauten und kleinere Seitenzahnfüllungen verwendet werden.

33 Amalgame

Amalgame sind Legierungen des Quecksilbers mit anderen Metallen. Quecksilber reagiert wegen seines niedrigen Schmelzpunktes von −38,9 °C auch bei Zimmertemperatur mit festen Metallen. Dabei entstehen im Allgemeinen Legierungen mit Solidustemperaturen weit oberhalb der Raumtemperatur, sodass die Reaktionsprodukte kristallisieren. Wenn der feste Reaktionspartner in feinen Partikeln vorliegt, so lässt er sich mit dem flüssigen Quecksilber zu einer plastischen Masse anmischen, die sich im Verlauf der Reaktion verfestigt.

Bei den für Füllungszwecke genutzten Amalgamen unterscheidet man herkömmliche und kupferreiche Amalgame. Die Eigenschaften der herkömmlichen Amalgame stehen hinter denen der kupferreichen Amalgame deutlich zurück, sodass das damalige Bundesgesundheitsamt der Bundesrepublik Deutschland im Februar 1992 empfohlen hat, die herkömmlichen Amalgame nicht mehr als zahnärztliche Füllungswerkstoffe zu verwenden. Da jedoch diese Amalgame noch bei etlichen Patienten inkorporiert sein können, aber auch weil die Kenntnis ihrer Eigenschaften die Vorteile der kupferreichen Amalgame besser verständlich macht, sollen sie im Folgenden noch berücksichtigt werden.

33.1 Legierungspulver

Neben den Hauptkomponenten Silber, Zinn und Kupfer enthalten etliche Legierungen auch noch Zink. Es dient vor allem als Oxidationsschutz für die anderen Komponenten beim Erschmelzen und Vergießen der Legierung. Reste unverbrannten Zinks (maximal 2m%) galten als unerwünscht, wurden dann aber als vorteilhaft insbesondere für die Kantenfestigkeit angesehen.

Die Legierungspulver (engl.: **alloy**, im Deutschen – fälschlicherweise – auch als Amalgampulver bezeichnet) werden in unterschiedlichen Verfahren hergestellt:

- Die Legierung wird zu Barren vergossen, die durch Feilen, Fräsen oder Drehen zu feinen, unregelmäßigen Partikeln zerspant werden (**Feilung**; **Splitteramalgam**). Damit alle Späne die gleiche Zusammensetzung aufweisen, müssen die Barren nach dem Erstarren homogenisiert werden (vgl. Kap. XI. 34.4.3). Die bei der Zerkleinerung in die Partikel eingebrachten inneren Spannungen (Kaltverformung) erhöhen die Reaktionsgeschwindigkeit bei der Amalgamierung. Da diese Spannungen im Laufe der Zeit ausheilen (Relaxation), ändern sich die Verarbeitungseigenschaften der Feilung. Um ein auch über längere Lagerzeiten konstantes Verhalten zu gewährleisten, werden die Späne vom Hersteller durch eine Wärmebehandlung künstlich gealtert (vgl. Kap. VI. 18.4). Die Korngröße der Feilung beeinflusst die Eigenschaften des Amalgams sowohl während der Verarbeitungsphase als auch im erhärteten Zustand. Insgesamt wird eine feine Körnung angestrebt. Angegeben wird die Dicke der Späne (bis zu 25 µm); ihre Länge ist im Allgemeinen größer, sofern die Späne nicht durch einen zusätzlichen Mahlgang weiter zerkleinert wurden.

◢ Die schmelzflüssige Legierung wird mittels einer Düse zu feinen Tröpfchen versprüht, die dann im freien Fall kugelförmig erstarren (**Kugelamalgam**).

◢ Eine besondere Sprühtechnik erzeugt ebenfalls glatte, aber von der Kugelgestalt abweichende, **sphäroidale** Partikel.

Die Sprühverfahren erfordern weder ein Homogenisieren noch eine künstliche Alterung.

Von Bedeutung ist eine geeignete Mischung unterschiedlicher Teilchengrößen, um ein möglichst kleines Schüttvolumen (Volumen pro 100 g Feilung) zu erreichen. Ein konstantes Schüttvolumen eines Pulvers ist Voraussetzung für eine zuverlässige Massendosierung mithilfe von Volumenmaßen.

Das Legierungspulver kann mit einer Quecksilbersalzlösung voramalgamiert werden; die Partikel erhalten dabei eine quecksilberreiche Oberflächenschicht, die beim Anmischen eine schnellere Benetzung mit Quecksilber ermöglicht (Aktivierung). Der Quecksilbergehalt der Feilung soll 3m% nicht überschreiten.

33.1.1 Herkömmliche Amalgame

Bei den herkömmlichen Amalgamen ist die feste Komponente im Wesentlichen eine Silber-Zinn-Legierung mit Zusätzen in kleineren Konzentrationen; dabei soll der Silbergehalt der Legierung nicht unter 65m%, der Zinngehalt nicht über 29m% liegen. Silber und Zinn bilden zwischen einem Gehalt von 25,5 und 26,8m% Zinn eine intermetallische, verzerrt hexagonale Phase der Zusammensetzung Ag_3Sn (= 26,85m% Sn), die als **γ-Phase** bezeichnet wird.

Das Silber der γ-Phase kann bis zu ca. 2m% durch Kupfer ersetzt werden. Bei höheren Kupferkonzentrationen bilden sich Cu_3Sn-Kristallite. Der Kupfergehalt (maximal 6m%) erleichtert die Zerspanung der γ-Phase und verbessert die mechanischen Eigenschaften des Amalgams.

33.1.2 Kupferreiche Amalgame

In der Absicht, die mechanischen Eigenschaften der herkömmlichen Amalgame durch Einlagerung harter Partikel zu verbessern, wurden einer konventionellen Feilung kugelförmige Partikel einer eutektischen Silber-Kupfer-Legierung (28m% Cu; s. Abb. 105) im Verhältnis von ca. 2:1 zugemischt, wobei eine mittlere Zusammensetzung des Legierungspulvers von Ag:Sn:Cu = 70:17:13m% resultiert. Erst sehr viel später entdeckte man, dass diese Pulver ein grundverschiedenes Abbindeverhalten aufweisen.

Inzwischen gibt es auch kupferreiche Legierungspulver mit einheitlich zusammengesetzten Partikeln (span- und kugelförmig, aber auch Mischungen) einer ternären Silber-Zinn-Kupfer-Legierung mit Kupfergehalten zwischen 13 und 30m%. Die Partikel enthalten dann das Kupfer als Cu_3-Sn-Kristallite (ε-**Phase**) in der Ag_3Sn-Matrix (γ-Phase).

33.2 Abbindereaktionen

Das zum Anmischen verwendete Quecksilber soll einen Reinheitsgrad von mindestens 99,99m% haben. Beim Mischen (**Triturieren**) von Feilung und Quecksilber entsteht eine plastische Masse, deren Verformbarkeit um so größer ist, je höher der Quecksilberanteil und je regelmäßiger die Partikel sind. Die für eine geeignete Konsistenz erforderliche Quecksilbermenge liegt bei ca. 50m%. Sie ist etwas niedriger bei den Kugelamalgamen und kann etwas größer sein bei sehr feinkörnigen Feilungen. Zur Vermeidung einer Quecksilberdampfbelastung schon beim Triturieren sollten Kapselsysteme genutzt werden; diese enthalten vordosierte Mengen an Pulver und Quecksilber und werden maschinell angemischt. Allerdings sind bei den verschiedenen Fabrikaten die Kapseln unterschiedlich und nicht immer ausreichend dicht.

Das plastische Material wird, gegebenenfalls in mehreren kleineren Portionen, unter starkem Druck in die Kavität gepresst (**Stopfen**), um einen möglichst guten Randschluss zu erzielen. Durch den Stopfdruck wird das Material **kondensiert**, sodass an der Oberfläche eine quecksilberreiche und entsprechend weiche Schicht entsteht. Diese wird entfernt und gegebenenfalls durch neue Portionen der ursprünglichen Mischung ersetzt. Aufgrund der Kondensation ist das in der Kavität verbleibende Amalgam immer quecksilberärmer als die eingebrachte Mischung. Der Quecksilbergehalt der Füllungen sollte unter 50m% liegen.

Die Stopfbarkeit eines Amalgams und damit die erwünschte Kondensation ist entscheidend von der Partikelform und -größe abhängig. Sperrige, große Späne ermöglichen einen hohen Stopfdruck, lassen sich aber trotzdem schlecht kondensieren. Kugeln dagegen weichen dem Stopfer leichter aus, sodass das Stopfen mühsamer, aber bezüglich der Kondensation effektiver wird. Ein Kompromiss wird gefunden, indem bei etlichen Fabrikaten das Legierungspulver aus einer Mischung von Kugeln und Spänen (dann zum Teil auch mit abweichenden Zusammensetzungen) besteht oder indem von der Kugelform abweichende, aber glatte (sphäroidale) Partikel verwendet werden.

33.2.1 Herkömmliche Amalgame

Bei der Reaktion des Quecksilbers mit der γ-Phase Ag_3Sn entstehen eine kubisch-raumzentrierte Silber-Quecksilber-Phase der ungefähren Zusammensetzung Ag_3Hg_4 (γ_1-**Phase**) und eine hexagonale Zinn-Quecksilber-Phase der ungefähren Zusammensetzung Sn_8Hg (γ_2-**Phase**). Vorausgesetzt, dass die Feilung nur aus γ-Phase bestand, gilt die schematische Reaktionsgleichung:

$$8\ Ag_3Sn + 33\ Hg \rightarrow 8\ Ag_3Hg_4 + Sn_8Hg$$

Um die γ-Phase vollständig umzusetzen, müssten Legierungspulver und Quecksilber im Massenverhältnis von etwa 1:2 angemischt werden. In den 1:1 angemischten und nachträglich kondensierten Amalgamen ist daher immer noch unverbrauchte γ-Phase vorhanden. Das erhärtete Amalgam in einer Füllung besteht somit aus einer Matrix von γ_1- und γ_2-Kristallen, in welche die nicht amalgamierten Reste der Legierungspartikel eingelagert sind. Amalgame sind heterogene Legierungen.

Nach dem Benetzen unterliegen die äußeren Schichten der Partikel einem Lösungsprozess im Quecksilber, wobei das Zinn stärker gelöst wird als das Silber; umgekehrt diffundiert auch Quecksilber in die Partikel und wirkt lösend in den an Zinn verarmten Bereichen. Sobald die Lösung übersättigt ist, beginnt die Kristallisation der γ_1- und/oder γ_2-Phase. Während die freie Quecksilbermenge im Verlauf der Reaktion abnimmt, wird das noch vorhandene Quecksilber mehr und mehr von kristallinen Reaktionsprodukten durchsetzt: Das „Gemisch" verfestigt sich. Das Abbinden erfolgt um so schneller, je größer die reagierende Oberfläche, je feiner also die Körnung des Legierungspulvers ist. Mit fortschreitendem Quecksilberverbrauch nimmt die anfänglich hohe Reaktionsgeschwindigkeit ab. Bis zur endgültigen Verfestigung vergehen bis zu 24 Stunden, wogegen die Verarbeitungszeit, die zum Stopfen und Konturieren der Füllung zur Verfügung steht, je nach Fabrikat nur etwa 5–15 min beträgt.

33.2.2 Kupferreiche Amalgame

Der hohe Kupfergehalt der mit Silber-Kupfer-Partikeln versetzten Legierungspulver unterdrückt die Bildung der γ_2-Phase zugunsten einer verzerrt hexagonalen Kupfer-Zinn-Legierung der Zusammensetzung Cu_6Sn_5 (η'-**Phase**): Wegen der geringen Löslichkeit von Kupfer in Quecksilber erfolgt die Reaktion des im Quecksilber aus der γ-Phase (Ag$_3$Sn) gelösten Zinns mit dem Kupfer an der Oberfläche der eutektischen Partikel. Dadurch verarmt das Quecksilber an Zinn, sodass dessen vergleichsweise hohe Sättigungskonzentration, bei deren Überschreiten erst die γ$_2$-Phase kristallisiert, nicht erreicht wird. Die η'-Phase bildet zusammen mit der γ$_1$-Phase (Ag$_3$Hg$_4$), die durch Reaktion des Quecksilbers mit dem Silber des Eutektikums entsteht, einen Reaktionssaum um die Silber-Kupfer-Kugeln. Voraussetzung für die Unterdrückung der γ$_2$-Phase ist, dass das Kupfer nicht nur in ausreichender Menge vorhanden, sondern auch möglichst gleichmäßig im Reaktionsgemisch verteilt ist, dass also die eutektischen Partikel hinreichend klein sind. Anders ist nicht auszuschließen – und bei etlichen Amalgamen dieses Typs auch nachgewiesen –, dass sich in Bereichen mit „großen" Entfernungen zum nächsten eutektischen Partikel wiederum γ$_2$-Phase bildet (weswegen die ursprüngliche Kennzeichnung dieser Werkstoffe als „γ$_2$-freie Amalgame" verlassen wurde). Diese verschwindet aber meist vollständig innerhalb weniger Wochen, da die Reaktion über Diffusionsprozesse andauert (Festkörperreaktion) und die wenig stabile Phase umgesetzt wird in weitere η'- und γ$_1$-Phase. Auch aus der η'-Phase diffundiert Zinn in die Kupferphase des Eutektikums; dabei entsteht die zinnärmere (edlere und mechanisch günstigere) ε-**Phase** (Cu$_3$Sn) sowohl durch Neubildung im Eutektikum als auch durch Umwandlung der η'-Phase.

Bei der Reaktion der aus ternären Partikeln bestehenden Pulver diffundiert das im Quecksilber gelöste Zinn in die ε-Phase unter Bildung der zinnreicheren η'-Phase. Auflösung und Reaktion des Zinns sind am selben Partikel möglich und somit nahe benachbart; das gilt insbesondere für die kugelförmigen Teilchen, bei denen die ε-Phase besonders fein, das heißt gleichmäßig verteilt ist. Bei diesen Amalgamen ist deshalb das vorübergehende Auftreten der γ$_2$-Phase wenig wahrscheinlich.

Auch die kupferreichen Amalgame enthalten nach dem Abbinden noch Reste des Legierungspulvers (γ-Phase + Eutektikum bzw. ternäre Partikel) sowie die Reaktionsphasen γ$_1$ und η', dazu eventuell noch kleine Mengen an γ$_2$-Phase. Die Abbindereaktion verläuft schneller als die der herkömmlichen Amalgame.

33.3 Eigenschaften

33.3.1 Dimensionsverhalten

Die Amalgame zeigen während ihrer Verfestigung ein kompliziertes Volumenverhalten, gekennzeichnet durch eine Überlagerung von Kontraktions- und Expansionseffekten. Der Lösungsprozess nach dem Anmischen bewirkt eine Kontraktion, während das Kristallwachstum der Reaktionsphasen mit einer Expansion des Reaktionsgemisches, zum Teil unter Bildung von Mikroporen, einhergeht. Ein typisches Amalgam wird daher nach Mischbeginn kontrahieren, um dann, wenn das Kristallwachstum den Lösungsvorgang überwiegt, zu expandieren. Diese Expansion erstreckt sich entsprechend der langsamen Verfestigung über mehrere Stunden. Im Anschluss daran kann es zu einer abermaligen geringen Kontraktion kommen. Diese erneute Kontraktion wird auf das Zusammenrücken der Matrixkristalle zurückgeführt, wenn das restliche Quecksilber aus den Korngrenzflächen der Matrix zu den Resten der Pulverpartikel diffundiert. Die Summe aller Volumenänderungen kann sowohl positiv als auch negativ sein. Erwünscht ist eine geringe Expansion bis zu 0,2% linear, um so einer Randspaltbildung vorzubeugen.

Die Volumeneffekte hängen nicht nur von der Zusammensetzung, Partikelform und Korngröße der Feilung sowie dem Quecksilbergehalt der kondensierten Masse ab (die Expansionstendenz steigt mit dem Silbergehalt, der mittleren Teilchengröße und dem Quecksilbergehalt), sondern werden auch von der Art und Weise der Verarbeitung beeinflusst (die Expansionstendenz nimmt mit zunehmender Dauer und Intensität sowohl der Trituration als auch der Kondensation ab). Eine exakte Voraussage des Volumenverhaltens ist daher nicht möglich. Generell jedoch neigen spanförmige Pulver zu einer Expansion, kugelförmige dagegen zu einer Gesamtkontraktion.

Bei Füllungen aus herkömmlichen Amalgamen findet sich häufig eine Quellung an den Füllungsrändern, wodurch der Anschein erweckt wird, dass die Füllung aus der Kavität herauswächst. Auch diese (merkuroskopische) Expansion ist eine Folge fortschreitender Amalgamierung, wenn durch Korrosion (vgl. Kap. XI. 35.3.3) der unedlen γ_2-Phase das nach der Auflösung von Zinn in der Füllung verbleibende Quecksilber mit der noch vorhandenen γ-Phase reagiert. Die Korrosion aber erfolgt vorwiegend und beschleunigt in den Randspalten (Belüftungselement, vgl. Kap. XI. 35.1.2). Andererseits verstopfen die Reaktionspunkte des Zinns im Laufe der Zeit den Rand und dichten ihn gegen weitere Einflüsse von außen ab. Bei den kupferreichen Amalgamen setzt die korrosionsbedrohte η'-Phase kein Quecksilber frei, sodass eine korrosionsbedingte Dimensionsänderung bei diesem Amalgamtyp nicht auftritt.

Der Zinkgehalt im Legierungspulver kann Anlass sein für eine starke Expansion, die dann einige Tage nach dem Legen der Füllung einsetzt und über Monate andauern kann (verzögerte, excessive Expansion): Wenn beim Anmischen oder beim Stopfen der Kavität Feuchtigkeit in das Füllungsmaterial eingebracht wird, so bilden sich im Innern der Füllung Lokalelemente, in deren Folge Zink unter Wasserstoffbildung gelöst wird. Der zunehmende Wasserstoffdruck bewirkt die Expansion, welche beträchtliche Schmerzen verursachen kann, insbesondere dann, wenn bei divergent präparierten Kavitätenwänden die Expansion vorwiegend zum Pulpendach gelenkt wird. Zinkkorrosion an der Oberfläche nach Befeuchten einer fertig gestellten Füllung erzeugt natürlich keinen Wasserstoffüberdruck. Wenn eine Kontamination mit Feuchtigkeit beim Legen einer Amalgamfüllung nicht ausgeschlossen werden kann, ist die Verwendung zinkfreier Amalgame vorzuziehen.

33.3.2 Mechanische Eigenschaften

Entsprechend der lange andauernden Abbindereaktion erreichen Amalgame erst mehrere Stunden nach dem Anmischen ihre maximale Festigkeit. Nach 8 Stunden werden 70–90% der Endfestigkeit gemessen. Frische Füllungen sollen daher in den beiden ersten Stunden überhaupt nicht und anschließend nur schonend belastet werden. Die Verfestigungsgeschwindigkeit nimmt mit abnehmender Teilchengröße des Legierungspulvers zu. Bei vergleichbarer Korngröße zeigen die Kugelamalgame einen schnelleren Härteanstieg als die mit Feilung hergestellten Mischungen.

Die Belastung einer Füllung beim Kauen führt zu Spannungszuständen im Material, an denen nicht nur Druckspannungen, sondern auch Zug- und Scherspannungen beteiligt sind. Dennoch wird bei Füllungsmaterialien das mechanische Verhalten vorwiegend mit Angaben zur Druckfestigkeit beschrieben. Die Druckfestigkeit ist diejenige Druckspannung (Kraft/Querschnitt), die zur Zerstörung eines Prüfkörpers führt (s. Abb. 114).

Die mechanischen Eigenschaften der Amalgame resultieren aus den Eigenschaften der im Kristallgemisch vertretenen Phasen (Verbundwerkstoff). Die in der Matrix eingelagerten Partikelreste des Legierungspulvers (γ-Phase bei den herkömmlichen und γ-Phase + Silber-Kupfer-Eutektikum bzw. ternäre Legierung bei den kupferreichen Amalgamen) haben die größte Festigkeit, während die Matrix weniger widerstandsfähig ist; hier ist die Reaktionsphase des Silbers (γ_1) am günstigsten zu beurteilen, wogegen die Werte der Reaktionsphasen des Zinns (γ_2 und η') insbesondere bei der γ_2-Phase stark abfallen. Zur Erzielung hoher Festigkeitswerte kommt es also darauf an, den Volumenanteil der Matrix durch einen möglichst geringen Quecksilbergehalt klein zu halten; be-

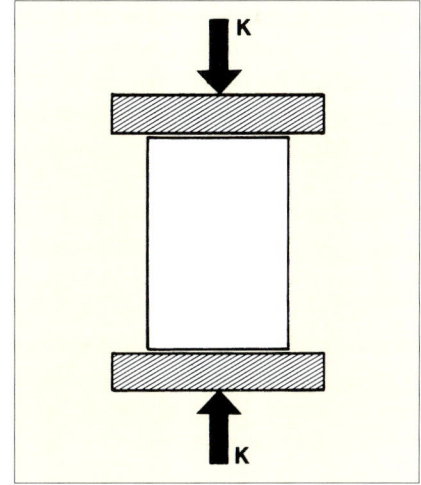

Abb. 114: Schema des Druckversuches; gemessen wird die relative Höhenabnahme $\Delta h/h_0$ (Stauchung) in Abhängigkeit von der Druckspannung (Kraft K/Probenquerschnitt).

trägt der Quecksilbergehalt der fertigen Füllung deutlich mehr als 50m%, so resultiert ein erheblicher Abfall der Festigkeit. Die mechanischen Eigenschaften nehmen dagegen zu mit der Dauer und Intensität der Kondensation, zum einen weil dann mehr Quecksilber ausgepresst werden kann, zum anderen weil dadurch in der Mischung vorhandene Poren geschlossen werden und der Entstehung von Mikroporen vorgebeugt wird. Eine hohe Porosität des Füllungsmaterials wirkt sich besonders nachteilig auf die mechanischen Eigenschaften aus. Die Porenbildung wird begünstigt durch eine mangelhafte Plastizität der Mischung (bedingt durch Quecksilberunterschuss), unzureichende Trituration oder säumiges Arbeiten, wenn also auch nach dem Ablauf der zulässigen Verarbeitungszeit noch gestopft wird. In der Regel erweist sich bei den herkömmlichen Amalgamen das Stopfen von Hand, bei den kupferreichen ein mechanisches Stopfen mit vibrierenden oder pneumatisch betriebenen Instrumenten als vorteilhaft für die Festigkeit. Ob dagegen die korrekte Trituration von Hand, im Mörser oder maschinell erfolgt, hat praktisch keinen Einfluss auf die Eigenschaften.

Die Druckfestigkeit der kupferreichen Amalgame liegt um etwa 10–15% über den Werten der herkömmlichen Amalgame (vgl. Anhang, Tab. 8). Die Zugfestigkeit beträgt etwa 15–20% der Druckfestigkeit infolge des spröden Verhaltens. Sprödigkeit ist eine charakteristische Eigenschaft vieler intermetallischer Phasen.

Die herkömmlichen Amalgame zeigen im abgebundenen Zustand eine deutliche Neigung zum **Kriechen** (engl.: creep). Unter Kriechen versteht man eine kontinuierlich zunehmende, bleibende Deformation während konstanter (statisches Kriechen) oder intermittierender (dynamisches Kriechen) Belastung eines Werkstückes (vgl. Kap. VI. 18.3). Der Effekt ist umso größer, je größer die Belastung ist und je länger (häufiger) sie einwirkt. Charakteristisch für das Kriechen ist, dass es schon bei Belastungen auftritt, die weit unter den in den üblichen Kurzzeitversuchen ermittelten Werten der Elastizitätsgrenze liegen. Bei spröden Materialien ist das Kriechverhalten in einfacher Weise nur unter Druckbelastung (s. Abb. 114) zu ermitteln; für die herkömmlichen Amalgame ergeben sich Kriechwerte von ca. 2–3% (Höhenabnahme des Prüfzylinders, Belastung 36 N/mm^2 über 3 h bei 37 °C). Bei den kupferreichen Amalgamen dagegen sind die Kriechwerte etwa um den Faktor 10 kleiner. Die Neigung zum Kriechen ist umso geringer, je höher die Druckfestigkeit eines Amalgams ist.

Die plastische Veränderung unter konstanter Belastung während der Verfestigungsphase wird als **Flow** (engl. für Fließen) bezeichnet. Diese Größe dient als indirektes, allerdings wenig aussagekräftiges Maß für die Härtungsgeschwindigkeit.

Die Neigung der Amalgame zum Kriechen bedingt eine deutliche Abhängigkeit ihrer mechanischen Eigenschaften von der Deformationsgeschwindigkeit. Generell gilt: Je größer die Deformationsgeschwindigkeit ist, desto größer ist der Verformungswiderstand (E-Modul, Festigkeit). Werte der Druckfestigkeit können somit nur verglichen werden, wenn sie unter gleichen Deformationsbedingungen erhalten wurden.

33.3.3 Klinisches Verhalten

Die Qualität von Amalgamfüllungen wird insbesondere nach Häufigkeit und Umfang der marginalen Defekte beurteilt.

Bei den herkömmlichen Amalgamen sind marginale Defekte häufig, da zumindest anfänglich die Korrosion der γ_2-Phase in den Spalten zwischen Füllung und Kavitätenwand eine merkuroskopische Expansion der randnahen Bereiche verursacht. Es besteht auch eine deutliche Korrelation zwischen dem Umfang der Defekte und der Höhe der begünstigenden Kriechwerte der Amalgame.

Die kupferreichen Amalgame zeigen keine korrosionsbedingte Expansion und haben zudem niedrige Kriechwerte. Zahlreiche und inzwischen auch langjährige klinische Studien weisen aus, dass Füllungen aus diesen Materialien eine deutlich bessere Randständigkeit haben und über lange Zeit funktionstüchtig bleiben. Mit ihren niedrigeren Kriechwerten bestätigen diese Amalgame zunächst die bekannte Korrelation zwischen Kriechen und Randdefekten. Für die kupferreichen Amalgame trifft diese Korrelation allein jedoch nicht zu, ein Hinweis darauf, dass der Mechanismus des Kantenbruches nicht so einfach ist und weitere Effekte ursächlich sein können; diskutiert werden Ermüdungsvorgänge (vgl. Kap. V. 15.1.9) in den Matrixphasen.

Eine andere, vom Amalgamtyp unabhängige Ursache für Randdefekte kann eine mechanische Schwächung infolge erhöhten Quecksilbergehaltes sein, wenn beim Stopfen der Füllung das Material an den Rändern nicht ausreichend kondensiert wurde.

Die bei Amalgamfüllungen unverzichtbare Unterfüllung muss aus einem hinreichend festen Material sein, um einem Bruch des Amalgams unter Kaubelastung vorzubeugen.

Eine Verunreinigung von Edelmetallrestaurationen mit frischem Amalgam ist unbedingt zu vermeiden. Sind neue Amalgamfüllungen mit direktem approximalen Kontakt zu bereits vorhandenem Edelmetallersatz erforderlich (nicht empfehlenswert), so ist entsprechende Vorsicht geboten.

33.4 Kupferamalgam

Kupferamalgam (30–40m% Cu, Rest Hg, nicht zu verwechseln mit den kupferreichen Amalgamen!) wird in Tabletten geliefert, welche neben freiem Kupfer eine Kupfer-Quecksilber-Verbindung (etwa $Cu_7Hg_6 \triangleq 27m\%$ Cu) enthalten. Beim Erwärmen über die Solidustemperatur von 96 °C zersetzt sich die Verbindung in Kupfer und Quecksilber, welches an der Oberfläche austritt. Die nun plastische Masse wird in einem Mörser trituriert und nach dem Abkühlen verarbeitet. Das Abbinden, also die Rückbildung des Amalgams, erfolgt sehr langsam über mehrere Stunden. Der einzige Vorteil dieses früher oft genutzten Füllungsmaterials liegt in seiner bakteriziden und damit Karies hemmenden Wirkung; ansonsten ist es den konventionellen Silberamalgamen deutlich unterlegen. Die Korrosionsprodukte führen zu Verfärbungen der benachbarten Zahnhartsubstanz. Aus diesen Gründen und insbesondere auch wegen der beim Erwärmen auftretenden hohen Quecksilberdampfkonzentrationen wird Kupferamalgam (früher auch als Modellmaterial von Bedeutung) nicht mehr verwendet.

XI Die Mundbeständigkeit der Metalle

34 Innerer Aufbau der Metalle – 253
35 Verhalten metallischer Werkstoffe im Mund – 269

In diesem Kapitel sollen nur solche Probleme abgehandelt werden, die das Metall selbst betreffen, nicht die möglicherweise damit zusammenhängenden Auswirkungen auf den menschlichen Organismus. Das Verhalten der Metalle in der Mundhöhle lässt sich nur verstehen, wenn man ihren inneren Aufbau kennt.

34 Innerer Aufbau der Metalle

Metalle haben im festen Zustand eine **kristalline Struktur**. Der kristalline Zustand ist dadurch gekennzeichnet, dass die Bausteine der betreffenden Substanz (bei den Metallen Atome, in anderen Fällen Ionen oder Moleküle) so zueinander angeordnet sind, dass ein dreidimensionales, periodisches **Gitter** entsteht. Die Bezeichnung periodisch bringt zum Ausdruck, dass die Bausteine entlang einer gegebenen Richtung im Kristall immer gleiche, nur von der gewählten Richtung abhängige Abstände untereinander haben. Der einfachste Fall eines Gitters ist ein Arrangement, bei dem die Atomabstände in drei zueinander senkrechten Richtungen gleich groß sind (s. Abb. 115). Dieses Gitter lässt sich in kleinste Kuben unterteilen, deren Eckpunkte von Atomen gebildet werden. Die Raumelemente einer solchen Unterteilung in einfache Körper – durch deren Aneinan-

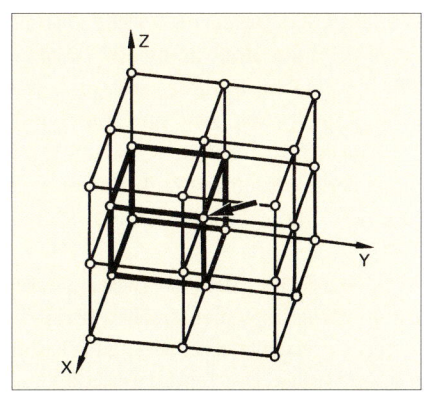

Abb. 115: Punktgitter der kubisch-primitiven Struktur mit kubischer Elementarzelle im Koordinatenursprung. Im Inneren des Gitters ist jedes Atom (→) Eckpunkt von 8 benachbarten Elementarzellen.

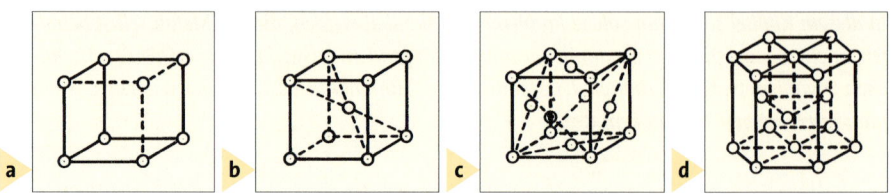

Abb. 116: Elementarzellen des kubisch-primitiven (a), des kubisch-raumzentrierten (b) und des kubisch-flächenzentrierten (c) Gitters, d) hexagonale Struktur (dichteste Kugelpackung)

derreihung umgekehrt das Gitter in einfacher Weise aufgebaut werden kann – heißen **Elementarzellen**. Form und Größe der Elementarzellen sind charakteristisch für den Gittertyp und dienen daher zu seiner Klassifizierung. Das Atomgitter in der Abbildung 115 wird daher nach seiner Elementarzelle (s. Abb. 116 a) als **kubisch-primitiv** bezeichnet. Elementarzellen werden im Allgemeinen mit den sie begrenzenden Atomen dargestellt. Tatsächlich gehört aber das an einer Ecke der kubischen Zelle befindliche Atom gleichzeitig zu insgesamt acht Kuben des Gitters (s. Abb. 115), sodass beim kubisch-primitiven Gitter auf eine Elementarzelle $8 \times 1/8 = 1$ Atom zu rechnen ist.

Zur Vereinfachung werden die Atome häufig punktförmig in das Gitter eingezeichnet. Es ist aber davon auszugehen, dass sich die in 1. Näherung kugelförmigen Atome im Gitter berühren. Die Raumerfüllung des kubisch-primitiven Gitters (Atomvol./Zellenvol. = 52%) ist dabei so niedrig, dass dieser einfache Gittertyp in der Natur äußerst selten vorkommt.

Die nächst einfache Struktur ist das **kubisch-raumzentrierte** Gitter, bei dem die kubische Elementarzelle im Zentrum ein zusätzliches Atom enthält, sodass hier zwei Atome pro Zelle zu rechnen sind (s. Abb. 116 b u. 117 a). Die Metalle Chrom, Eisen (unterhalb von 906 °C und oberhalb von 1401 °C) und Molybdän haben ein kubisch-raumzentriertes Gitter.

Beim **kubisch-flächenzentrierten** Gitter befinden sich auf den Mitten der sechs Würfelflächen Atome, die jeweils zur Hälfte der Nachbarzelle zuzurechnen sind; es entfallen bei dieser Anordnung also insgesamt vier Atome auf die Elementarzelle (s. Abb. 116 b u. 117 b). In dieser Struktur kristallisieren z.B. die Metalle Silber, Aluminium, Gold, Kupfer, Eisen (zwischen 906 °C und 1401 °C), Nickel, Palladium und Platin.

Eine dritte für Metalle typische Struktur ist das **hexagonale** Gitter (s. Abb. 116 d). In dieser Form kristallisiert Zink. Kobalt ist bis zu 1120 °C hexagonal, in der Hochtemperaturmodifikation dagegen kubisch-flächenzentriert (Kobaltumwandlung vgl. Kap. VI. 19.1).

Man beachte, dass bei diesen Raumgittern jedes Atom als Ausgangspunkt einer Unterteilung in Elementarzellen benutzt werden kann. Es besteht somit kein grundlegender Unterschied z.B. zwischen Eckatomen und Zentralatomen des kubisch-raumzentrierten Gitters: Die Zentralatome bilden ihrerseits ein kubisches System, dessen Zen-

34 Innerer Aufbau der Metalle

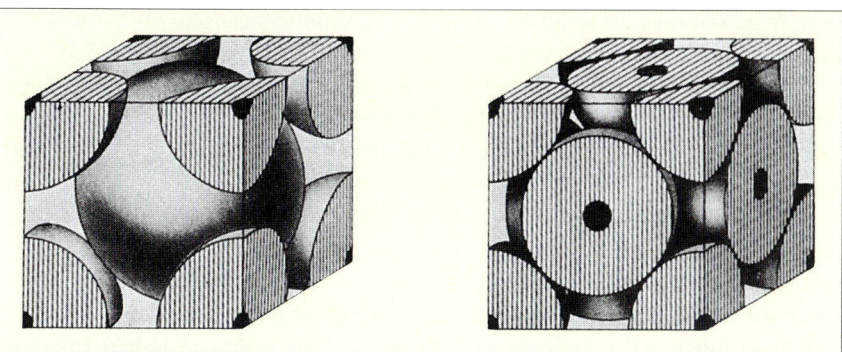

Abb. 117: Zur Berechnung der Atomzahl pro Elementarzelle **a)** kubisch-raumzentriert, **b)** kubisch-flächenzentriert [nach: van Vlack LH (1964) Elements of Materials Science. Addison-Wesley, Rading, Palo Alto, London]

tralatome dann die ehemaligen Eckatome sind. Entsprechendes gilt für das kubisch-flächenzentrierte Gitter oder die hexagonale Struktur.

Die Atome liegen nicht unbeweglich im Gitter, sie führen vielmehr um den Gitterpunkt als Mittellage Schwingungen aus. Die Amplitude dieser Schwingungen und damit die innere Energie des Kristalls nimmt mit zunehmender Temperatur zu. Eine höhere Schwingungsamplitude erfordert aber eine Zunahme der mittleren Abstände der Atome (bzw. Ionen, Moleküle). Das ist die Ursache der thermischen Expansion. Die Abstandsvergrößerung wird umso einfacher und deshalb umso größer, je geringer die Bindungskräfte der Atome (bzw. Moleküle) untereinander sind. So wird verständlich, dass die weniger festen Materialien die größeren thermischen Ausdehnungskoeffizienten besitzen (vgl. Anhang, Tab. 3: von allen Dentalwerkstoffen zeigen die Wachse die größten thermischen Dimensionsänderungen). Mit zunehmendem Abstand der schwingenden Atome nimmt ihre für den Zusammenhalt des Gitters maßgebliche Anziehung untereinander ab. Im Schmelzpunkt ist die Amplitude dann so groß geworden, dass sich die Atome aus dem festen Verband lösen. Das ist wiederum umso eher der Fall, je geringer die atomare Wechselwirkung und je größer die thermische Ausdehnung ist; es gilt die Faustregel, wonach hohe Schmelztemperatur, hohe Festigkeit und kleiner thermischer Ausdehnungskoeffizient miteinander korrelieren.

Aber auch in der Schmelze ist wegen der immer noch wirksamen Bindungskräfte in kleinsten Bereichen quasikristalline Ordnung nachzuweisen (s. Abb. 26 b). Bei diesen Bereichen handelt es sich nicht um Überreste des Kristalls, sondern um immer neue Gruppierungen, die im statistischen Wechsel entstehen und zerfallen und die von immer neuen Atomen gebildet werden. Anzahl und Größe dieser quasikristallinen Bereiche nehmen mit steigender Temperatur der Schmelze ab. Beim Erstarren wirken diese Bereiche nicht als Kristallisationskeime, an die sich die Atome aus der Schmelze anlagern. In praxi dienen die Wand der Gussform und Verunreinigungen, z.B. Metalloidpartikel, als Keime. Metalle erstarren im Allgemeinen polykristallin (vgl. Kap. I. 3.3).

Etliche kristalline Stoffe erfahren beim Passieren der zugehörigen Umwandlungstemperatur eine Änderung des Kristallgittertyps im festen Zustand. Diese **Kristallgitterumwandlung** erfolgt diffusionslos, das heißt, die Atome behalten ihre Nachbarschaft, jedoch in einer neuen Anordnung (martensitische Umwandlung); das „Umklappen" des Gitters erfolgt im betroffenen Kristall mit Schallgeschwindigkeit; eine Kristallgitterumwandlung ist durch Abschrecken nicht zu unterdrücken. Die Umwandlung ist immer mit einer Formänderung, meist auch mit einer Dichte- und damit Volumenänderung verbunden. In einem polykristallinen Werkstoff resultieren daraus erhebliche Spannungszustände (Eigenspannungen; vgl. Kap. VI. 18.2), die eine weitere Umwandlung zunehmend behindern; der Anteil der umgewandelten Bereiche in einem Gefüge steigt mit der Differenz zwischen der aktuellen Temperatur und der Umwandlungstemperatur. Von außen einwirkende Kräfte ermöglichen die zusätzliche Umwandlung solcher Bereiche, deren Formänderung die von außen erzwungene Verformung unterstützt (Pseudoelastizität; vgl. Kap. VI. 18.5). Beispiele für eine Kristallgitterumwandlung (jeweils im Zuge einer Aufheizung) sind:

- Cristobalit: bei 230 °C von der α- in die β-Modifikation
- Eisen: bei 911 °C von kubisch-raumzentriert nach kubisch-flächenzentriert, bei 1396 °C erneut nach kubisch-raumzentriert
- Kobalt: bei 1120 °C von hexagonal nach kubisch-raumzentriert
- Titan: bei 883 °C von hexagonal nach kubisch-raumzentriert

34.1 Legierungen

Sind alle Punkte eines Gitters mit Atomen des gleichen Metalls besetzt, so handelt es sich um ein reines Metall. Reine Metalle werden im zahnärztlichen Bereich wegen ihrer unzureichenden mechanischen Eigenschaften nur in Ausnahmefällen verwendet. Zu diesen Ausnahmen gehören z.B. das in besonderer Weise aufbereitete Feingold, mit dem kleine Kavitäten ausgefüllt werden (Goldhämmerfüllung), oder Folien aus Gold, Platin und Zinn. Im Allgemeinen aber werden Legierungen verwendet. Das sind Werkstoffe, die aus zwei oder mehreren Metallen zusammengesetzt sind. Man unterscheidet zwischen homogenen und heterogenen Legierungen:

- **Homogene Legierungen** bestehen aus nur einer Kristallart, die alle Legierungspartner enthält (Mischkristall). Beim **Substitutionsmischkristall** befinden sich die zulegierten Atome in statistischer Verteilung auf Gitterplätzen des Grundgitters. Es gibt jedoch auch Fälle, bei denen die Komponenten regelmäßig verteilt sind. So haben z.B. die kubisch-raumzentrierten Mischkristalle der Kupfer-Zink-Legierungen (Messing) mit dem Atomverhältnis 1 : 1 die Tendenz, bei Temperaturen unter 500 °C die

Atome der einen Komponente ausschließlich als Eckatome, die der anderen ausschließlich als Zentralatome anzuordnen. Auch in Gold-Kupfer-Legierungen finden sich solche Ordnungsstrukturen. Ihre Ausscheidung bewirkt ebenfalls eine Festigkeitssteigerung analog zu den Vorgängen bei der Aushärtung eines übersättigten Mischkristalls (vgl. Kap. IX. 24.3). Bei den Edelmetalllegierungen können beide Effekte nebeneinander auftreten. Es leuchtet ein, dass sich Substitutionsmischkristalle vorzugsweise dann bilden, wenn die verschiedenen Atome annähernd gleich groß sind. Bei **Einlagerungsmischkristallen** sind die Gitterplätze wie beim reinen Metall durch die Atome des Grundmetalls besetzt, die Atome der zweiten Komponente befinden sich in den Zwischenräumen (Zwischengitterplätze; s. Abb. 117). Einlagerungsmischkristalle kommen dann zustande, wenn die Atome des zulegierten Stoffes relativ klein sind (z.B. C in Fe).

◢ **Heterogene Legierungen** sind aus verschiedenen Kristallarten aufgebaut. Dabei kommen drei Kombinationen in Betracht: verschiedene reine Kristalle, Mischkristalle und reine Kristalle sowie unterschiedliche Mischkristalle.

34.2 Thermische Analyse

Bei der Abkühlung der Schmelze eines reinen Metalls sinkt die Temperatur zunächst bis zu einem bestimmten Wert ab, bei dem sie eine Zeitlang verharrt (**Haltepunkt**). Während dieser Zeit erstarrt die Schmelze. Anschließend fällt die Temperatur kontinuierlich weiter ab (s. Abb. 118 a). Die Unterbrechung der Abkühlung beruht auf der Freisetzung der Erstarrungswärme, die umgekehrt beim Schmelzen der Probe als Schmelzwärme aufzubringen ist. Diese Abkühlungskurve mit einem horizontal verlaufenden Teil ist charakteristisch für die Erstarrung eines reinen Metalls. Umgekehrt ergibt sich beim Aufheizen der erstarrten Reinmetallprobe bei der gleichen Temperatur ein horizontaler Verlauf der Aufheizkurve, wenn das Metall in den flüssigen Zustand übergeht. Aufschmelzen und Erstarren eines reinen Metalls erfolgen bei konstanter Temperatur. Man spricht von **Schmelz-** bzw. **Erstarrungspunkt**.

Bei Legierungen ändert sich das Bild. Im Verlauf der Abkühlungskurven entsteht – bis auf später zu besprechende Ausnahmen – kein Haltepunkt, man erkennt vielmehr nur eine Verzögerung im Temperaturabfall (wiederum bedingt durch die frei werdende Erstarrungswärme), deren Anfang und Ende durch zwei Knickpunkte erkennbar ist (s. Abb. 118 b). Diese beiden Punkte markieren den Bereich, in dem beim Abkühlen die Schmelze erstarrt bzw. beim Schmelzen das Metall in den flüssigen Zustand übergeht. Legierungen haben in der Regel keinen Schmelzpunkt, sondern ein **Schmelzintervall** (bzw. **Erstarrungsintervall**). Die obere Grenze dieses Intervalls nennt man **Liquiduspunkt**, oberhalb dessen die Legierung flüssig ist, die untere **Soliduspunkt**, unterhalb dessen die Legierung fest ist. Zwischen diesen beiden Punkten liegen flüssige und feste

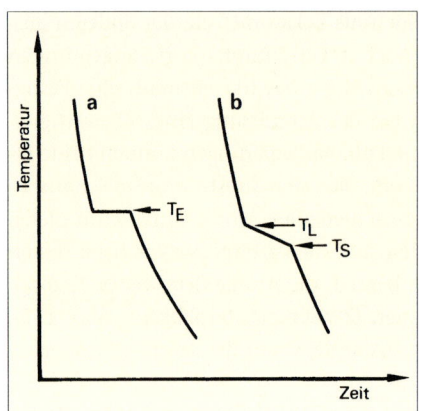

Abb. 118: Abkühlungskurven eines Reinmetalls (a) mit Erstarrungspunkt T_E und einer Legierung vom Mischkristalltyp (b) mit einem Erstarrungsintervall zwischen Liquiduspunkt T_L und Soliduspunkt T_S

Bestandteile nebeneinander vor. In der Nähe des Soliduspunktes überwiegt der feste, in der Nähe des Liquiduspunktes der flüssige Anteil. Das Verfahren, die Abkühlung einer Schmelze in Abhängigkeit von der Zeit zu messen, heißt thermische Analyse.

34.3 Zustandsdiagramme

Die Kenntnis vom Schmelzverhalten der Metalle und Legierungen ist für den Umgang mit diesen Werkstoffen von großer Bedeutung. Wie weiter oben gezeigt, ist die Schmelztemperatur eines reinen Metalls A abhängig von den Wechselwirkungskräften der A-Atome untereinander: Je größer die Anziehung ist, desto höher ist die Schmelztemperatur. In vereinfachter, aber anschaulicher Darstellung gilt, dass durch Zulegieren von B-Atomen der Schmelzvorgang zu höheren Temperaturen verschoben wird, wenn die Wechselwirkung zwischen A- und B-Atomen größer ist als die der A-Atome untereinander. Im umgekehrten Fall, bei niedrigerer Anziehungskraft der Legierungspartner erfolgt das Schmelzen bei tieferen Temperaturen. Diese Effekte sind natürlich auch von der Menge der zugesetzten B-Atome, also von der Zusammensetzung der Legierung AB abhängig.

Das Schmelzverhalten eines Legierungssystems in Abhängigkeit von der Zusammensetzung wird im sogenannten Zustandsdiagramm dargestellt. Eine einfache Darstellung eines solchen Konzentration-Temperatur-Diagramms ist nur für Zweistoff-(binäre)Legierungen möglich: Die Abszisse dient als Konzentrationsachse, auf der von links nach rechts die Konzentration c_B der zweiten Komponente B in Massenprozent aufgetragen wird (s. Abb. 119). Die Werte $c_B = 0$ und $c_B = 100$ entsprechen dann den reinen Metallen A und B. Da sich bei einem Zweistoffsystem in Prozent angegebene Konzentrationswerte immer zu 100 addieren, ist die zusätzliche, von rechts nach links stei-

34.3 Zustandsdiagramme

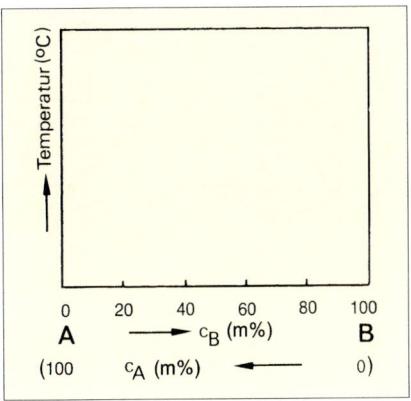

Abb. 119: Koordinatensystem eines binären Zustandsdiagramms

gende Konzentrationsangabe c_A für die Komponente A nicht erforderlich. Die Temperatur wird auf der Ordinate aufgetragen. Zur besseren Orientierung wird immer auch eine zweite, parallele Temperaturachse durch den Punkt $c_B = 100$ gezeichnet.

Im Folgenden sollen einige typische Formen von binären Zustandsdiagrammen erläutert werden.

34.3.1 Lückenlose Mischbarkeit

Die Aufstellung eines Zustandsdiagramms geschieht mithilfe der thermischen Analyse, indem man die aus den Abkühlungskurven ermittelten Liquidus- und Soliduspunkte von Legierungen mit bekannter Zusammensetzung in das beschriebene Konzentration-Temperatur-Koordinatensystem einträgt. Das sei am einfachen Beispiel einer Legierung aufgezeigt, deren Partner A und B sowohl im flüssigen als auch im festen Zustand eine kontinuierliche Mischbarkeit von reinem A bis reinem B aufweisen (lückenlose Mischkristallreihe).

Der Haltepunkt der Abkühlungskurve für reines A markiert den Schmelzpunkt dieses Metalls. Der Wert wird auf der Ordinate über A ($c_B = 0$) eingetragen (s. Abb. 120). Die Knickpunkte der Abkühlungskurve der Legierung AB mit z.B. 20m% B ($c_B = 20$, $c_A = 80$) liefern die Werte für Liquidus- (Erstarrungsbeginn) und Soliduspunkt (Erstarrungsende) dieser Legierung. Sie werden entsprechend über den Abszissenwert $c_B = 20$ in das Diagramm eingetragen. Dieses Verfahren wird fortgesetzt, bis schließlich mit der Eintragung der Schmelztemperatur von B (Haltepunkt in der Abkühlungskurve) eine ausreichende Anzahl von Temperaturwerten zur Kennzeichnung des Schmelzverhaltens der Legierungen AB ermittelt ist. Mit der Verbindung aller Liquiduspunkte bzw. aller Soliduspunkte erhält man die Liquiduslinie bzw. Soliduslinie des Legierungssystems (s. Abb. 120). Diese Kurven unterteilen das Diagramm in Zustandsfelder. Der Zustand einer Le-

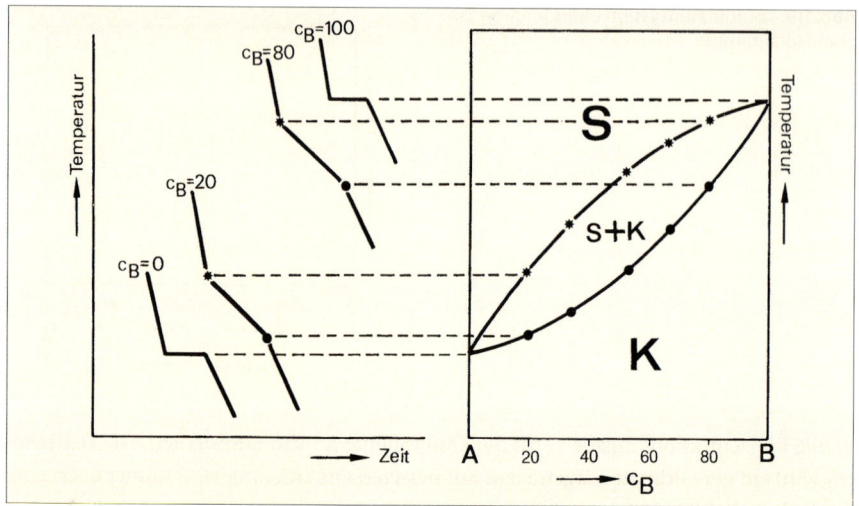

Abb. 120: Aufstellung eines Zustandsdiagramms aus den Abkühlungskurven von Schmelzen bekannter Zusammensetzung. Liquidus- und Soliduslinie unterteilen das Diagramm in 3 Zustandsfelder. Legierungssystem mit lückenloser Mischkristallreihe.

gierung, gegeben durch ihre Zusammensetzung und Temperatur, markiert einen Punkt im Diagramm (der Druck als dritte Zustandsgröße wird als konstant vorausgesetzt; die geringen Schwankungen des Atmosphärendruckes haben keinen praktischen Einfluss auf den Verlauf der Grenzen zwischen den Zustandsfeldern): Liegt dieser im Feld S, oberhalb der Liquiduslinie, so ist die Legierung schmelzflüssig; liegt er im Feld K, unter der Soliduslinie, so befindet sich die Legierung im kristallinen Zustand. Im Feld S + K zwischen Solidus- und Liquiduslinie dagegen befindet sich die Legierung in einem Zustand, bei dem kristalline und flüssige Anteile miteinander im Gleichgewicht stehen.

34.3.2 Rein eutektische Legierungen

Dieser Legierungstyp ist dadurch gekennzeichnet, dass die Partner A und B in der Schmelze wieder beliebig mischbar, im festen Zustand jedoch nicht ineinander löslich sind, also keine Mischkristalle bilden. Die reine A-Schmelze erstarrt bei einer konstanten Temperatur, dem Schmelzpunkt von A. Durch Zugabe von etwas B zu der A-Schmelze erfolgt – wie bei allen Systemen dieser Art – eine Schmelzpunkterniedrigung, die umso größer ist, je mehr B zugesetzt wurde (s. Abb. 121). Da A im festen Zustand kein B löst, scheiden sich beim Erreichen der Liquidustemperatur aus einer Schmelze z.B. mit der Zusammensetzung c_{B1} reine A-Kristalle aus. Dadurch verarmt die Schmelze an A und wird B-reicher, Anlass für eine weitere Erniedrigung des Erstarrungsbeginns dieser

34.3 Zustandsdiagramme

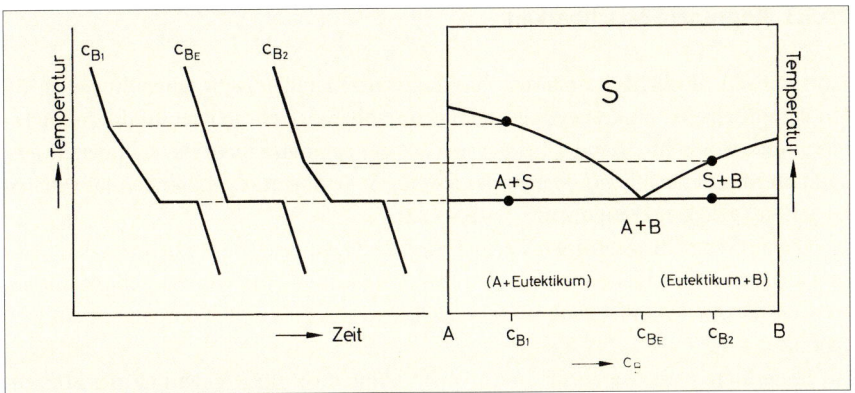

Abb. 121: Zustandsdiagramm einer rein eutektischen Legierung und zugehörige Abkühlungskurven einer A-reichen (c_{B1}), der eutektischen (c_{Be}) und einer B-reichen (c_{B2}) Zusammensetzung

Schmelze. Dieselben Betrachtungen kann man für eine B-Schmelze anstellen, der man A zugemischt hat (z.B. mit der Konzentration c_{B2}). Auch hier ergibt sich eine mit dem A-Gehalt zunehmende Erniedrigung des Erstarrungsbeginns. Erst wenn sich die beiden Liquiduskurven in der Abbildung 120 schneiden, können reine A- und B-Kristalle gleichzeitig auskristallisieren. Jetzt wird die Konzentration der Schmelze nicht mehr verändert. Die Erstarrungstemperatur bleibt konstant. Diese Temperatur heißt die eutektische, die zugehörige Zusammensetzung der AB-Legierungen ist die eutektische Konzentration c_{Be}. Die eutektische Temperatur ist somit, unabhängig von der Zusammensetzung, auch die Solidustemperatur aller AB-Legierungen. Die Abkühlungskurven dieser Legierungen weisen nach einer Verzögerung immer auch einen waagerechten Teil in Höhe der Solidustemperatur auf, nur die Legierung mit der eutektischen Zusammensetzung erstarrt wie ein Reinmetall bei konstanter Temperatur.

Je nachdem, ob die Konzentration der Ausgangsschmelze zwischen reinem A ($c_B = 0$) und der eutektischen oder zwischen reinem B ($c_B = 100$) und der eutektischen Konzentration liegt, kristallisieren bei der Abkühlung zuerst A- oder B-Kristalle (Primärausscheidungen). Erst wenn die Schmelze durch das einseitige Ausscheiden der reinen Kristalle die eutektische Zusammensetzung (und auch die eutektische Temperatur) erreicht hat, scheiden sich A- und B-Kristalle gleichzeitig nebeneinander, häufig in lamellarer Anordnung aus (**Eutektikum**). Legierungen dieses Typs bestehen im erstarrten Zustand immer aus zwei verschiedenen Kristallsorten (Kristallgemisch reiner Kristalle). Solidus- und Liquiduslinien legen wieder die verschiedenen Zustandsfelder fest für Schmelze (S), erstarrtes Kristallgemisch (A + B) sowie das Nebeneinander von A-Kristallen und Schmelze (A + S) bzw. B-Kristallen und Schmelze (B + S).

34.3.3 Begrenzte Mischbarkeit

Eine völlige Unlöslichkeit im festen Zustand ist bei Metallen recht selten. In vielen Fällen besteht eine zumindest geringe, temperaturabhängige Löslichkeit für die zweite Legierungskomponente. Dann scheiden sich aus der Schmelze nicht die Reinmetalle aus, sondern Mischkristalle mit dem zu der jeweiligen Temperatur gehörenden maximalen Gehalt der gelösten Komponente (s. Abb. 122).

Die mit α bzw. β bezeichneten Felder sind die Zustandsfelder der sich von den Reinmetallen A bzw. B ableitenden Mischkristalle. Sie weisen eine von der Temperatur abhängige maximale Löslichkeit (Aufnahmefähigkeit) für die zweite Komponente auf (vgl. Kap. IX. 24.3).

Legierungen mit begrenzter Mischbarkeit können bei hinreichend kleiner Konzentration des zweiten Partners (z.B. c_{B1} in Abb. 122) im erstarrten Zustand aus nur einer Mischkristallsorte bestehen. Bei Konzentrationen, die die maximale Löslichkeit überschreiten, entsteht ein heterogenes Gefüge (Kristallgemisch von Mischkristallen) mit Primärausscheidungen (α oder β) und Eutektikum (α neben β) entsprechend den Vorgängen bei rein eutektischen Systemen.

34.4 Interpretation von Zustandsdiagrammen

Bei der Erläuterung des Erstarrungsvorganges einer rein eutektischen Legierung wurde gezeigt, dass die aus der Legierungsschmelze entstehenden Kristalle eine andere Zusammensetzung haben als die Schmelze selbst. Durch das bevorzugte Ausscheiden einer Komponente, z.B. A, wird aber auch die Konzentration der Schmelze verändert in Richtung höherer Gehalte an B.

Eine solche **Zersetzung** der ursprünglichen Schmelze (Einwaagekonzentration) in Kristalle, die bevorzugt oder ausschließlich Atome der einen Komponente enthalten,

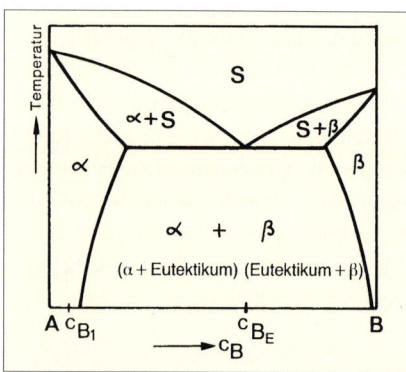

Abb. 122: Zustandsdiagramm eines eutektischen Legierungssystems mit begrenzter Mischbarkeit

und in Schmelze, die sich entsprechend mit der zweiten Komponente anreichert, ist eine charakteristische Erscheinung bei Legierungen. Sie erklärt auch das Auftreten der **Erstarrungsintervalle**: Durch das Ausscheiden von A etwa aus einer eutektischen Legierungsschmelze (s. Abb. 121) beim Erreichen der Liquiduslinie rückt der Zustandspunkt der verbleibenden Schmelze zu höheren B-Konzentrationen und damit wieder in das Zustandsfeld der Schmelze. Die weitere Kristallisation (Ausscheiden von A) ist erst wieder möglich, wenn die Schmelze durch Abkühlung abermals die Liquiduslinie erreicht. Eine kontinuierliche Erstarrung setzt somit eine kontinuierliche Abkühlung voraus. Nur wenn die Erstarrung ohne Konzentrationsänderung der Schmelze möglich ist, z.B. bei der eutektischen Konzentration durch gleichzeitiges Kristallisieren von A- und B-Kristallen, bleibt die Temperatur konstant. Der Unterschied zu einem reinen Metall besteht dann nach wie vor darin, dass Legierungsschmelze und Kristalle verschiedene Zusammensetzungen haben.

34.4.1 Mischkristallbildung

Die Legierung der Konzentration $c_B = x$ eines Systems mit lückenloser Mischkristallreihe sei bis zur Temperatur T gerade unter ihre Liquidustemperatur abgekühlt, sodass sie bereits die ersten festen Bestandteile ausgeschieden hat (s. Abb. 123). Die bei dieser Temperatur beständigen Mischkristalle (Feld unter der Soliduslinie) sind B-reicher als die Schmelze. Entsprechend ist die Schmelze schon etwas A-reicher geworden. Die exakten Konzentrationen der miteinander im Gleichgewicht befindlichen festen und flüssigen Phase lassen sich dem Zustandsdiagramm entnehmen. Dazu zieht man eine Waagerechte in Höhe der interessierenden Temperaturkoordinate, im Beispiel etwa bei T_1. Die

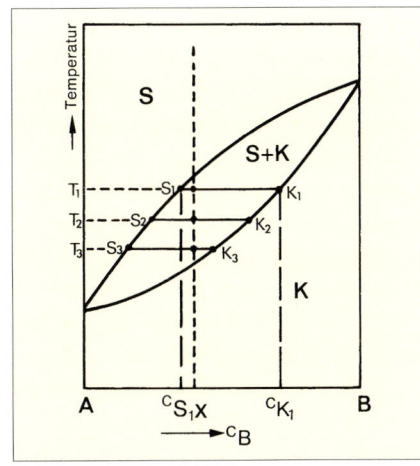

Abb. 123: Bestimmung der Gleichgewichtskonzentration während der Erstarrung eines Mischkristalls

Konzentrationskoordinaten ihrer Schnittpunkte mit der Liquidus- bzw. Soliduslinie entsprechen den Gleichgewichtskonzentrationen von Schmelze (S_1) und Mischkristallen (K_1). Mit abnehmenden Temperaturen (etwa bei T_2 oder T_3) wird das Lösungsvermögen der Mischkristalle für A-Atome größer und nähert sich mehr und mehr dem Wert der Einwaagekonzentration x. Gleichzeitig entfernt sich die Zusammensetzung der Schmelze immer weiter von diesem Wert. Erreicht die Legierung die Solidustemperatur, so ist die Einwaagekonzentration auch im festen Zustand möglich geworden; die Erstarrung ist beendet.

Im Verlauf der Erstarrung nimmt die Menge der festen Bestandteile von Null bis zur Masse der Einwaage zu, während die Menge der flüssigen Phase entsprechend abnimmt. Zur Bestimmung der Mengenverhältnisse von Schmelze und Kristallen kann man die Hebelbeziehung benutzen: Man betrachtet die waagerechte Strecke zwischen Liquidus- und Soliduslinie (also zwischen den Punkten S und K) als Hebel, dessen Unterstützungspunkt durch die Einwaagekonzentration x gegeben ist. Dann gilt, dass das Produkt aus Schmelzmenge und der zur Liquiduslinie reichenden Hebelarmlänge (x → S) gleich dem Produkt aus Kristallmenge und der zur Soliduslinie reichenden Hebelarmlänge (x → K) ist. Zum längeren Arm gehört also die kleinere Menge.

Gleichgewichtskonzentrationen und Mengenverhältnisse lassen sich in der geschilderten Weise auch in anderen Zustandsfeldern mit zwei Phasen ermitteln, z.B. beim Eutektikum im (A + S)- und (B + S)-Feld (s. Abb. 121) oder im (α + S)- bzw. (β + S)-Feld (s. Abb. 122), aber auch bei Kristallgemischen aus den Mischkristallen α und β mit abnehmender Löslichkeit zu niedrigen Temperaturen (s. Abb. 105 u. 122).

34.4.2 Inhomogene Mischkristalle

Der allmähliche Übergang einer Schmelze in den kristallinen Zustand erfolgt vor allem durch das fortschreitende Wachstum der bei Erstarrungsbeginn gebildeten Kristallite und weniger durch Bildung und Wachstum immer neuer Partikel. Das bedeutet, dass die zuerst erstarrenden Bereiche der Kristalle eine andere Zusammensetzung haben als die später und zuletzt erstarrten. Im Beispiel der Abbildung 123 sind die Zentren wesentlich B-reicher (etwa wie K_1) und die Außenzonen wesentlich A-reicher (etwa wie S_3) als die Einwaagekonzentration x. Bei gleicher Bruttokonzentration ist die Verteilung der Komponenten innerhalb der Kristalle ungleichmäßig. Man spricht von inhomogenen Mischkristallen (auch **Schichtkristalle**); der Vorgang selbst wird als **Kornseigerung** bezeichnet. Man erkennt, dass eine „breite" Schmelzlinse, also ein großes Erstarrungsintervall, die Inhomogenität begünstigt.

Je nach Wärmeleitbedingungen bei der Abkühlung einer Schmelze bilden sich kompakte Kristallite oder es wachsen vom Kristallisationskeim aus Kristallnadeln in die Schmelze. Die von einem Keim ausgehenden Nadeln stehen bei kubischen Gitterstruk-

34.4 Interpretation von Zustandsdiagrammen

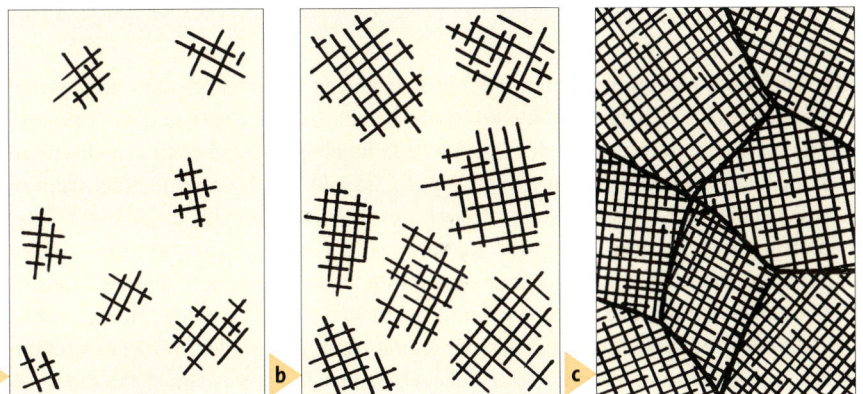

Abb. 124: Zweidimensionales Schema der dendritischen Erstarrung. Es ist nicht berücksichtigt, dass während des Wachstums auch die Durchmesser der einzelnen Nadeln zunehmen.

turen senkrecht zueinander und können ihrerseits senkrechte Verzweigungen ausbilden. Es wächst also zunächst ein dreidimensionales Geäst (**Dendrit**), in dessen Zwischenräumen sich die Restschmelze befindet (s. Abb. 124). Die räumliche Ausdehnung des Gerüstes bestimmt die spätere Form und Größe des aus dem Keim nach beendeter Erstarrung entstandenen Kristalliten, denn der Dendrit und die in seinem Bereich erstarrte Restschmelze sind Bestandteil ein und desselben Korns.

Die Erstarrung von Schmelzen in Gussformen erfolgt im Allgemeinen dendritisch. Bei inhomogenen Mischkristallen haben die Dendriten dann eine andere Zusammensetzung als die später erstarrten Zwischenbereiche. Sie können deshalb durch geeignete Ätzmittel im Schliffbild sichtbar gemacht werden (s. Abb. 125).

Abb. 125: Inhomogene Mischkristalle mit dendritischer Struktur einer grobkörnig erstarrenden Edelmetalllegierung; V = 25 x [Wagner E]

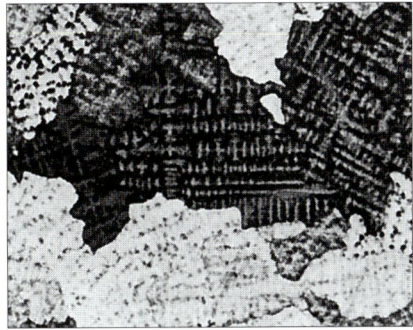

34.4.3 Homogenisieren

Eine Legierung mit inhomogenen Mischkristallen zeigt im Vergleich zum homogenen Zustand grundsätzlich eine erhöhte Korrosionsbereitschaft; in Gegenwart eines Elektrolyten (Speichel) bilden sich an der Oberfläche **Lokalelemente** zwischen den Orten unterschiedlicher Zusammensetzung (vgl. Kap. XI. 35.1.5). Die Korrosion erfolgt dann in den Bereichen mit erhöhter Konzentration des unedleren Metalls unter bevorzugter Freisetzung dieser Komponente, etwa Kupfer in einer Goldlegierung. Gegossener Zahnersatz kann somit eine unzureichende Mundbeständigkeit aufweisen, obwohl er aus einer bezüglich der Brutto-Zusammensetzung tauglichen Dentallegierung gefertigt wurde.

Inhomogene Legierungen müssen daher homogenisiert werden. Dieser Konzentrationsausgleich zwischen den unterschiedlichen Bereichen der Kristallite kann durch Erwärmen (Glühen, Tempern, Anlassen) der Legierung für eine ausreichend lange Zeitspanne erreicht werden. Die Konzentrationsunterschiede entsprechen nicht den (in den Zustandsdiagrammen angegebenen) Gleichgewichtsbedingungen. Es besteht daher eine Tendenz zum Ausgleich. Im festen Zustand kann dieser Ausgleich nur durch **Diffusion** der Komponenten gegeneinander erfolgen, indem also – gemäß der Abbildung 123 – B-Atome aus den zuerst erstarrten Bereichen der Kristallite in die äußeren Zonen und die in den zuletzt erstarrten Bereichen überschüssigen A-Atome in die entgegengesetzte Richtung diffundieren. Dieser Diffusionsprozess läuft im festen Zustand naturgemäß nur langsam ab (Festkörperreaktion). Die Beweglichkeit der Atome im Kristallgitter beruht auf der Tatsache, dass nicht alle Gitterplätze besetzt sind. Es sind Leerstellen vorhanden, in die benachbarte Atome springen können, wobei sie ihrerseits eine Leerstelle hinterlassen. Je mehr Lehrstellen vorhanden sind – und ihre Konzentration nimmt exponentiell mit der Temperatur zu –, desto höher ist die Atombeweglichkeit in einem Kristall. Je höher also die Anlasstemperatur ist, desto schneller ist der homogene Zustand der Mischkristalle erreicht (s. Abb. 126). Selbstverständlich ist beim Homogenisieren ein ausreichender Sicherheitsabstand zum Soliduspunkt zu wahren. Bei Raumtemperatur dagegen ist die Atombeweglichkeit der Dentallegierungen praktisch gleich Null.

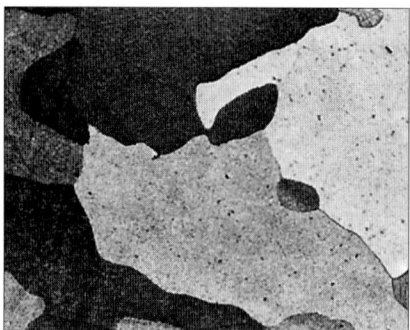

Abb. 126: Die in Abb. 124 gezeigte Legierung nach dem Homogenisieren von 30 min bei 800 °C, V = 25 x [Wagner E]

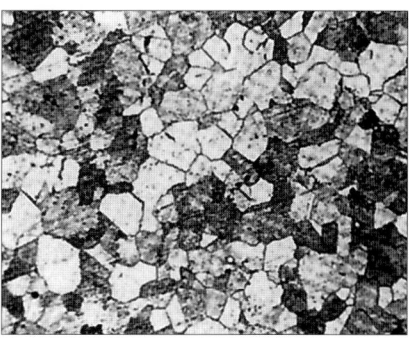

Abb. 127: Feinkörniges Gefüge der Edelmetall-legierung Degulor B; V = 150 x [Wagner E]

Die Tendenz zur Homogenisierung führt schon während des Erstarrungsvorganges und während der Abkühlung vom Soliduspunkt zu einem gewissen Ausgleich der Konzentrationsunterschiede. Ob dabei der homogene Zustand erreicht wird, hängt dann vom Verhältnis der Abkühlzeit zur erforderlichen Diffusionszeit ab. Letztere wiederum ist abhängig vom Diffusionsweg. Bei größeren Körnern sind diese Wege zwischen den zuerst und den zuletzt erstarrten Bereichen größer als bei kleinen Körnern (und den entsprechend feineren Dendriten).

Die früher genutzten, a priori grobkörnig erstarrenden Schmuckgolde zeigen daher im frisch gegossenen Zustand **Kornseigerung** (s. Abb. 125). Die modernen, speziell für zahnärztliche Zwecke konzipierten Goldlegierungen bilden dagegen ein so feinkörniges Gefüge (vgl. Kap. I. 3.3), dass sie auch bei den üblichen Gussbedingungen mit relativ hoher Abkühlgeschwindigkeit homogen vorliegen (s. Abb. 127). Der Grenzwert der Kornzahl, bei dessen Unterschreitung mit Inhomogenitäten gerechnet werden muss, liegt beim Vergießen von Dental-Edelmetalllegierungen bei ca. 500 Körner/mm²; das entspricht einer mittleren Korngröße von 45 μm (= $\sqrt{1\ mm^2/500} = \sqrt{2000\ \mu m^2}$).

34.5 Schliffbild – Metallografie

Metalle werden im Auflicht mikroskopiert. Dabei wird das aus einer geeigneten Lichtquelle stammende, an der Metalloberfläche reflektierte Licht zur Abbildung genutzt. Um das Metallgefüge, z.B. Körner, Korngrenzen, Ausscheidungen, Kristallgemische, Inhomogenitäten von Mischkristallen (Grobstruktur im Gegensatz zur lichtoptisch nicht aufzulösenden Struktur des Kristallgitters), sichtbar zu machen, muss ein Schliff hergestellt werden. Die Probe wird plan geschliffen und bis zu einer Rautiefe von weniger als 0,25 μm poliert (vgl. Kap. XII. 40.4). Im Allgemeinen muss diese polierte Oberfläche noch chemisch geätzt werden, um das Gefüge deutlich hervorzuheben. Die ätzende Wirkung erfolgt insbesondere an Stellen, wo die Atome weniger stark gebunden sind, z.B. an Korngrenzen, die so als dunkle Linien sichtbar werden (**Korngrenzätzung**), oder

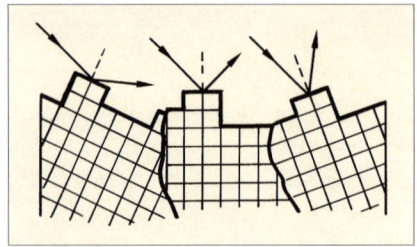

Abb. 128: Schema der Kornflächenätzung

an Mischkristallen mit höherem Anteil der unedleren Komponente (inhomogene und/oder heterogene Legierung; s. z.B. Abb. 125). Auch in homogenen Kristalliten werden beim Ätzen aus Gründen der Bindungsenergie bestimmte Kristallebenen bevorzugt freigelegt. So entstehen Stufen in der Oberfläche, die je nach der Orientierung des betreffenden Korns unterschiedliche Winkel zur Normalen bilden (s. Abb. 128). Bei gleicher Einfallsrichtung des Lichtes variiert die Reflexionsrichtung. Die einzelnen Körner erscheinen dann im Gesichtsfeld mit unterschiedlicher Helligkeit (**Kornflächenätzung**; s. z.B. Abb. 126). Die Ätzmittel und -methoden müssen jeweils der Art der Legierung und der beabsichtigten Darstellung angepasst werden.

35 Verhalten metallischer Werkstoffe im Mund

35.1 Grundsätzliche Betrachtungen

Für die Mundbeständigkeit der Dentallegierungen sind mechanische und – weniger noch – thermische Belastungen ohne praktische Bedeutung. Zu diskutieren ist jedoch die elektrolytische Einwirkung des Speichels, die in ungünstigen Fällen zu Verfärbung und/oder nennenswertem Substanzverlust einer Legierung führen kann. Die Wechselwirkung eines Metalls mit einem Elektrolyten ist elektrochemischer Natur, sodass es dabei immer auch zu elektrischen Erscheinungen am Metall kommt. Diese Zusammenhänge sollen an einfachen physikalischen Modellen dargelegt werden, bevor das Korrosionsverhalten der verschiedenen Dentallegierungen unter Mundbedingungen beschrieben wird.

35.1.1 Galvanische Elemente

Taucht man einen Metallstab (z.B. aus Zink) in einen Elektrolyten, so hat das Metall das Bestreben, positive Ionen in Lösung zu schicken (s. Abb. 129). Durch die zurückgebliebenen Elektronen nimmt der Stab eine negative Ladung an. Zwischen Elektrolyt und Metall bildet sich ein **elektrisches Potenzial**, das es weiteren Ionen zunehmend erschwert, das Metall zu verlassen, bis schließlich ein Gleichgewicht erreicht ist. Die Reaktion erfolgt nach dem Schema:

$$\text{Me} \leftrightarrow \text{Me}^{++} + 2\,\text{e}^- \quad \begin{array}{l} \rightarrow \text{anodisch (Elektronenfreisetzung)} \\ \rightarrow \text{kathodisch (Elektronenverbrauch)} \end{array}$$

Der Doppelpfeil in der Reaktionsgleichung besagt, dass auch eine Rückreaktion – also eine Abscheidung von Ionen am Metall – stattfindet (**Redoxsystem**).

Bei dem erwähnten Gleichgewicht handelt es sich somit um ein dynamisches: Auflösungs- und Abscheidungsreaktion sind gleich groß. Eine Reaktion, bei der Elektronen freigesetzt werden (hier die Metallauflösung), heißt anodisch, eine solche, bei der Elektronen verbraucht werden, heißt kathodisch. In einem Elektrolyten, der bereits ein Salz

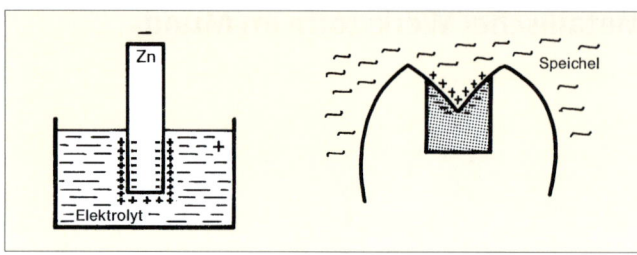

Abb. 129: Galvanisches Halbelement: physikalisches Modell und Situation im Mund

und damit Ionen des Metalls enthält, kann das Gleichgewicht auch durch zunächst überwiegendes Abscheiden von Ionen erreicht werden, sodass nun das Metall gegenüber dem Elektrolyten positiv aufgeladen wird. In jedem Fall kommt es zu einer Potenzialdifferenz zwischen Metall und Elektrolyt; sie ist abhängig von dem Metall, dem Elektrolyten und seiner Konzentration sowie der Temperatur. Diese Anordnung – ein Metall (Elektrode) im Elektrolyten – wird als **galvanisches Halbelement** bezeichnet. Das mit der Potenzialdifferenz verbundene elektrische Feld ist auf die elektrische Doppelschicht (ca. 0,1 µm; s. Abb. 129) in der Grenzfläche beschränkt.

Die Spannung (= Potenzialdifferenz) zwischen Metall und Elektrolyt ist einer direkten Messung nicht zugänglich; man benötigt eine zweite Elektrode für den Elektrolyten, die dann ihrerseits ein Halbelement bildet. Zu messen ist somit nur die Spannung zwischen den beiden Halbelementen. Als Bezugselektrode ist die Wasserstoffelektrode vereinbart: Sie besteht aus einem Platinblech, das bei 25 °C in einer 1-normalen Salzsäure von Wasserstoffgas umspült wird (s. Abb. 130; meistens werden messtechnisch einfachere Bezugselektroden verwendet, z.B. die gesättigte Kalomelelektrode mit einem Normalpotenzial von 0,241 V). Auch für das zu untersuchende Metall sind die Bedingungen standardisiert: Es taucht ebenfalls bei 25 °C in einen Elektrolyten mit einer 1-normalen Lösung eines seiner Salze (z.B. Sulfat). Um ein Vermischen der Elektrolyte und damit eine Veränderung der Normalbedingungen hinreichend lange zu verzögern, be-

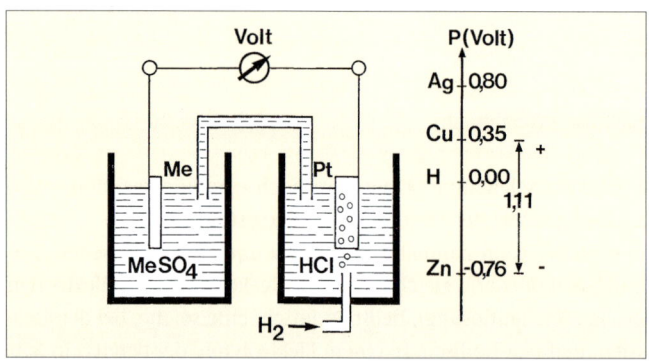

Abb. 130: Potenzialmessung gegen eine Wasserstoffelektrode

Abb. 131: Galvanisches Element Kupfer gegen Zink

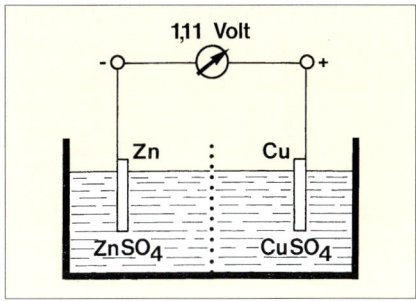

finden sie sich in getrennten Gefäßen, die über eine Heberbrücke oder ein Diaphragma elektrisch verbunden sind. Unter diesen Bedingungen misst man z.b. für Kupfer eine Spannung von +0,35 V, für Zink von –0,76 V oder für Silber von +0,80 V. Diese Werte werden als **Normalpotenzial** des betreffenden Metalls bezeichnet und ordnen die Metalle bekanntlich in einer **Spannungsreihe**. Je niedriger das Normalpotenzial ist, desto bereitwilliger ist der Übergang in den ionisierten Zustand (Akkumulation von Elektronen, das heißt negativer Ladung, im Metall), desto unedler ist das Metall.

Bei der Kombination je zweier Halbelemente, z.b. der des Kupfers und des Zinks, erhält man ein **galvanisches Element**, eine Spannungsquelle (s. Abb. 131); die Spannung zwischen den Polen ergibt sich, sofern die Normalbedingungen gegeben sind, als Differenz der Normalpotenziale mit dem Pluspol am edleren Metall. Befinden sich die Metalle in einem beliebigen, gemeinsamen Elektrolyten (z.b. Speichel), so ist die Spannung zwischen ihnen nicht mehr gleich der Differenz ihrer Normalpotenziale; nach wie vor aber ist das edlere Metall der Pluspol des Elementes.

35.1.2 Korrosion

Die bei einem Halbelement (s. Abb. 129) bis zum Erreichen des Gleichgewichtes umgesetzte Metallmenge ist vernachlässigbar klein, danach ist der Brutto-Umsatz an der Elektrode gleich Null, da Auflösungs- (anodisch) und Abscheidungsreaktion (kathodisch) gleich groß sind. Dieses Gleichgewicht kann jedoch gestört werden, wenn eine zusätzliche kathodische Reaktion möglich ist. So können in einem sauren Elektrolyten H^+-Ionen unter Elektronenverbrauch Wasserstoffgas bilden. Da dem Gleichgewicht des Metall-Redoxsystems Elektronen entzogen werden, wird die anodische Auflösung verstärkt, das heißt, das Metall löst sich kontinuierlich auf, es korrodiert[49].

$$Me \rightarrow Me^{++} + 2\,e^- \quad \text{(anodisch)}$$
$$2\,e^- + 2\,H^+ \rightarrow H_2 \quad \text{(kathodisch)}$$

Im neutralen Milieu kann im Elektrolyten gelöster Sauerstoff in kathodischer, also Elektronen verbrauchender Reaktion zu Hydroxylionen reduziert werden, wodurch wieder eine kontinuierliche Auflösung der Elektrode möglich wird:

$$4\ e^- + O_2 + 2\ H_2O \rightarrow 4\ (OH)^-$$

Da Sauerstoff und Feuchtigkeit praktisch allgegenwärtig sind, ist die Sauerstoffkorrosion die Hauptursache für technische Korrosionsschäden.

Anodische und kathodische Reaktionen finden an der gleichen Elektrode (Füllung, Krone, Metallbasis) statt. Die Reaktionsorte können gleichmäßig und in kleinsten Bezirken benachbart über die gesamte Oberfläche verteilt sein. Andererseits können aber auch bestimmte makroskopische Bereiche der Elektrode bevorzugt anodisch, andere bevorzugt kathodisch reagieren, z.b. bei der Sauerstoffkorrosion: Mit zunehmendem Verbrauch des gelösten Sauerstoffes kann dieser nur von der freien Oberfläche des Elektrolyten (s. Abb. 129) nachdiffundieren; es stellt sich ein Konzentrationsgefälle mit den höheren Sauerstoffkonzentrationen in der Nähe der Elektrolytoberfläche ein, sodass hier die kathodische Reaktion bevorzugt wird. Auf diese Weise entstehen sogenannte **Belüftungselemente**, die auch im Mund häufig auftreten: Im Spalt zwischen einer Amalgamfüllung und der Kavitätenwand (oder zwischen Metallgerüst und Kunststoffsattel) ist der Sauerstoffnachschub gering, an der Füllungsoberfläche dagegen reichlich. Somit findet im Spalt Auflösung (**Spaltkorrosion**) statt, während die kathodische Reaktion an der Oberfläche abläuft. Jetzt besteht auch eine makroskopische Strombahn: Die anodisch freigesetzten Elektronen fließen im metallischen Werkstoff zum kathodisch reagierenden Bereich, im Elektrolyten (Speichel) wandern die OH^--Ionen und die Me^{++}-Ionen aufeinander zu. Wo sie sich treffen, fällt, sofern das Löslichkeitsprodukt überschritten wird, das Korrosionsprodukt – schematisch $Me(OH)_2$ bzw. $MeO + H_2O$ – aus. Die Korrosionsgeschwindigkeit, also die Geschwindigkeit der Metallauflösung, wird von der Verfügbarkeit des Sauerstoffs mitbestimmt.

35.1.3 Passivierung

In besonderen Fällen vermag ein Korrosionsprodukt eine unlösliche, feste Deckschicht – häufig ein Oxid – auf der Metalloberfläche zu bilden, die dann Metall und Elektrolyt voneinander trennt. Dadurch wird eine weitere Korrosion behindert, wenn nicht unterbunden; die Auflösungsgeschwindigkeit geht drastisch zurück: Das Metall ist passiviert. Eine solche kompakte Deckschicht heißt **Passivschicht**. Bekannte Beispiele sind die Metalle Aluminium, Chrom, Molybdän und Titan, die sich in Gegenwart von Sauerstoff spontan passivieren. Chrom und Molybdän als Legierungspartner ermöglichen die Passivität der EMF-Dentallegierungen. Eine passivierte Metalloberfläche hat ein höheres

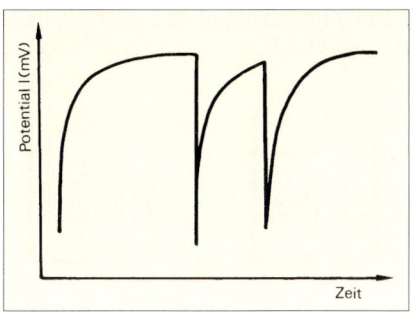

Abb. 132: Potenzialanstieg durch Deckschichtenbildung: Bei mechanischer Zerstörung der Schicht fällt das Potenzial wieder auf den Wert der ungeschützten Metalloberfläche.

(edleres) Potenzial als die frische Fläche; es steigt im Verlauf der Deckschichtbildung an und strebt unter sonst gleichen Bedingungen einem konstanten Wert zu (s. Abb. 132). Aber auch an Edelmetall- oder Amalgamelektroden mit frisch bearbeiteten Oberflächen beobachtet man nach dem Eintauchen in einen Elektrolyten einen Potenzialanstieg als Folge von Deckschichtphänomenen, die jedoch wegen ihrer Unbeständigkeit insbesondere gegen kathodische Polarisation (vgl. nächster Abschnitt) nicht als Passivschichten bezeichnet werden. Werden diese Schichten mechanisch beseitigt oder teilweise zerstört (z.B. beim Kauen oder Knirschen), so fällt das Potenzial steil ab, steigt aber alsbald wieder in der beschriebenen Weise an. Glatte (polierte) Oberflächen begünstigen eine Deckschichtbildung.

35.1.4 Strom-Potenzial-Diagramme

Die geschilderten Vorgänge an einer metallischen Probe in einem Elektrolyten lassen sich mit einem anderen Ansatz verdeutlichen. Die anodische Reaktion der Metallauflösung, also der Transport positiver Ladung von der Elektrode weg, stellt einen elektrischen Strom dar und wird als anodischer Strom I_A bezeichnet. Umgekehrt entspricht das kathodische Abscheiden von Metallionen einem Strom in entgegengesetzter Richtung und heißt kathodischer Strom I_K. Im Gleichgewichtsfall sind anodischer und kathodischer Strom gleich groß. Sie lassen sich nicht direkt messen, da die zugehörigen Reaktionen an der gleichen Elektrode dicht beieinander ablaufen. Strom und Potenzial (= Spannung gegen eine Bezugselektrode) hängen voneinander ab, der Zusammenhang lässt sich in einem Strom-Potenzial-Diagramm darstellen.

Dazu ein Gedankenexperiment: Bei einem im Gleichgewicht befindlichen Halbelement (s. Abb. 133 a) werde die Elektrode in zwei Teile getrennt (s. Abb. 133 b). Da sonst nichts geändert wurde, befinden sich die beiden Teilelektroden auf dem gleichen Potenzial wie vor der Teilung, auch unabhängig davon, ob sie leitend miteinander verbunden sind oder nicht. Schaltet man nun zwischen die beiden Teilstücke eine Spannungsquelle (s. Abb. 133 c), so wird das Gleichgewichtspotenzial gestört: Die eine Elektrode wird po-

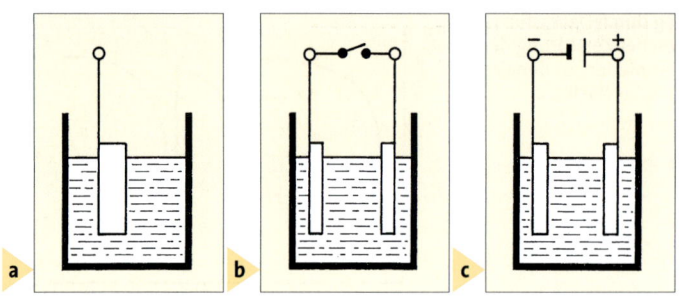

Abb. 133: Zur Polarisierung einer Versuchselektrode

sitiver (anodisch polarisiert), die andere negativer (kathodisch polarisiert). Je positiver aber eine Elektrode ist, desto einfacher können Me^{++}-Ionen in Lösung gehen (anodischer Strom I_A), ein Abscheiden dieser Ionen (kathodischer Strom I_K) dagegen ist erschwert. An der negativen Elektrode ist es umgekehrt. Ein genaueres Studium der Vorgänge ergibt, dass die beiden Ströme exponentionell vom Potenzial der Elektrode abhängen: I_A wächst mit zunehmendem, I_K mit abnehmendem Potenzial (s. Abb. 134). Die Form (Steilheit) der Kurven und ihre Lage zueinander sind für jedes Halbelement charakteristisch und bestimmen das Potenzial E_0 (auch als **Ruhepotenzial** bezeichnet) der im Gleichgewicht (ohne Spannungsquelle) befindlichen Probe entsprechend der Gleichgewichtsbedingung $I_A = -I_K$. Bei zwischengeschalteter Spannungsquelle überwiegt an der positiv polarisierten Elektrode der anodische Strom (Auflösung), an der negativ polarisierten der kathodische Strom (Abscheidung). Man beachte, dass an beiden Elektroden beide Ströme auftreten, wenn auch z.B. der kathodische Strom mit zunehmender anodischer Polarisation beliebig klein wird und umgekehrt. Die Potenziale der beiden Elektroden, deren Abstand durch die Spannungsquelle vorgegeben ist, stellen

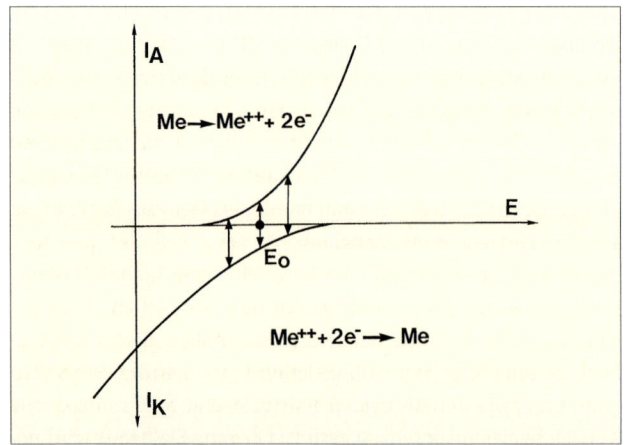

Abb. 134: Strom-Potenzial-Diagramm: Abhängigkeit des anodischen (I_A) und kathodischen Teilstromes (I_K) vom Potenzial E der Elektrode. Das Ruhepotenzial E_0 herrscht für jede der Einzelelektroden in Abb. 133 a und b; im Fall c ist die Situation der anodisch polarisierten Elektrode durch den rechten, die der kathodisch polarisierten Elektrode durch den linken Doppelpfeil charakterisiert.

sich so ein, dass die Summe der anodischen und die Summe der kathodischen Ströme entgegengesetzt gleich sind+.
Auch die Sauerstoffkorrosion lässt sich im Strom-Potenzial-Diagramm darstellen. Für das Redoxsystem:

$$O_2 + 2\,H_2O + 4\,e^- \leftrightarrow 4\,(OH)^-$$

lassen sich entsprechende Strom-Potenzial-Kurven erstellen (s. Abb. 135). Allerdings kann der kathodische Strom I_K nicht beliebig zunehmen; er wird begrenzt durch den Sauerstoffnachschub von der Elektrolytoberfläche und ist unabhängig vom abnehmenden Potenzial, sobald die Sauerstoffdiffusion geschwindigkeitsbestimmend wird. Befindet sich in diesem Elektrolyten ein Metall, dessen Ruhepotenzial niedriger (unedler) ist als das des Sauerstoff-Hydroxyl-Gleichgewichtes (0,80 V in neutraler Lösung und Normalluftdruck), so ermöglicht die zusätzliche kathodische Reaktion des Sauerstoffverbrauches eine erhöhte anodische Reaktion der Metallauflösung. Das Potenzial des Metalls verschiebt sich zu einem höheren Wert (anodische Polarisation; s. Abb. 135), bei dem die Summe der kathodischen Ströme (Abscheidung von Metallionen + O_2-Verbrauch) gleich der Summe der anodischen Ströme (Metallauflösung + O_2-Entwicklung – letztere im Bild bereits vernachlässigbar klein) ist. Das Metall löst sich kontinuierlich auf, das Potenzial wird als Korrosionspotenzial bezeichnet. Die Korrosionsgeschwindigkeit wird bestimmt von der Größe des potenzialunabhängigen kathodischen Stromes, also von der Sauerstoffverfügbarkeit.

Die in der Abbildung 135 geschilderten Zusammenhänge machen deutlich, dass Potenzialmessungen allein wenig aussagekräftig sind. Sie lassen nicht erkennen, ob das gemessene Potenzial ein Ruhe- oder ein Korrosionspotenzial ist, und können sogar zu dem

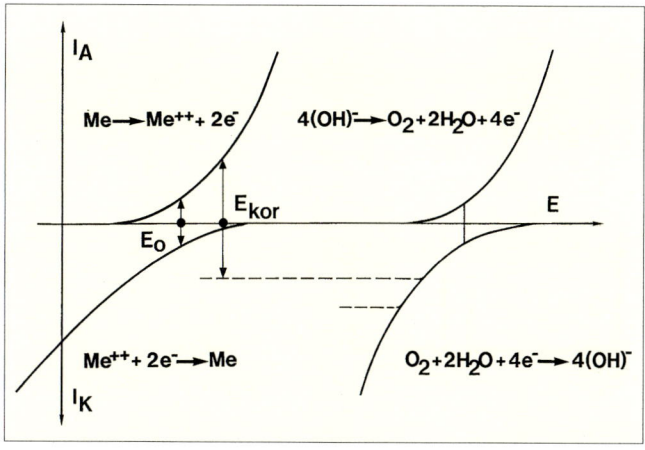

Abb. 135: Strom-Potenzial-Diagramm der Sauerstoffkorrosion eines Metalls. Je höher die verfügbare O_2-Konzentration ist, desto größer ist der diffusionsbestimmte, vom Potenzial unabhängige Kathodenstrom durch Sauerstoffverbrauch (– – –)

Irrtum verleiten, eine korrodierende Elektrode als edler zu bezeichnen. Zur Erfassung der Vorgänge am Halbelement sind ergänzende Informationen, z.b. Gewichtskontrollen der Elektrode, erforderlich.

Für eine genaue Analyse unverzichtbar sind Strom-Potenzial-Diagramme. Dafür wird die in der Abbildung 133 c dargestellte Anordnung so geändert, dass eine der Teilelektroden durch eine inerte Gegenelektrode G (z.B. Pt-Draht) ersetzt wird (s. Abb. 136); die Versuchselektrode Me wird dann nach Bedarf positiv oder negativ polarisiert. Der im äußeren Stromkreis zu messende Strom I entspricht der Differenz von anodischem und kathodischem Strom an der Versuchselektrode und zeigt demzufolge nur dort den exponentiellen Verlauf, wo der jeweilige Gegenstrom vernachlässigbar klein geworden ist. In der Umgebung des Ruhepotenzials E_0 ist die Größe von I_A und I_K nur durch Extrapolation zu ermitteln (im Bereich der exponentiellen Abhängigkeit resultiert bei logarithmischer Auftragung des Stromes eine Gerade). Das Potenzial E der Versuchselektrode gegen den Elektrolyten wird (praktisch) stromlos gegen eine Bezugselektrode gemessen.

Die Abbildung 137 zeigt das Strom-Potenzial-Diagramm einer passivierbaren Elektrode: Mit zunehmender anodischer (positiver) Polarisation erhöht sich die Konzentration der Korrosionsprodukte vor der Elektrode, bis schließlich die Deckschicht entsteht. Der anodische Strom sinkt ab – meist um mehrere Zehnerpotenzen – und wird vom Potenzial unabhängig. Erst oberhalb eines Durchbruchpotenzials, im sogenannten transpassiven Bereich, werden weitere anodische Reaktionen möglich, sei es durch weitere Auflösung des Metalls aus der Oxidschicht in einer höheren Oxidationsstufe, durch Sauerstoffentwicklung (s. Abb. 135) oder durch ein Nebeneinander beider Reaktionen. Eine „gute" Passivschicht wird erst durch eine starke kathodische Polarisation wieder beseitigt. Bereits passivierte Elektroden zeigen bei erneuter anodischer Polarisation sofort den niedrigen Anodenstrom. Deckschichtphänomene an Edelmetalllegierungen und Amalgamen sind „schlechte" Passivschichten (vgl. Kap. XI. 35.1.3).

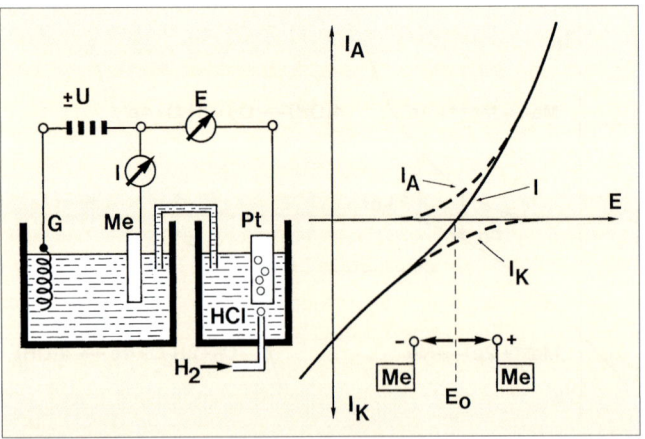

Abb. 136: Messanordnung zur Bestimmung von Strom-Potenzial-Kurven. Die zu untersuchende Metallelektrode kann wahlweise positiv oder negativ zur Gegenelektrode G geschaltet werden. Die Potenzialmessung erfolgt gegen eine Bezugselektrode (hier Wasserstoffelektrode wie in Abb. 130).

Abb. 137: Strom-Potenzial-Diagramm eines passivierbaren Metalls. Eine bereits passivierte Elektrode folgt bei anodischer Polarisation der punktierten Kurve.

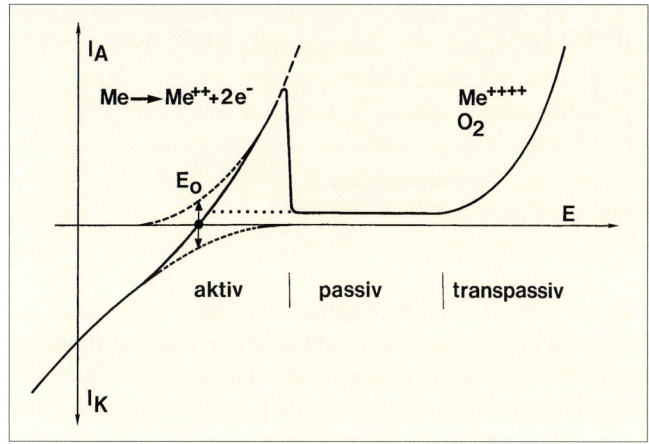

35.1.5 Zwei Metalle im Kontakt

Solange zwei Elektroden im gleichen Elektrolyten (zwei metallische Restaurationen in einer Mundhöhle) keinen direkten Kontakt miteinander haben, gilt für jede einzelne zunächst einmal das bisher Gesagte. Zusätzlich aber bilden die beiden Metalle ein galvanisches Element (s. Abb. 138), eine Spannungsquelle, deren Spannung aus der Differenz der beiden Einzelpotenziale resultiert und direkt messbar ist. Werden die beiden

Abb. 138: Zwei metallische Füllungen im Mund und physikalisches Modell (G = Goldlegierung, A = Amalgam); galvanisches Element. **Oben** ohne, **unten** mit direktem Kontakt (Kurzschluss)

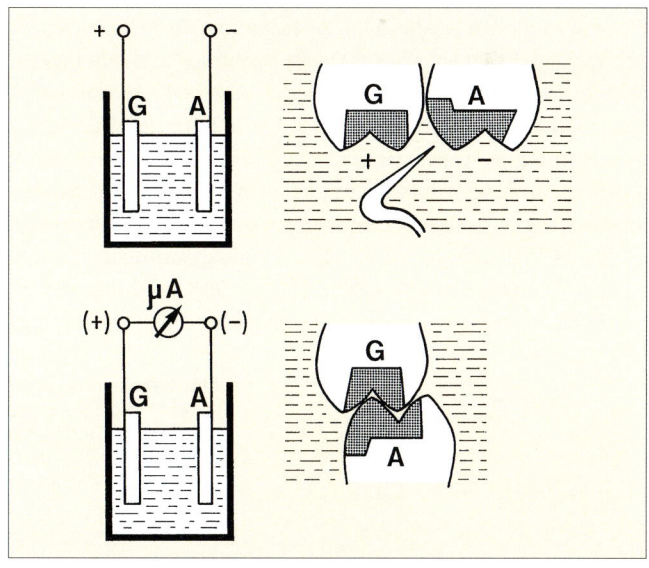

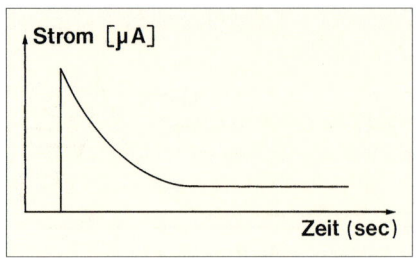

Abb. 139: Strom-Zeit-Kurve zu Beginn des Kontaktes zweier Füllungen

Pole der Quelle leitend miteinander verbunden (etwa mit einem metallischen Instrument oder bei antagonistischem Kontakt), so fließt durch diese Außenverbindung des Elementes ein Strom vom Plus- zum Minuspol (konventionelle Stromrichtung) und weiter durch den Elektrolyten (Speichel) zurück zum Pluspol. Dabei kommt es zum typischen Einschalteffekt, das heißt, man misst eine Stromspitze, die innerhalb weniger Sekunden auf einen Restwert abfällt (s. Abb. 139). Diese Stromspitze ist auf das Abfließen des Elektronenüberschusses an der negativen (unedleren) Elektrode zurückzuführen; nach dem Ausgleich ist die Reaktion mit der kleinsten Umsatzgeschwindigkeit für den Reststrom maßgeblich. Geschwindigkeitsbestimmende Faktoren sind – wie geschildert – z.B. die Sauerstoffkonzentration, aber auch die Größe der Füllungsoberflächen: Je kleiner die Grenzflächen zwischen Metall und Elektrolyt sind, desto geringer ist der Umsatz. Alle diese Faktoren bedingen den inneren Widerstand R_i eines Elementes; ist dieser groß, so wird der Reststrom klein.

Die Quellenspannung U_q (früher EMK genannt) ist nur am unbelasteten, stromlosen Element zu messen (s. Abb. 140). Bei Belastung, das heißt bei leitendem Kontakt zwischen den Klemmen, fällt ein Teil der Quellenspannung auch am inneren Widerstand R_i ab, sodass die Klemmenspannung U_k kleiner als U_q wird. Diese Spannungsabnahme ist umso größer, je kleiner der Außenwiderstand R_a ist; im Kurzschlussfall ($R_a = 0$) wird $U_k = 0$. Entsteht zwischen zwei Elektroden ein leitender Kontakt, so verändern sich also ihre Potenziale: Die unedlere (Minuspol) wird zu einem höheren, die edlere zu einem niedrigeren Potenzial verschoben, das heißt, die unedlere wird anodisch und die edlere kathodisch polarisiert.

Da die in den beiden Grenzflächen eines galvanischen Elementes befindlichen elektrischen Doppelschichten (s. Abb. 129) ca. 90% des Innenwiderstandes repräsentieren, fällt beim Stromdurchgang im Elektrolyten maximal ein Zehntel der Quellenspannung

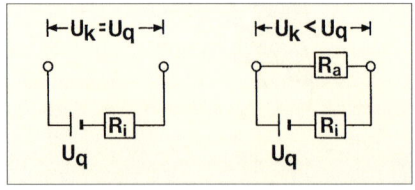

Abb. 140: Klemmenspannung U_k an einer unbelasteten und einer mit einem endlichen Widerstand R_a belasteten Spannungsquelle

ab; entsprechend klein ist hier die elektrische Feldstärke (= Spannungsabfall entlang einer Strecke, z.B. in Volt/cm) während des Stromflusses.

Die elektrische Situation zweier Legierungen im gleichen Elektrolyten lässt sich wiederum anhand eines Strom-Potenzial-Diagramms verdeutlichen (s. Abb. 141): Ohne leitenden Kontakt befinden sich die unedle und die edle Elektrode im Gleichgewicht mit den zugehörigen Ruhepotenzialen E_{01} und E_{02}. Werden die Elektroden metallisch verbunden, so wandern ihre Potenziale aufeinander zu bis zu den Werten E_1 und E_2, bei denen wieder die Summe aller anodischen (vorwiegend an der unedlen Elektrode) gleich der Summe aller kathodischen Ströme (vorwiegend an der edlen Elektrode) ist; der Abstand wird umso kleiner, je kleiner der Widerstand R_a des Kontaktes ist. Für $R_a = 0$ (Kurzschluss) haben beide Elektroden ein gemeinsames Potenzial E_M (**Mischpotenzial**).

Die in der Abbildung 141 dargestellte Situation ist insofern eine starke Vereinfachung, da im Mund die kathodische Reaktion an der edleren Elektrode z.B. aus einer Goldlegierung natürlich nicht in einem Niederschlag von Goldionen aus dem Speichel bestehen kann; der Strom resultiert hier im Wesentlichen aus anderen kathodischen Reaktionen, z.B. durch Sauerstoffverbrauch. Im Falle einer auch schon allein der Sauerstoffkorrosion unterliegenden unedlen Elektrode wird bei Kontakt die Oberfläche der edlen Elektrode zusätzlich für die kathodische Reaktion zur Verfügung stehen, sodass insgesamt mehr Sauerstoff umgesetzt und damit die Auflösungsrate der unedlen Elek-

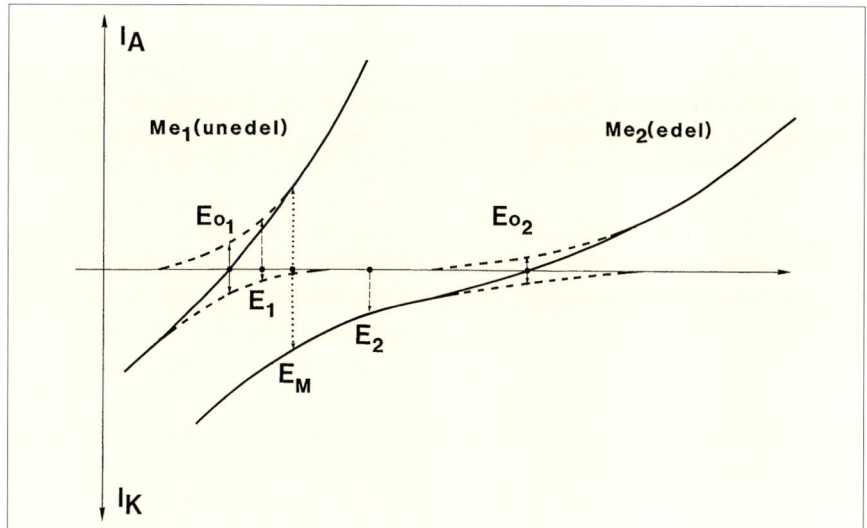

Abb. 141: Strom-Potenzial-Diagramm zweier unterschiedlich edler Legierungen mit den Ruhepotenzialen E_0; bei metallischem Kontakt polarisieren sich die Elektroden gegenseitig: Ihre Potenziale E_1 und E_2 wandern aufeinander zu und treffen sich im Kurzschlussfall beim Mischpotenzial E_M.

trode erhöht wird; das geschieht umso mehr, je größer die Oberfläche der edlen Elektrode ist. Die Vorgänge sind zudem vom Verlauf (Steilheit) der Stromkurven abhängig; bei sehr flach verlaufenden Kurven haben auch größere Potenzialänderungen der unedlen Elektrode nur geringe Stromänderungen zur Folge; bei passivierten Elektroden ist der Anodenstrom praktisch konstant (s. Abb. 137) und zudem geschwindigkeitsbestimmend für die kathodischen Reaktionen.

Die Kurzschlusssituation eines galvanischen Elementes ist auch gegeben zwischen gelöteten Teilen untereinander und mit dem Lot oder wenn sich im Gefüge einer Legierung unterschiedliche Kristallite (heterogene Legierung, unerwünschte Ausscheidungen) oder innerhalb einzelner Kristallite Zonen unterschiedlicher Zusammensetzung (inhomogener Mischkristall) befinden. Derartige auf kleine Oberflächenareale eines metallischen Werkstücks beschränkte Kurzschlusssituationen werden als **Lokalelemente** bezeichnet. Ihr Auftreten beeinträchtigt grundsätzlich den Korrosionswiderstand des betroffenen metallischen Werkstückes gegenüber dem homogenen Zustand.

35.2 Situation im Mund

Aus den aufgezeigten Gesetzmäßigkeiten der Wechselwirkung zwischen Metall und Elektrolyt folgt, dass sich metallische Gegenstände (Krone, Inlay, Metallbasis, Amalgamfüllung, Implantat, aber auch ein Essbesteck) im Mund gegen den Speichel elektrisch aufladen. Der Effekt kann gegen eine in einen Speichelsee tauchende Bezugselektrode gemessen werden. Man findet unterschiedliche Potenziale in Abhängigkeit von dem metallischen Werkstoff (Legierungstyp, Zusammensetzung, Erstarrungsbedingungen, nachträgliche Wärmebehandlung, Verformungszustand), dessen Oberflächenbeschaffenheit (Glätte, Plaquebeschichtung, Zeitabstand zur letzten Kaubelastung), der anatomischen Lage (Kronenränder im Sulkus), der Verblendung (Spalten bei Kunststoffverblendung), dem Alter der Restauration (insbesondere bei Amalgamen) sowie in Abhängigkeit vom Speichel (von Patient zu Patient verschieden, aber auch beim gleichen Patienten zeitliche Veränderungen bedingt durch Nahrung, Getränke, Medikamente, Gesundheitszustand). Die große Zahl der Einfluss nehmenden Parameter macht verständlich, dass die Resultate solcher Messungen beträchtlichen Schwankungen unterliegen und deshalb nur ungefähre Vorhersagen über das Mundpotenzial einer Legierung gemacht werden können. Unter sonst gleichen Bedingungen erweisen sich jedoch bei In-vivo-Messungen die goldreichen Legierungen als die Gruppe mit den höchsten Potenzialen, die herkömmlichen Amalgame (vgl. Kap. X. 33.1.1) dagegen als die mit den niedrigsten Werten. Dies steht in Übereinstimmung mit Laborversuchen, bei denen Legierungsproben in diverse Elektrolyte als Speichelersatz getaucht werden (s. Abb. 142). Bei diesen Versuchen wird auch deutlich, dass Proben mit frisch bearbeiteten Oberflächen erst nach einigen Stunden ein konstantes und höheres Potenzial erreichen.

35.2 Situation im Mund

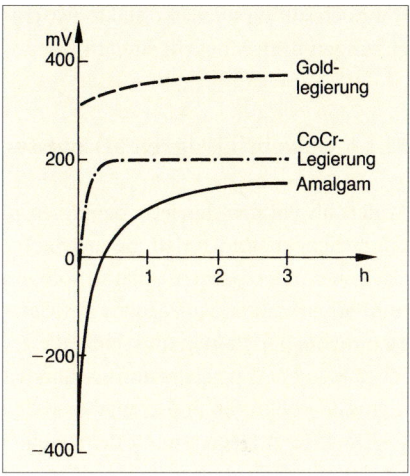

Abb. 142: Potenzialanstieg verschiedener Legierungstypen in einer Speichelersatzlösung, gemessen gegen Wasserstoff (halbschematisch)

Je zwei metallische Restaurationen in der gleichen Mundhöhle bilden ein galvanisches Element. Dessen Spannung kann direkt gemessen werden. Da sich die Potenziale der beteiligten Halbelemente ändern können, ist auch deren Differenz nicht als konstant zu erwarten. Im Extremfall, z.B. zwischen einer Edelmetalllegierung und einer gerade angefrischten Amalgamfüllung (Nachpolieren, Kauen), können Spannungen von einigen 100 mV auftreten. Die Innenwiderstände dieser Elemente haben Werte von einigen 10 kOhm. Die Abbildung 142 macht deutlich, dass auch zwischen zwei Restaurationen aus der gleichen Legierung zumindest vorübergehend eine Potenzialdifferenz auftreten kann, zudem mit wechselndem Vorzeichen.

Bei Kontakt zweier metallischer Restaurationen mit unterschiedlichem Potenzial fließt ein Strom (s. Abb. 139). Dabei ist zu unterscheiden zwischen dem relativ großen Einschaltstrom von einigen 10 µA (1 µA = 10^{-6} A) mit steilem Anstieg und dem allmählichen Abfall auf den Reststrom (einige Zehntel µA). Eine der kathodischen Reaktionen an der edleren Restauration kann dann die Abscheidung unedler, an der unedleren Restauration gelöster Metallionen sein. Diese Abscheidung, aber auch der Niederschlag von Reaktionsprodukten dieser Ionen (oft Sulfide), kann zu Verfärbungen – wohlgemerkt – der edleren Legierung führen. Eine dauerhafte Behebung dieses Effektes ist dann nur durch Maßnahmen gegen die unedle Restauration zu erreichen (Entfernung, zumindest Behebung des Kontaktes). Bei antagonistischem Kontakt oder bei Kontakt durch ein Behandlungsinstrument (Essbesteck) oder Aluminium-Schokoladenpapier, kann eine kurzschlussähnliche Situation unterstellt werden. Bei dauerndem Kontakt zweier Restaurationen im Approximalraum (z.B. bei entsprechend ausgedehnten Füllungen in Abbildung 138 oben) ist damit zu rechnen, dass sich auch die Kontaktbedingungen im Laufe der Zeit verschlechtern und damit auch der Reststrom entsprechend abnimmt.

Dennoch sollten solche Kontakte zwischen elektrochemisch stark unterschiedlichen Legierungen nach Möglichkeit vermieden werden.

35.2.1 Gewebsflüssigkeit als zweiter Elektrolyt

Anders als bei dem bis jetzt benutzten physikalischen Modell der Mundsituation Metall/Speichel befinden sich die speichelfreien Bereiche z.b. von Füllungen nicht in Luft, also einem elektrischen Isolator, sondern haben eventuell über Unterfüllung, Dentin und Pulpa Kontakt zum Liquor des Gewebes (s. Abb. 143). Dieser Liquor hat ebenfalls Elektrolyteigenschaften und bildet daher mit den beiden Füllungen ein zweites galvanisches Element. Speichel- und Liquorelement haben in der edleren Füllung ihren gemeinsamen Pluspol, in der unedleren den gemeinsamen Minuspol (s. Abb. 144).

Die beiden Elemente mit den Quellenspannungen U_S und U_L sind parallel geschaltet. Da je ein Element mit seinem Innenwiderstand für das andere eine Außenverbindung darstellt, resultiert sowohl ein vom Speichelelement bedingter Strom I_S als auch ein vom Liquorelement verursachter Strom I_L. Ihre Richtung (jeweils vom Pluspol zum Minuspol ihres Elementes) ist entgegengesetzt, sodass nur der Differenzstrom I_r fließt:

$$I_r = I_S - I_L = \frac{U_S}{Ri_S + Ri_L} - \frac{U_L}{Ri_S + Ri_L} = \frac{U_S - U_L}{Ri_S + Ri_L}$$

Die Richtung von I_r wird durch das stärkere Element bestimmt. Da die Potenziale der beteiligten Grenzflächen zeitlichen Veränderungen unterliegen können, wovon insbesondere die frei zugänglichen, speichelbedeckten Flächen betroffen sind, kann die Differenz der beiden Quellenspannungen und damit auch der resultierende Strom das Vorzeichen wechseln. Dieser Strom wurde in vivo noch nicht gemessen, konnte aber in

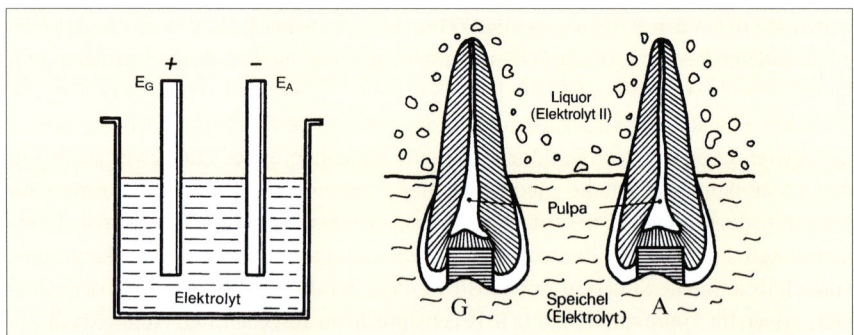

Abb. 143: Zwei metallische Füllungen im Mund und unvollständiges physikalisches Modell (**G** = Goldlegierung, **A** = Amalgam)

35.2 Situation im Mund

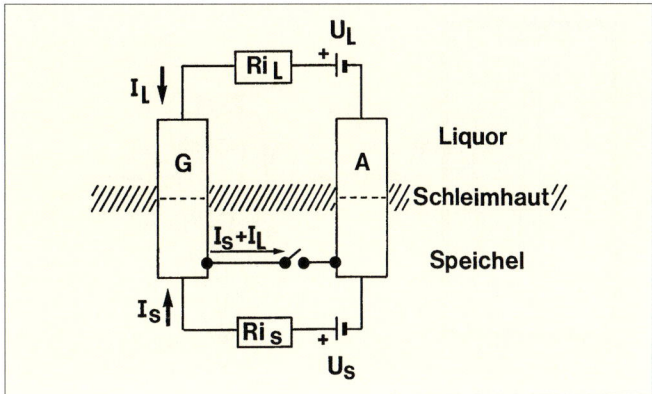

Abb. 144: Schaltschema der durch zwei Füllungen (G = Goldlegierung, A = Amalgam) entstehenden elektrischen Situation. U und R_i sind Spannungen und Innenwiderstände des Liquor- bzw. Speichelelementes (L bzw. S), I_L und I_S die zugehörigen Ströme [Umzeichnung nach: Lukas. Dtsch Zahnärztl Z (1981), 36, 144]

Laborversuchen auf einige Hundertstel μA abgeschätzt werden bei Differenzen der Quellenspannungen von wenigen mV (s. Abb. 144). Wenn die beiden Füllungen metallisch leitend verbunden werden, so ergibt sich für beide Elemente der Kurzschlussfall: Durch die Verbindung fließt die Summe I_k der (größeren) Kurzschlussströme (Parallelschaltung):

$$I_k = I_{Sk} + I_{Lk} \approx \frac{U_S}{Ri_S} + \frac{U_L}{Ri_L}$$

Diese Summe ist identisch mit dem im Zusammenhang mit den Abbildungen 138 und 139 beschriebenen Kurzschlussstrom; dort blieb lediglich unerwähnt, dass nicht nur das Speichelelement, sondern unter Umständen auch ein Liquorelement ursächlich beteiligt sein kann.

Die Beteiligung des Liquors als zweiter Elektrolyt hat auch für eine einzelne Füllung Bedeutung: Zwei gleiche Elektroden in unterschiedlichen, elektrisch verbundenen Elektrolyten bilden ebenfalls ein galvanisches Element (Konzentrationselement); eine Elektrode in Kontakt mit zwei Elektrolyten entspricht dann der Kurzschlusssituation eines solchen Elementes (s. Abb. 145). Hier besteht eine Analogie zum bereits erwähnten Belüftungselement, bei dem auch ein und dieselbe Elektrode im sauerstoffreichen Elektrolytbereich bevorzugt kathodisch, im sauerstoffarmen überwiegend anodisch reagiert. Der Strom fließt dann in der Füllung von der kathodischen (Pluspol; man beachte, dass im Inneren eines galvanischen Elementes die kathodische Reaktion an der Elektrode stattfindet, die im äußeren Stromkreis die Anode repräsentiert, und umgekehrt) zur anodischen Grenzfläche und weiter durch Elektrolyt I – Schleimhaut – Elektrolyt II zurück. Diese Situation wurde auch in vivo an experimentellen Amalgamfüllungen untersucht, deren Ober- und Unterteil elektrisch gegeneinander isoliert waren (s. Abb. 146). Dabei erwies sich das Potenzial der Liquorelektrode (–0,15 ± 0,10 V, gegen Wasserstoff)

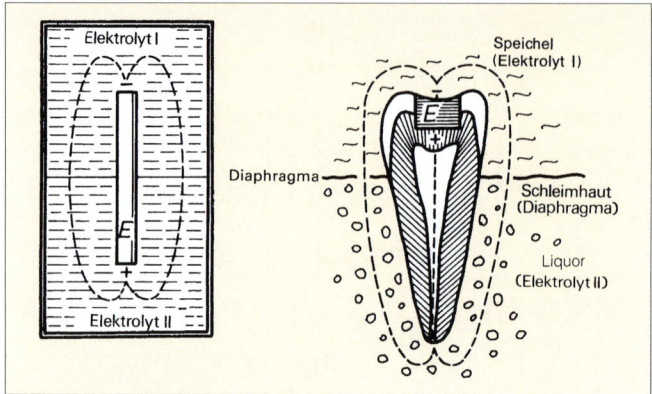

Abb. 145: Kurzgeschlossenes Konzentrationselement: ein Metall in 2 unterschiedlichen Elektrolyten; physikalisches Modell und Situation im Mund. Das Potenzial **E** ist ein Mischpotenzial (s. Abb. 141).

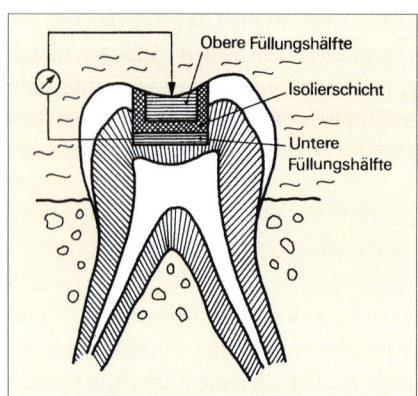

Abb. 146: Potenzial- und Strommessung an einer Einzelfüllung

bei den einzelnen Probanden als recht konstant, während das Potenzial der Speichelelektrode je nach Oberflächenzustand variierte und somit sowohl positive als auch negative (bis zu 0,2 V) Potenzialdifferenzen zum unteren Füllungsteil resultierten. Kurzschließen der beiden Füllungsteile erzeugte Einschaltströme von maximal 3 µA, die dann wegen des sehr hohen Widerstandes des Schleimhautüberganges auf Restströme von einigen Hundertstel µA abfielen.

Sobald also eine metallische Restauration in der Mundhöhle nicht nur zum Speichel, sondern auch zum Gewebsliquor eine Grenzfläche hat (möglich bei Füllungen, festsitzendem Ersatz, Implantaten), können Ströme entstehen, deren Bahnen auch das Gewebe mit einbeziehen. Dies gilt für Einzelfüllungen (-kronen, -brücken) wie auch für Kombinationen mehrerer Restaurationen ohne metallischen Kontakt. Diese Ströme sind jedoch um einen Faktor 10–100 kleiner als die Restströme bei kurzschlussähnlichem Dauerkontakt zweier Restaurationen (vgl. Kap. XII. 39).

35.3 Korrosion von Dentallegierungen

Voraussetzung für eine biologische Schädigung durch einen Dentalwerkstoff ist die Freisetzung von Bestandteilen, im Falle von Legierungen also die Freisetzung von Ionen durch Korrosion. Eine hohe Korrosionsfestigkeit ist somit entscheidend für die Biokompatibilität.

Korrosionstests lassen sich in zwei Gruppen unterteilen:

- **Immersionstests**: Dabei wird eine Legierungsprobe mit bekannter Oberfläche für eine bestimmte Zeit in einen Elektrolyt (z.B. Kunstspeichel; meist aber ein aggressiver Elektrolyt, um in einem Zeitraffereffekt kurzfristig Ergebnisse zu erhalten) eingetaucht. Im einfachsten Fall wird anschließend der Gewichtsverlust der Probe bestimmt und der Massenverlust pro Oberfläche und Eintauchzeit (z.B. mg/cm$^2 \cdot$ d) berechnet. Für die biologische Bewertung unverzichtbar, wenn auch wesentlich aufwendiger, ist eine Analyse des Elektrolyten bezüglich der Legierungskomponenten, da die Korrosion von Legierungen praktisch immer selektiv erfolgt, sodass der Anteil der Komponenten am Gewichtsverlust nicht aus der Legierungszusammensetzung berechnet werden kann.
- **Elektrische Messungen** entsprechend der Anordnung in der Abbildung 136. Im einfachsten Fall wird lediglich das Potenzial der Probe und dessen zeitliche Änderung (z.B. nach einem Anfrischen der Oberfläche) verfolgt. Aufschlussreicher aber sind Strommessungen in Abhängigkeit vom (aufgezwungenen) Potenzial der Probe. Die Polarisierung ist meist anodisch (erzwungene Korrosion) mit einem konstant zunehmenden Potenzial (potenziodynamisch). Messungen bei konstantem Potenzial (potenziostatisch) sind weniger sinnvoll.

Die Resultate solcher Korrosionstests sind nur mit größtem Vorbehalt auf die Mundsituation zu übertragen. Auch liefert ein Test allein nicht alle zur Beurteilung notwendigen Informationen. Die Tests erlauben aber in guter Übereinstimmung, eine Rangfolge von Legierungen bezüglich ihrer Korrosionsfestigkeit zu etablieren.

Zur Beurteilung des Korrosionsverhaltens von Dentallegierungen kann ein genormter Immersionstest herangezogen werden: Danach soll eine Dentallegierung in einem (sehr aggressiven) Elektrolyten (0,1 mol Milchsäure + 0,1 mol NaCl; pH = 2,3) bei 37 °C in 7 Tagen nicht mehr als 100 μg/cm$^2 \cdot$ d Gewichtsverlust erleiden (es sind jedoch keine Grenzwerte bezüglich einer maximal zulässigen Freisetzung einzelner Komponenten vereinbart). Dieser Wert wird von den meisten Dentallegierungen weit unterschritten. Es zeigt sich zudem, dass bei allen Legierungen die Korrosionsgeschwindigkeit schon in den ersten Stunden deutlich sinkt, ein Effekt, der zudem über Wochen andauern kann, bevor eine stationäre Freisetzungsrate auf niedrigem Niveau erreicht ist.

Elektrolytische Korrosion ist nur möglich bei erhöhtem Anodenstrom infolge anodischer Polarisation, sei es durch einen für den Werkstoff aggressiven Elektrolyten (z.B.

O_2-Gehalt, Säure bei der Nahrungsaufnahme), sei es durch Kontakt mit einer edleren Legierung. Eine hohe Korrosionsfestigkeit haben daher:

◢ Legierungen mit einem so hohen Ruhepotenzial, dass eine anodische Polarisation unter Mundbedingungen nicht erfolgt (was im Beispiel der Abb. 135 etwa bedeutet, dass ihr Ruhepotenzial rechts vom Sauerstoff-Hydroxyl-Potenzial liegt). Bei Kontakt mit einer anderen Legierung resultiert nur dann eine anodische Polarisation, wenn die zweite Legierung noch edler ist. Der Effekt ist dann umso kleiner, je geringer die Differenz der beiden Ruhepotenziale ist (s. Abb. 141).

◢ Legierungen mit einer effektiven, unter Mundbedingungen stabilen Passivschicht. Im passiven Bereich (s. Abb. 137) ist dann der (sehr kleine) Anodenstrom von einer eventuellen anodischen Polarisation unabhängig.

35.3.1 Edelmetalllegierungen

Im chemischen Sinne edel sind Gold und die Metalle der Platingruppe (Ru, Rh, Pd, Os, Ir, Pt), von denen allerdings nur Platin und Palladium in nennenswertem Maße bei den Dentallegierungen Verwendung finden. Silber zählt unter chemischen Aspekten nicht zu den Edelmetallen, ist aber Bestandteil aller Edelmetall-Dentallegierungen, sofern sie nicht ausdrücklich als silberfrei ausgewiesen sind.

Die Korrosionsbeständigkeit eines Edelmetalls wird durch Zulegieren eines unedlen Metalls zunächst kaum beeinflusst, kann dann aber mit dem Überschreiten einer bestimmten Konzentration der unedlen Komponente mehr oder weniger steil abfallen. Besonders ausgeprägt ist eine solche **Resistenzgrenze** bei einigen binären Legierungen des Goldes, z.B. mit Silber oder Kupfer. So ist von Gold-Kupfer-Legierungen seit alters her bekannt, dass Legierungen mit mehr als 18 Karat korrosionsbeständig sind. Die **Karatzahl**[50] ist eine alte Angabe der Gewichtskonzentration und besagt, wie viele von insgesamt 24 Gewichtsteilen reines Gold sind; eine 18-karätige Legierung enthält somit $18/24 = 75$m% Gold.

Die Angabe von Massenprozenten beschreibt den finanziellen Wert einer Legierung und ist nützlich bei der Einwaage der Komponenten zur Legierungsherstellung, sie besagt aber nichts über das Zahlenverhältnis der Atomsorten. Zum Verständnis vieler Eigenschaften, insbesondere auch der chemischen, ist jedoch die Kenntnis dieses Zahlenverhältnisses Voraussetzung. Zu diesem Zweck muss die **Massenkonzentration** mithilfe der relativen Atommassen der beteiligten Atome (vgl. Anhang, Tab. 1) umgerechnet werden im **Atomprozente**. Die relative Atommasse von Gold ist mit 197 etwa 3-mal so groß wie die des Kupfers mit 64. Eine Gold-Kupfer-Legierung mit 75m% Gold hat somit ein Atomverhältnis von ca. 1:1, entsprechend 50 Atomprozent; der genaue Wert[51] berechnet sich zu 49,2At.% Gold.

Die Existenz einer Resistenzgrenze bei 50At.% lässt sich anschaulich deuten: Bei kleinen Kupferkonzentrationen sind die Kupferatome zunächst ausschließlich und bei weiter steigendem Kupfergehalt vorwiegend von Goldatomen umgeben. Wenn ein in der Legierungsoberfläche befindliches Kupferatom in Lösung geht, so hinterlässt es eine von Goldatomen umgebene Leerstelle. Da ein Nachdiffundieren von Kupferatomen aus tieferen Schichten bei Raum- bzw. Mundtemperatur nicht stattfindet, verarmt die Oberfläche der Legierung beim Eintauchen in einen Elektrolyten sehr schnell an Kupfer und nimmt das Potenzial des reinen Goldes an. Spätestens bei Kupferkonzentrationen oberhalb von 50At.% funktioniert jedoch diese Veredelung durch Verarmung an der unedlen Komponente nicht mehr: Beim Lösen von Kupferatomen werden immer neue Kupferatome in tieferen Schichten freigelegt und der Einwirkung des Elektrolyten ausgesetzt. Die Legierung korrodiert und das umso stärker, je höher die Konzentration des Kupfers ist. Bezogen auf die Einwaagekonzentration hat eine Resistenzgrenze nur bei gleichmäßiger Verteilung der Atomsorten Bedeutung. Im Falle inhomogener Mischkristalle kann auch bei goldreichen Legierungen die Kupferkonzentration lokal so hoch sein, dass an diesen Stellen eine Korrosion erfolgt (**Lokalelementbildung**). Zudem nimmt auch der Elektrolyt Einfluss auf die Resistenzgrenze (Königswasser löst Gold!).

Bei den komplizierten Edelmetall-Dentallegierungen mit ihrer Vielzahl von Komponenten (vgl. Anhang, Tab. 9) versagt diese einfache Erklärung der Resistenzgrenze. Hier kann die Mundbeständigkeit auch bei weniger als 50At.% Edelmetallgehalt gewährleistet sein; auch der Übergang von beständigen zu unbeständigen Konzentrationen ist weniger abrupt.

Die Potenziale der Edelmetalllegierungen mit Werten bis zu 0,35 V (gegen Wasserstoff, Labormessungen in Speichelersatz) sind deutlich niedriger als die Normalpotenziale von Gold (1,40 V), Platin (1,20 V) oder Palladium (0,80 V), was sowohl auf die unedlen Legierungspartner als auch auf den von den Standardbedingungen abweichenden Elektrolyten zurückzuführen ist. Wegen der im Zusammenhang mit der Resistenzgrenze geschilderten Effekte nimmt der Anodenstrom dieser Legierungen bei anodischer Polarisation zunächst nur sehr wenig zu; erst bei einem höheren Potenzial beginnt eine deutliche Auflösung. Damit haben die Strom-Potenzial-Diagramme dieser Legierungen bei anodischer Polarisation einen ähnlichen Verlauf wie die der passiven Legierungen (s. Abb. 137); analog spricht man auch hier von einem Durchbruchpotenzial, welches dann umso höher ist, je größer der Anteil der edlen Legierungskomponenten ist.

- Die **einfachen hochgoldhaltigen** Legierungen mit mindestens 75m% Edelmetallgehalt orientieren sich an den Erfahrungen mit den altbekannten, einfach konzipierten Schmuckgolden und liegen damit bezüglich ihrer Mundbeständigkeit deutlich auf der sicheren Seite. Korrosionserscheinungen an diesen Legierungen sind auf grobe Verarbeitungsfehler zurückzuführen (Inhomogenität durch falsches Vergießen, Verunreinigung beim Gießen und/oder beim Polieren).
- Bei den **einfachen goldreduzierten** Legierungen ist die Mundbeständigkeit ebenfalls gut, allerdings stärker durch Verarbeitungsfehler bedroht, weil schon kleinere Inhomogenitäten aufgrund des geringeren Abstandes zwischen Einwaagekonzen-

tration und „Resistenzgrenze" kritisch werden. Bei der Auswahl einer Legierung dieses Typs sollte man sich eher an der 65m%- als an der 60m%-Marke orientieren.
- Edelmetalllegierungen mit weniger als 60m% Edelmetallanteil, also **goldarme** und **Silberbasis**-Legierungen, haben keine zuverlässige Mundbeständigkeit; sie erstarren inhomogen, häufig auch heterogen. Sofern ein Patient auf einer preiswerten „gelben" Legierung besteht, ist die Verwendung einer goldreduzierten Legierung anzuraten.
- Die **aufbrennfähigen hochgoldhaltigen und goldreduzierten** Legierungen haben aufgrund ihrer hohen Edelmetallgehalte von mindestens 95m% (vgl. Anhang, Tab. 9) eine hervorragende Mundbeständigkeit.
- Die **Palladiumlegierungen** mit Silber haben eine ausreichende, wenn auch im Vergleich zu den Goldlegierungen mit mehr als 60m% Edelmetallgehalt geringere Mundbeständigkeit. Bei den silberfreien Palladiumlegierungen dagegen ist die Korrosionsfestigkeit zusätzlich beeinträchtigt; vor allem bei diesen Legierungen ist die Empfindlichkeit gegen Verarbeitungsfehler besonders ausgeprägt.

35.3.2 Edelmetallfreie Legierungen

Die Mundbeständigkeit dieser Legierungen beruht auf ihrer Passivierbarkeit, die insbesondere durch den Chrom- und Molybdängehalt gewährleistet ist. Chrom hat eine starke Affinität zum Sauerstoff: Es bildet daher sehr schnell eine dichte Oxidschicht auch bei Legierungen, in denen es hinreichend stark vertreten ist. Durch Fehler beim Gießen, aber auch durch falsche Wärmebehandlung (vor allem beim Schweißen oder Rekristallisieren von Stählen) können sich chromreiche Verbindungen mit anderen Legierungskomponenten ausscheiden. Dadurch verarmen andere Gefügebereiche an Chrom, sodass die Passivierbarkeit beeinträchtigt oder gar unmöglich werden kann. Ohne den Schutz einer Passivschicht wird die Korrosion der ohnehin unedlen Komponenten durch die Heterogenität der Mehrzahl dieser Legierungen (Lokalelementbildung) beschleunigt. Die Potenziale der EMF-Legierungen (um 0,20 V gegen Wasserstoff, in Speichelersatz) sind in der Regel niedriger als die der Edelmetalllegierungen.
- Die **EMF-Modellgusslegierungen** auf Kobaltbasis haben eine sehr gute Mundbeständigkeit und sind diesbezüglich unproblematisch.
- Bei den **aufbrennfähigen EMF-Legierungen** lassen sich bezüglich der Mundbeständigkeit keine allgemeingültigen Aussagen machen; neben Fabrikaten mit hoher finden sich auch solche mit mäßiger oder gar unzureichender Korrosionsfestigkeit. Das gilt insbesondere für die Nickelbasislegierungen, bei denen bestimmte Komponenten, aber auch der Wunsch nach geringer Härte, den Chromgehalt limitieren; Nickellegierungen sollten mindestens 20m% Chrom und 8m% Molybdän enthalten. Die ohnehin chromreichen Kobaltbasislegierungen sind dagegen – entsprechend den ihnen verwandten Modellgusslegierungen – insgesamt korrosionsfester.

◢ **Titan und Titanlegierungen** sind außerordentlich korrosionsfest und diesbezüglich allen anderen Dentallegierungen zumindest ebenbürtig.

35.3.3 Amalgame

Die Potenziale der Amalgame (vgl. Kap. X. 33) sind von allen Dentallegierungen die niedrigsten (–0,1 bis +0,15 V gegen Wasserstoff, in Speichelersatz) und zeigen zudem die stärksten Schwankungen infolge mechanischer Einwirkungen an der Oberfläche; die Potenziale der kupferreichen Amalgame sind insgesamt edler als die der herkömmlichen. Amalgame sind heterogene Legierungen und korrodieren unter Mundbedingungen (Lokalelementbildung), wobei vor allem das Zinn der Reaktionsphasen als unedelster Bestandteil in Lösung geht. Dennoch bleibt der Substanzverlust auf lange Sicht minimal, da sich zum einen immer wieder Deckschichten bilden, die zwar keine eigentliche Passivierung bewirken, aber doch die Auflösung verlangsamen. Zum anderen verarmen die oberflächennahen Schichten im Laufe der Zeit an korrosionsfähigen Bestandteilen. Die in der γ_2-Phase entstandenen, wie ein Netzwerk miteinander verbundenen Gänge, über die auch tiefer gelegene unedle Bestandteile weiter korrodieren könnten, werden durch Korrosionsprodukte verstopft ebenso wie die Spalten zwischen Füllung und Kavitätenwand, wodurch auch die korrosionsfördernde Situation des Belüftungselementes mehr und mehr entfällt. Ältere Amalgamfüllungen erweisen sich deshalb als wesentlich edler und korrosionsfester als frisch gelegte Füllungen.

◢ Bei den **herkömmlichen Amalgamen** korrodiert insbesondere die γ_2-Phase Sn_8Hg, wobei das Zinn aufgelöst wird. Das dadurch wieder verfügbare Quecksilber verbleibt zum größten Teil in der Füllung, wo es sich mit den Resten der γ-Phase entsprechend der Abbindereaktion umsetzt.

◢ Bei den **kupferreichen Amalgamen** ist die η-Phase Cu_6Sn_5 als unedelste der Korrosion ausgesetzt. Neben der Auflösung dieser Phase wird auch eine Umwandlung in die kupferreichere und edlere ϵ-Phase Cu_3Sn beobachtet unter bevorzugter Auflösung des Zinns. Wenn das Legierungspulver auch eutektische Silber-Kupfer-Partikel enthielt, kann auch die Kupferphase (s. Abb. 105) dieser Teilchen korrodieren, sofern diese Phase an der Oberfläche zutage tritt.

XII Die Wirkung von zahnärztlichen Werkstoffen auf den menschlichen Organismus

36 Allergische Reaktionen – 294
37 Lokaltoxische Effekte – 297
38 Systemtoxische Effekte – 299
39 Elektrische Wirkungen – 307
40 Mechanische Irritationen – 311

Alle Stoffe und damit auch die Dentalwerkstoffe treten mit ihrer Umgebung in Wechselwirkung, wobei unvermeidbar auch Bestandteile der Stoffe in die Umgebung freigesetzt werden. Das Ausmaß der Freisetzung bzw. Auflösung, genauer die Freisetzungsgeschwindigkeit (= freigesetzte Masse pro Zeit und Oberfläche) ist abhängig sowohl von dem betroffenen Stoff, welcher z.B. schwer oder leicht löslich sein kann, als auch von der Art (aggressiv oder milde) und Beschaffenheit der Umgebung (Zusammensetzung, Aggregatzustand, Temperatur). Ist die Umgebung ein biologisches Milieu, so sind die biologischen Konsequenzen der Wechselwirkung abzuschätzen. Das ist im Zusammenhang mit Arzneimitteln, welche ja gezielt über ihre Auflösung wirken sollen, ein pharmakologisches Problem; bei medizinischen Werkstoffen, die schon ihrem Wirkprinzip nach in der Regel beständig sein sollen, ist die Abschätzung ein toxikologisches Problem.

Die biologische Wirkung eines Stoffes ist immer abhängig von der Dosis, also der dem betroffenen Individuum zugeführten Menge pro Zeit und Körpergewicht. Zum Gift wird ein Stoff erst oberhalb eines für ihn charakteristischen Dosisgrenzwertes (s. Abb. 147). Ist im alltäglichen Sprachgebrauch von einem Gift die Rede, so ist ein Stoff mit einem diesbezüglich sehr niedrigen Grenzwert gemeint. Vor diesem Hintergrund wird verständlich, dass eine Grundforderung an alle Dentalwerkstoffe eine möglichst hohe Beständigkeit unter Mundbedingungen ist.

*Bei der Anwendung von Dentalwerkstoffen für Füllungen, Kronen, Brücken, Implantate, partielle und totale Prothesen, kieferorthopädische Geräte, Aufbissschienen oder Befestigungszwecke kann somit wegen der unvermeidlichen Freisetzung das Auftreten unerwünschter Nebenwirkungen nicht ausgeschlossen werden. Zu diskutieren sind **allergische** Reaktionen sowie*

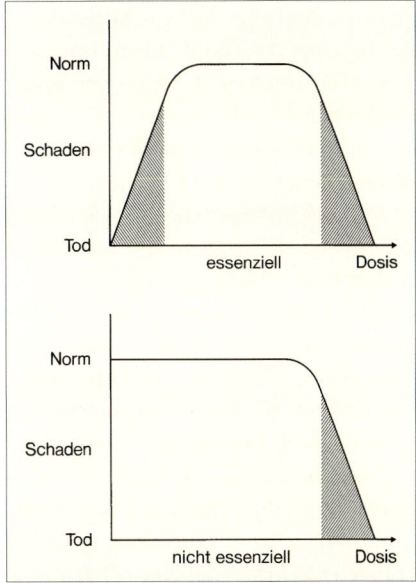

Abb. 147: Man unterscheidet essenzielle und nicht essenzielle Stoffe. Bei beiden bedingen Überdosen Schäden und schließlich den Tod des Individuums. Bei den essenziellen Stoffen ist auch der Mangel schädlich bzw. tödlich.

lokaltoxische und *systemtoxische Effekte*. Eine Besonderheit metallischer Werkstoffe ist es, dass ihre Wechselwirkung mit einem Elektrolyten – und Speichel ist ein Elektrolyt – ein elektrochemischer Vorgang ist, sodass im Zusammenhang mit der Korrosion der Dentallegierungen im Mund unvermeidbar auch **elektrische Phänomene** auftreten. Außerdem sind auch **mechanisch verursachte Irritationen** zu diskutieren.

36 Allergische Reaktionen

Allergische Reaktionen sind im Zusammenhang mit allen Dentalwerkstoffen bekannt, aber gemessen an der großen Zahl der damit versorgten Patienten doch relativ selten. Das Auftreten einer allergischen Reaktion setzt immer eine bereits erfolgte Sensibilisierung des Patienten voraus. Sensibilisierungen entstehen hauptsächlich durch wiederkehrende Kontakte der verursachenden Substanz mit der Haut, während eine Sensibilisierung über die Mundschleimhaut ausgesprochen selten ist. Allergien gegen Dentalwerkstoffe beruhen daher in der Regel auf einer Sensibilisierung im privaten oder beruflichen Umfeld. Es ist daher wichtig, dass Patienten vor einer Versorgung nach eventuellen Allergien und/oder Hautproblemen (Ekzemen), z.B. im Zusammenhang mit Modeschmuck, gefragt werden.

Allergische Reaktionen auf Dentalwerkstoffe bleiben typischerweise auf den Ort der Einwirkung beschränkt, also auf den Kontaktbereich des Materials mit der Mundschleimhaut. In seltenen Fällen können aber auch Beschwerden im Hals, Lippenekzeme oder Streureaktionen an der Haut auftreten. Da die Mundschleimhaut gegenüber allergischen Reizen ca. 6–10-mal widerstandsfähiger ist als die Haut, werden Dentalwerkstoffe in etlichen Fällen auch bei bestehender Sensibilisierung gegen eine ihrer Komponenten problemlos vertragen. Dennoch sollte bei bekannter Allergie generell ein Werkstoff verwendet werden, der die allergieauslösende Substanz nicht enthält; eine entsprechende Alternative zu finden ist angesichts der vielfältigen Verfügbarkeit unterschiedlicher Dentalwerkstoffe praktisch immer möglich.

Ein Allergietest sollte nur durchgeführt werden, wenn bei einem Patienten ein begründeter Verdacht auf eine Allergie besteht. Zum Nachweis einer Allergie gegen Dentalwerkstoffe ist der **Epikutantest** geeignet, bei dem die infrage kommenden Substanzen für 24 oder 48 Stunden auf die Rückenhaut aufgeklebt werden. Die Ablesungen erfolgen wiederholt, verteilt über einen Zeitraum von mindestens 72 Stunden. Um eine sichere Aussage zu erhalten, sollten diese aufwendigen Testungen nur von einem Facharzt (Dermatologe, Allergologe) durchgeführt werden. Ein routinemäßiger Allergietest vor jeder zahnärztlichen Versorgung ist aus Gründen der Schaden-Nutzen-Abwägung nicht zu empfehlen, weil beim Epikutantest immer auch das Risiko einer Sensibilisierung gegen die Testsubstanz durch den Testvorgang selbst besteht.

Bekannte Allergieauslöser im zahnärztlichen Bereich sind die Metalle Chrom, Nickel und Palladium (die beiden letzteren oft parallel), die Monomere der diversen Acrylate sowie die Härtersysteme der Acrylate und der Abformmaterialien auf Silikon- und Polyätherbasis. Grundsätzlich aber können alle Substanzen allergieauslösend sein. So sind z.B. auch Gold- und Quecksilberallergien beschrieben; selbst Titan steht mittlerweile in Verdacht.

Sofern nachweislich eine Allergie gegen Methylmethacrylat besteht, kann in vielen Fällen auf ein Copolymer (vgl. Kap. V. 15.2) mit entsprechend niedrigerem Restmonomergehalt als Basismaterial zurückgegriffen werden; ansonsten ist ein acrylatfreier Kunststoff, z.B. ein Polyacetal[39], zu verwenden.

Speziell im Umgang mit den Abformmaterialien ist auch das Praxispersonal bedroht; beim Anmischen ist der Hautkontakt zu vermeiden (Handschuhe!).

37 Lokaltoxische Effekte

Lokaltoxische Reaktionen sind nicht allergische Entzündungen der Mundschleimhaut in unmittelbarer Nähe des Werkstoffes. Sie sind bekannt im Zusammenhang mit einer erhöhten Freisetzung unedler Komponenten aus einer Dentallegierung, wenn die Restauration infolge eines Verarbeitungsfehlers bei der Herstellung (Gießen, Löten, Verblenden) insgesamt oder in einem Teilbereich nicht ausreichend korrosionsfest ist. Bei Dentalkunststoffen kann eine erhöhte Freisetzung von Bestandteilen infolge unzureichender Polymerisation Ursache einer Entzündung sein. Solche Verarbeitungsfehler vor dem Einsetzen eines Zahnersatzes aufzudecken, ist außerordentlich aufwendig, sodass diesbezügliche Routinekontrollen nicht stattfinden. Diese Fehler werden daher typischerweise erst während der Tragezeit offenbar. Abhilfe ist dann nur durch die Entfernung des ursächlichen Materials zu schaffen.

Das im Zusammenhang mit Dentallegierungen eher seltene Auftreten lokaler Entzündungen der Schleimhaut wurde bei den seit 1986 für die Regelversorgung zugelassenen silberfreien, kupferhaltigen Palladiumlegierungen (vgl. Kap. IX. 24.2.1) öfter registriert, wenn infolge unzureichender Entfernung von Haftoxiden nach dem Brennen eine erhöhte Freisetzung der unedlen Komponenten – vor allem Gallium und/oder Indium, aber auch Kupfer – möglich war. Diese Beobachtung führte, beginnend im Jahr 1992, zur „Palladiumdiskussion", wobei in der Öffentlichkeit sehr bald und oft auch geflissentlich nicht mehr zur Kenntnis genommen wurde, dass erwiesenermaßen nicht das Palladium, sondern die Komponenten in silberfreien Palladiumlegierungen diesen Effekt bewirken und das auch nur, wenn diese Legierungen fehlerhaft verarbeitet wurden. Die zum Teil absurde und über weite Strecken wissenschaftlicher Standards bare öffentliche Diskussion hat dazu geführt, dass nunmehr etliche Patienten sogar die herkömmlichen, seit Jahren bewährten goldreichen Dentallegierungen ablehnen, wenn diese das ihre Mundtauglichkeit wesentlich mittragende Palladium als Bestandteil enthalten. Als Reaktion darauf kamen palladiumfreie, unsinnigerweise mit dem Präfix „Bio" versehene Legierungen auf den Markt, was technologisch einen Rückschritt bedeutet (vgl. Kap. IX. 24.3).

Das damalige Bundesgesundheitsamt (inzwischen: Bundesinstitut für Arzneimittel und Medizinalprodukte, BfArM, Berlin) sah sich durch die anhaltende Diskussion zu der Empfehlung veranlasst, Palladium-Kupfer-Legierungen nicht mehr zu verwenden. Diese Empfehlung war rein vorsorglicher Natur: Der Nachweis einer pauschalen Unverträglichkeit dieses Legierungstyps steht nach wie vor aus; lediglich das Risiko von Verarbeitungsfehlern, dann meist auch mit erkennbar schädlichen Folgen, ist bei diesen Legierungen höher.

38 Systemtoxische Effekte

Systemtoxische Effekte sind Schädigungen von Geweben, Organen, aber auch der Leibesfrucht (**teratogene** Effekte) und/oder Schädigungen von Zellen (**karzinogene** und **mutagene** Effekte) im ganzen Körper. Solche Gesundheitsschäden durch Dentalwerkstoffe sind beim Menschen bis heute nicht nachgewiesen. Allerdings zeigen entsprechende biologische Labortests, dass sowohl Dentalwerkstoffe als auch etliche ihrer Komponenten solche Schäden hervorrufen können, wenn sie in entsprechender Dosis zum Einsatz kommen. Von daher ist grundsätzlich ein verantwortungsvoller Umgang mit diesen Werkstoffen geboten; daraus erhärtet sich auch die Forderung nach möglichst mundbeständigen Dentalwerkstoffen.

Die Dosis der aus Dentalwerkstoffen unvermeidbar freigesetzten Substanzen ist offenbar selbst unter ungünstigen Bedingungen, wie großflächige Exposition und/oder zusätzliche Dosis infolge der Nahrungsaufnahme – etwa bei metallischen Elementen –, nicht ausreichend hoch, um systemtoxische Effekte auszulösen. Dies folgt zunächst einmal aus der Tatsache, dass trotz der zum Teil seit Jahrzehnten stattgehabten Anwendung der verschiedenen Dentalwerkstoffe keine diesbezüglichen, wissenschaftlich gesicherten Beobachtungen bekannt geworden sind. Der in der Vergangenheit vielleicht – zumindest nach heutiger ethischer Einschätzung – zu sorglose Einsatz dieser Werkstoffe gewinnt im Nachhinein Aspekte eines „Großversuches am Menschen", dessen gutem Ausgang trotz des Fehlens kontrollierter Bedingungen dennoch eine beachtliche Signifikanz zugebilligt werden muss aufgrund seiner immens großen Fallzahl. Dieses Ausbleiben systemtoxischer Effekte wird inzwischen bestätigt und verständlich durch die in den letzten Jahren vorgelegten Ergebnisse gründlicher analytischer Untersuchungen von Mundgeweben, Speichel, Blut und Urin entsprechend versorgter Patienten auf Komponenten der verwendeten Dentalwerkstoffe und den daraus ermittelten Abschätzungen des toxikologischen Risikos.

Dessen ungeachtet wird die Verträglichkeit von etlichen Dentalwerkstoffen – und hier vor allem die von Dentallegierungen – bestritten, insbesondere von alternativmedizinischer Seite, deren Anhänger immer wieder Gesundheitsschäden aller Art durch zahnärztliche Werkstoffe im Allgemeinen und Amalgam im Besonderen behaupten. Dabei stützen sie sich jedoch ausschließlich auf wissenschaftlich nicht anerkannte, zum Teil absurde Diagnoseverfahren (z.B. Materialtest mit Elektroakupunktur, Kinesiologie, Pendeln); die Ergebnisse solcher Verfahren sind allenfalls zufällig richtig und deswegen für den Patienten auch insofern immer gefährlich, als jede ärztliche Reaktion auf eine fragliche Diagnose unzureichend begründet und somit fahrlässig ist.

38.1 Dentallegierungen, Amalgame

Systemtoxische Schäden der Patienten durch die Komponenten der Dentallegierungen werden allgemein verneint mit Ausnahme der von Beryllium, Palladium und Amalgam. Berylliumhaltige Legierungen dürfen sinnvollerweise nicht mehr verwendet werden. Die unhaltbaren Behauptungen zur toxikologischen Gefährdung durch Palladium aus Dentallegierungen (s.o.) haben zumindest vorübergehend an öffentlichem Interesse verloren.

Während der Verarbeitung der Dentallegierungen besteht für den Techniker eine gesundheitliche Gefährdung durch Dämpfe (während des Schmelzens und Vergießens) und Stäube (beim Ausarbeiten der Gussstücke). In diesem Zusammenhang sind bei den metallischen Elementen insbesondere Beryllium und Cadmium, aber auch Chrom, Nickel, Palladium und Zink zu nennen. Generell ist dringend vor dem Inhalieren von Gasen, Dämpfen und Stäuben aller Art zu warnen.

Das allgemeine Wissen um die Giftigkeit des Quecksilbers schon bei relativ niedrigen Dosen aber führt zu immer neuen Diskussionen über die Gefährdung der Patienten durch Amalgamfüllungen. Diese Diskussionen sind oft gekennzeichnet durch mangelnde Sachlichkeit. Das beruht dann nicht nur auf unzureichender Sachkenntnis infolge fahrlässiger, wenn nicht gezielt falscher Information, sondern auch darauf, dass elementare wissenschaftstheoretische Erkenntnisse unberücksichtigt bleiben. Es erscheint somit angebracht, diese Erkenntnisse in gebotener Kürze in Erinnerung zu rufen.

Unser Wissen basiert überwiegend auf **Erfahrungssätzen**. Erfahrungssätze sind nicht beweisbar, haben aber Gültigkeit, solange sie nicht durch eine nachweislich entgegenstehende Erfahrung widerlegt sind. So hat die Aussage „Alle Krähen sind schwarz" Gültigkeit bis zur Entdeckung einer nicht schwarzen Krähe. Da diese Entdeckung nicht ausgeschlossen werden kann, ist die Richtigkeit der Aussage unbeweisbar. Der **Wahrheitsgehalt** eines Erfahrungssatzes wächst mit der Zahl der bestätigenden Erfahrungen und ist deshalb in dem Beispiel der Krähen sehr hoch. Grundsätzlich aber bleibt Skepsis geboten, wie – um im Genre zu bleiben – die nach der Entdeckung schwarzer Schwäne in Australien falsifizierte Aussage „Alle Schwäne sind weiß" zeigt. Das Ausmaß der Skepsis orientiert sich an der Wahrscheinlichkeit, das den Erfahrungssatz zu Fall bringende Gegenbeispiel aufzufinden. Vor der Entdeckung der neuen Kontinente war das Risiko der Falsifizierung der beiden angeführten ornithologischen Erfahrungen beträchtlich größer als heute; mit anderen Worten: Die Sicherheit unserer Kenntnis bezüglich der Krähenfarbe ist mit dem Gewinn anderer Kenntnisse gestiegen. Die Falsifizierung einer Aussage widerlegt nicht notwendig deren gesamten Inhalt, erfordert dann aber immer eine Einschränkung: Nach wie vor gilt, dass europäische Schwäne weiß sind.

Die Aussage „Amalgamfüllungen sind für die Gesundheit unschädlich" beruht auf medizinischer Erfahrung vieler Jahrzehnte. Die Aussage ist im erwähnten Sinne nicht beweisbar. Sie ist aber bis heute nicht widerlegt, denn trotz der zahlreichen Einzelfälle, die insbesondere von alternativmedizinischer Sicht als Beleg für die gesundheitsschädigende Wirkung des Amalgams vorgestellt werden, ist in keinem einzigen Fall der wissenschaftliche Nachweis für den ursächlichen Zusammenhang der Beschwerden und Symptome mit der Amalgamversorgung erbracht.

Nach wie vor beschäftigen sich zahlreiche Untersuchungen mit der Frage, in welchem Ausmaß Quecksilber aus Amalgamfüllungen freigesetzt wird und welcher Anteil davon durch Resorption den Patienten belastet. Dabei hat sich in den letzten Jahren das Interesse von den In-vitro-Studien zur korrosiven Quecksilberfreisetzung aus Amalgamproben in speichelähnlichen Lösungen zunehmend verlagert zu In-vivo-Untersuchungen, bei denen der Quecksilbergehalt in Körperflüssigkeiten und -geweben (letzteres im Zusammenhang mit Autopsien), aber auch in der Atemluft analysiert wird in Abhängigkeit vom Umfang der Amalgamversorgung[1]. Dabei zeigt sich generell – und mit der inzwischen verfügbaren Nachweisempfindlichkeit der analytischen Methoden auch zunehmend sicherer –, dass die Quecksilberwerte bei Personen mit Amalgamfüllungen signifikant höher sind als bei solchen ohne Amalgam und dass die Konzentrationen auch mit dem Umfang (Anzahl, Fläche) der Füllungen zunehmen. Die resultierenden Faktoren für die Konzentrationssteigerung bei umfangreicher Amalgamversorgung (10 und mehr Füllungen) sind nicht einheitlich und betragen im Mittel für Blut 2, Urin[2] 5, das Gehirn 2, die Leber 4 und die Nierenrinde[3] 11. Die unterschiedliche Belastung der verschiedenen Organe gibt Hinweise darauf, dass das aus dem Amalgam stammende Quecksilber nicht – wie früher angenommen – vornehmlich über den Verdauungstrakt, sondern in elementarer Form über die Atemwege resorbiert wird. Dabei kann der Quecksilberdampfgehalt in der Atemluft während einer Kaubelastung (z.B. Kaugummi) auf das Zehnfache steigen. Die zusätzliche amalgambedingte Belastung kann die mit der täglichen Nahrung aufgenommene Quecksilbermenge (in der Bundesrepublik Deutschland, alte Länder[b]: 8–25 µg; die WHO nennt für einen Erwachsenen mit 70 kg Körpergewicht als vorläufig tolerierbaren Wert 50 µg/d) erreichen, unter Umständen auch übertreffen; die Korrosionsuntersuchungen in vitro hatten so hohe Werte nicht erwarten lassen. Beim Legen einer Amalgamfüllung kommt es vorübergehend zu einer höheren Belastung, die jedoch innerhalb weniger Tage abklingt. Auch das Entfernen einer Füllung durch Ausbohren bedingt eine erhöhte Quecksilberfreisetzung.

---

1 Eine Zusammenfassung der Amalgamdiskussion findet sich in: Institut der Deutschen Zahnärzte (Hrsg) (1999) Amalgame im Spiegel kritischer Auseinandersetzungen. Deutscher Ärzte-Verlag, Köln
2 Stellungnahme der Beratungskommission Toxikologie der Deutschen Gesellschaft für Pharmakologie und Toxikologie zur Toxizität von Zahnfüllungen aus Amalgam (Februar 1990) DGPT Mitteilungen Nr. 5
3 Drasch G, Schupp I, Riedl G, Günther G, Einfluss von Amalgamfüllungen auf die Quecksilberkonzentration in menschlichen Organen. Dtsch Zahnärztl Z (1992), 47, 490–496

Die gefundenen Konzentrationswerte allein erlauben noch keine Aussage über das mit der zusätzlichen Belastung verbundene toxikologische Risiko. Dafür sind weitere Kenntnisse erforderlich, z.B. zu den kritischen Quecksilberkonzentrationen, deren Überschreitung in dem betreffenden menschlichen Organ bei empfindlichen Individuen erste toxische Symptome auslöst. Während solche Grenzwerte für Blut (20 µg/l) und Urin (50 µg/l) neuesten Erkenntnissen entsprechen, existieren bezüglich der Organe nur ältere und deshalb nicht allgemein anerkannte Werte. Diese Grenzwerte erweisen sich als deutlich größer, mit Faktoren von 5 bis über 100, als die in den jeweiligen Flüssigkeiten und Organen nachgewiesenen, durch Amalgamversorgung verursachten Quecksilberkonzentrationen. Insofern stützen diese Studien die Erfahrung bezüglich der Unschädlichkeit des Amalgams.

In der öffentlichen Diskussion wird jedoch die aus diesen neueren Untersuchungen resultierende Tatsache, dass die mit der Amalgamversorgung verbundene Quecksilberbelastung höher ist als früher angenommen, als Beleg für die Schädlichkeit des Amalgams gewertet. Das ist falsch, weil die Schädlichkeit eben nicht aus der Tatsache der Belastung allein gefolgert werden kann; dieses Argument ist daher ungeeignet zur Falsifizierung der Unschädlichkeitsaussage. Andererseits begründen die höheren Belastungswerte speziell in den Nierenrinden durchaus eine erhöhte Skepsis, solange die diesbezüglichen Grenzwerte mit dem Makel „veraltet" behaftet sind.

Vor diesem Hintergrund haben die gesundheitspolitischen Bundesbehörden, die Zahnärzteschaft und die zuständigen Wissenschaftlichen Gesellschaften aus Gründen des vorbeugenden Gesundheitsschutzes der Bevölkerung im Konsens[4] Indikationseinschränkungen bei der Versorgung mit Amalgam verabschiedet:

- Amalgam soll nur für okklusionstragende Füllungen verwendet werden unter Vermeidung von antagonistischen und/oder approximalen Kontakten zu anderen Dentallegierungen.
- Da Quecksilber placentagängig ist, sollen wegen der dabei vorübergehend erhöhten Quecksilberbelastung Amalgamfüllungen während einer Schwangerschaft nicht gelegt, aber möglichst auch nicht entfernt werden.
- Die Indikation für eine Amalgamversorgung ist bei Kindern bis zum 6. Lebensjahr besonders sorgfältig zu stellen.
- Bei Patienten mit Nierenfunktionsstörungen soll kein Amalgam verwendet werden.
- Selbstredend soll kein Amalgam verwendet werden, wenn der Patient nachweislich gegen eine der Komponenten (dann meist Quecksilber) allergisch ist.
- Amalgame sollen nicht verwendet werden für retrograde Wurzelfüllungen und Stumpfaufbauten.
- Generell sollen kupferreiche Amalgame verwendet werden.

---

[4] Restaurationsmaterialien in der Zahnheilkunde. Zahnärztl Mitt (1997), 87, 12

Es sei noch einmal darauf hingewiesen, dass diese Empfehlungen ausschließlich **vorsorglicher** Natur und nicht auf nachgewiesene Schadensfälle zurückzuführen sind. Solche Fälle sind trotz der überaus großen Aufmerksamkeit, die der Amalgamfrage zuteil wird, nicht bekannt. Vorsorglichkeit berücksichtigt das Faktum der Nichtbeweisbarkeit, kann selbst aber nichts beweisen. Auch das geht in der Diskussion häufig unter.

Zur Beruhigung der amalgamversorgten Patienten, aber auch als Entscheidungshilfe bei der Wahl des Werkstoffes für die anstehende Versorgung einer Kavität sei noch einmal betont:

- Der oben angeführte Erfahrungssatz zur Unschädlichkeit des Amalgams ist trotz der zahlreichen, durch immer neue Behauptungen zur gesundheitsschädlichen Wirkung dieses Füllungswerkstoffes angeregten wissenschaftlichen Untersuchungen bis heute nicht falsifiziert.
- Die in den Untersuchungen gewonnenen detaillierten, auch frühere Vorstellungen korrigierenden Erkenntnisse zur Quecksilberbelastung bestätigen eher die Erfahrung, als dass sie die Skepsis erhöhen.
- Sollte sich – was, wie gezeigt, nicht ausgeschlossen werden kann – in Zukunft das Amalgam in Gegenwart eines spezifischen Befundes tatsächlich als schädlicher Kofaktor erweisen, so bleibt die Unschädlichkeitsaussage in Bezug auf Personen ohne diesen spezifischen Befund davon unberührt.

Im Vergleich zum Bevölkerungsdurchschnitt geringfügig höhere Quecksilberkonzentrationen im Blut und Urin resultieren für Personen, die in einer zahnärztlichen Praxis beruflich mit Amalgam umgehen. Die erhöhte Belastung erfolgt aus der Tatsache, dass selbstverständlich während des Triturierens und beim Verarbeiten des frischen Amalgams, aber auch beim Polieren einer erhärteten Füllung oder beim Ausbohren alter Füllungen Quecksilber verdampft. Bei verantwortungsbewusstem Umgang mit Quecksilber (Aufbewahren von Quecksilber und Sammeln von Amalgamresten grundsätzlich in verschlossenen, bruchsicheren Gefäßen; unbedingtes Vermeiden einer Quecksilberverseuchung des Behandlungsraumes durch verschüttetes Quecksilber, das gegebenenfalls mit Kupfer- oder Zinkpulver gebunden werden kann; Vermeidung unnötiger Erwärmung, das heißt Wasserkühlung beim Beschleifen alter Füllungen; regelmäßige, gründliche Lüftung der Praxisräume) liegt die erhöhte Belastung bei beruflichem Umgang mit Amalgamen wiederum deutlich unter den als akzeptabel angesehenen Grenzwerten.

Amalgamreste dürfen nicht in das Abwasser entsorgt werden; dem Speibecken sind Amalgamabscheider nachzuschalten, die mindestens 95m% der Amalgamfracht zurückhalten. Diese Maßnahme macht Sinn: Die erfassten Mengen summieren sich im Laufe eines Jahres zu etlichen Tonnen mit etwa 50m% Quecksilberanteil. Die Freisetzungsrate von Quecksilber aus Amalgam ist grundsätzlich proportional zur Oberfläche und somit beim Schleifgut im Filterschlamm um ein Vielfaches größer als bei einer kompakten Füllung von gleichem Gewicht. Dazu kommt, dass die chemischen Bedingungen in einer Deponie zusätzlich korrosiv wirken können. Die Tatsache, dass Amalgamreste als Sondermüll behandelt werden müssen, ist kein Argument gegen die Verwendung des Amalgams als Füllungswerkstoff; jedermann weiß, dass auch unverbrauchte Arzneimittel nicht durch den Spülstein oder mit dem Hausmüll entsorgt werden dürfen.

38.2 Prothesenkunststoffe

Das Monomer des Methacrylsäuremethylesters (MMA) ist toxisch sowohl als Flüssigkeit im Kontakt mit Haut und Schleimhaut als auch als Dampf, der die Augenschleimhäute und die Atemwege reizt.

Fertige Prothesen weisen auch nach korrekter Polymerisation noch Restmonomer auf. Davon werden aber im Laufe der Zeit nur wenige Prozent freigesetzt, sodass die im Speichel resultierende Monomerkonzentration ebenso wenig wie die der möglicherweise auch freigesetzten Reste der Aktivatorkomponenten und Stabilisatoren als Ursache für eine chemisch-toxische Schädigung des Patienten in Betracht kommen. Allergische Reaktionen dagegen sind möglich.

Die häufig im Zusammenhang mit Kunststoffprothesen beobachteten Schleimhautveränderungen (**Prothesenstomatitis**) sind in der Mehrzahl der Fälle auf Plaque zurückzuführen. Hier wird noch einmal deutlich, wie wichtig eine effektive Reinigung der Prothese, insbesondere auch im Bereich des Prothesenlagers, ist.

38.3 Füllungswerkstoffe, Zemente

Sowohl die diversen Monomere (meist Diacrylate) der Kunststoff-Füllungsmaterialien als auch die Säuren (H$^+$-Ionen) der Zemente haben über die Dentinwunde einen toxischen Einfluss auf die Pulpa. Es ist daher eine unverzichtbare Forderung, dass diese Materialien nicht ohne geeigneten Pulpenschutz durch eine Unterfüllung appliziert werden.

Als Materialien für Unterfüllungen finden neben Präparaten auf Calciumhydroxidbasis auch die in Kapitel I. 4.1 beschriebenen Befestigungszemente Verwendung. Bei sehr tiefen Kavitäten, die nur noch eine dünne Dentinschicht bis zum Pulpenkavum belassen, ist vor allem beim Zinkphosphatzement ein zusätzlicher Pulpenschutz durch einen Kavitätenlack[58] zu empfehlen. Entsprechendes gilt beim Aufbau stark zerstörter, für eine Überkronung vorgesehener Stümpfe, aber auch beim Zementieren von festsitzendem Zahnersatz.

Bei Amalgamfüllungen ist eine Unterfüllung zum Zweck einer besseren thermischen Isolierung der Pulpa erforderlich.

38.4 Keramische Werkstoffe

Von allen Dentalwerkstoffen zeigen die keramischen Materialien die beste Verträglichkeit. Die mögliche Freisetzung von Kalium- und Natriumionen, dann vornehmlich aus der Glasphase, hat keine biologisch relevante Bedeutung.

39 Elektrische Wirkungen

Elektrische Potenziale an metallischen Gegenständen im Mund (auch an einem Essbesteck) und damit Spannungsdifferenzen zwischen verschiedenen metallischen Restaurationen (Implantate, Füllungen, Kronen, Brücken, partielle Prothesen, KFO-Geräte) sind unvermeidbar. Ströme treten nicht nur bei metallischem Kontakt zweier Restaurationen auf, sondern auch, wenn die Restaurationen gleichzeitig mit Speichel und Gewebsliquor in Berührung sind (vgl. Kap. XI. 35.2).

Es gibt kein physiologisches Modell, demzufolge die an Metallrestaurationen auftretenden elektrischen Effekte als Ursache von konkreten Noxen oder allgemeinen Beschwerden wie Kopfschmerzen, Schwindel, Konzentrationsstörungen oder Gedächtnisschwäche angesehen werden könnten.

Ein elektrisch aufgeladener Gegenstand erzeugt nur in einer isolierenden Umgebung (Luft, Vakuum) ein weitreichendes elektrisches Feld; bei der Auflading einer Elektrode in einem Elektrolyten entsteht an ihrer Oberfläche eine elektrische Doppelschicht (s. Abb. 129), welche die Elektrode nach außen hin neutralisiert. Die Vorstellung von einem „Störfeld" in der Umgebung einer metallischen Restauration mit möglichen Fernwirkungen auf Hypophyse oder Hirn, wie man es manchmal liest, ist physikalisch unhaltbar.

Fließt ein Strom, dessen Bahn auch das Gewebe mit einbezieht (vgl. Kap. XI. 35.2.1), so muss im Gewebe ein elektrisches Feld vorhanden sein, in dessen Spannungsgefälle die Ladungsträger wandern können. Unter Annahme der ungünstigsten Voraussetzungen (hoher Gewebswiderstand, hoher Strom, enge Strombahn) lässt sich ein Höchstwert dieses Feldes mit 0,05 V/cm abschätzen. Damit ist es immer noch um einen Faktor 2–10 kleiner als die Felder, die in physiologischen Experimenten[1] als untere Grenze für eine nachweisbare Beeinflussung von Neuronen (0,1 V/cm) und Zellen (0,5–1 V/cm) gefunden wurden. Die realiter mit den Mundströmen im Gewebe zu erwartenden Felder sind eher um den Faktor 10 kleiner als der obige Schätzwert.

Im Nervengewebe können nur schnelle und ausreichend große Stromänderungen, wie sie in Form der Stromspitzen beim Kurzschließen auftreten (vgl. Kap. XI. 35.1.5), zu einer Reizung und damit zu einer Sinnesempfindung führen; kleine und vor allem nur langsam veränderliche Ströme, wie sie charakteristischerweise bei Beteiligung des Li-

---

[1] Kater S, Letourneau P (1985) Biology of the Nerve Growth Cone. Alan R. Liss Inc., New York

quors resultieren, werden dagegen – in Übereinstimmung mit der klinischen Erfahrung – nicht registriert (Einschleicheffekt). Eventuelle Sensationen im Zusammenhang mit metallischen Restaurationen werden von den Patienten meist als „elektrischer" oder „metallischer" Geschmack (Stanniolpapier-Effekt) beschrieben und nur in seltenen Fällen als Schmerz. Diesen Beschwerden ist nachzugehen! Sie beruhen häufig auf einer unzureichenden Korrosionsfestigkeit, sei es infolge eines Verarbeitungsfehlers, sei es, weil eine untaugliche Legierung Verwendung fand; Abhilfe ist dann nur durch Entfernung der insuffizienten Restauration zu schaffen. Lokale Gewebsveränderungen, vor allem auch bei Implantaten aus untauglichen Legierungen (vgl. Kap. III), sind in erster Linie auf die Korrosionsprodukte zurückzuführen.

Die Messung elektrischer Phänomene im Mund bestätigt zunächst nur deren Existenz. In Anbetracht der zahlreichen Parameter, die auf diese Erscheinungen Einfluss nehmen (vgl. Kap. XI. 35.2), erscheint eine Interpretation der Messwerte für diagnostische Zwecke mehr als fraglich und wird sicherlich dann unsinnig, wenn mithilfe von Messstrippen Kurzschlusssituationen vermessen werden zwischen Restaurationen etwa oben rechts und unten links, die normalerweise nie miteinander in Kontakt geraten können. Schon aus forensischen Gründen ist davon abzuraten, eine klinisch einwandfreie und sonst unauffällige metallische Restauration zu entfernen, nur weil an ihr elektrische Erscheinungen gemessen werden können.

Es ist unzulässig, aus einer Strommessung am Patienten die im Laufe der Jahre umgesetzte Ladungsmenge der „Mundbatterie" zu extrapolieren, um daraus die äquivalente Auflösung der unedleren der beteiligten Elektroden und damit auch ihr toxikologisches Gefährdungspotenzial abzuschätzen. Solche Rechnungen beruhen auf der Unterstellung, dass der nur kurzzeitige und zudem unter optimalen Kontaktbedingungen gemessene Strom über Jahre unverändert hoch bleibt, eine Annahme, die jeder technischen Erfahrung widerspricht und inzwischen auch anhand von In-vivo-Messungen[2] widerlegt ist. Die Resultate solcher Schätzungen führen zudem zu Auflösungsraten, die im Laufe der Jahre auch makroskopisch erkennbar werden müssten, im Widerspruch zur klinischen Erfahrung, derzufolge selbst im Extremfall eines approximalen Dauerkontaktes zwischen Edelmetalllegierung und Amalgam ein entsprechender Substanzverlust am Amalgam nicht beobachtet wird.

Es wurde schon darauf hingewiesen, dass auch bei Restaurationen aus der gleichen Legierung Potenzialunterschiede (s. Abb. 142) möglich sind und damit gegebenenfalls auch Ströme. Das wird bei der an sich vernünftigen Forderung, für alle Restaurationen in einer Mundhöhle nur eine Legierung zu verwenden, manchmal übersehen; mit nur einer Legierung lassen sich elektrische Phänomene minimieren, sicherlich aber nicht

---

[2] Nilner K, Glantz PO, Zoger B, On intraoral potential- and polarization-measurements of metallic restorations. A methodological and time dependent clinical study. Acta Odontol Scand (1982), 40, 275–281

ausschließen. Die Verwendung mehrerer Legierungen, z.B. die Versorgung von Titanimplantaten mit einer Suprakonstruktion aus einer hochgoldhaltigen Legierung, ist somit auch nicht von vornherein die minderwertigere Lösung.

Wichtiger als die **Anzahl** der Legierungen ist, dass **korrekt verarbeitete, mundtaugliche** Legierungen verwendet werden.

40 Mechanische Irritationen

Weit häufiger als allergische und lokaltoxische Reaktionen sind mechanische Irritationen zu beobachten. Dabei sind zwei Ursachen zu unterscheiden:

40.1 Gewebeverdrängung

Die Symptome der Gewebeverdrängung sind Dekubitalgeschwüre oder Hyperplasien. Obwohl die Entstehung und der Ablauf der pathologischen Prozesse in den Bereich der Klinik gehören, sollen sie kurz gestreift werden, um aufzuzeigen, dass in diesem Fall werkstoffspezifische Faktoren keine Bedeutung haben. Durch den Druck auf das Gewebe wird lokal die Blutversorgung unterbunden. Die Anämie (Weißwerden der Haut) ist das sichtbare Zeichen dafür; Folge ist die nekrotische Veränderung eines umschriebenen Gewebebezirkes. Nekrotisches Material bewirkt als physikalischer oder chemischer Fremdkörper eine reaktive Entzündung. Das Ausmaß des akuten Druckes entscheidet darüber, ob ein offenes Geschwür (massive Einwirkung) oder eine Hyperplasie (geringe Einwirkung) entsteht. Die stoffliche Zusammensetzung des einwirkenden Gegenstandes ist dabei ohne Bedeutung. Auch ist es im Grunde gleichgültig, ob der verursachende Ersatz festsitzend oder herausnehmbar ist.

40.2 Dauerkontakt

Werden Werkstoffe in Dauerkontakt mit der Schleimhaut gebracht, ohne sie zu verdrängen, so sind die Folgen von der Größe der Kontaktfläche und vom Werkstoff abhängig. Ganz allgemein und unabhängig vom Werkstoff entstehen Entzündungen der Schleimhaut häufiger unter einer breiten Kontaktfläche als bei einem linienförmigen Kontakt. Die Genese lässt sich einfach erklären: Jede Haut und Schleimhaut stößt oberflächlich Zellen, Zellverbände oder kleine Gewebeteile ab. Wenn diese durch die natürliche Selbstreinigung nicht beseitigt werden, zersetzen sie sich an Ort und Stelle. Die Zerfallsprodukte rufen nun ihrerseits wieder eine Entzündung hervor.

Je glatter die Oberfläche des Werkstückes ist, desto geringer sind die Erosionen der Schleimhaut und die sekundäre Verschmutzung; entsprechend geringer ist die Gefahr von Entzündungen. Eine raue Oberfläche fördert zudem die Bildung von Plaque, die ihrerseits mechanisch und – nach einer bakteriellen Besiedlung – durch Stoffwechselprodukte lokaltoxisch das angrenzende Gewebe irritiert. In Plaques, Zahnstein und Konkrementen lagern sich gärungsfähige Substanzen ein, die als Nährboden für Bakterien dienen.

Aus klinischer Erfahrung und Experimenten ist bekannt, dass glasierte Keramik sich im Dauerkontakt mit der Schleimhaut am besten bewährt. Dieses Ergebnis ist zum einen auf die Dichte und Glätte der Oberfläche zurückzuführen, zum anderen auf die Tatsache, dass die dentalkeramischen Massen unter Mundbedingungen praktisch unlöslich sind. An zweiter Stelle bezüglich der Verträglichkeit folgt auf Hochglanz poliertes Metall. Am ungünstigsten verhält sich Kunststoff bei Dauerkontakt mit der Schleimhaut, auch wenn er zunächst bestens poliert wurde. Durch Quell- und Lösungsprozesse (vgl. Kap. V. 15.1.7) kommt es im Laufe der Zeit zu einer Aufrauung der Oberfläche mit allen nachteiligen Folgen.

Nicht nur die der Schleimhaut anliegende Fläche, sondern grundsätzlich die gesamte Oberfläche aller in die Mundhöhle inkorporierten Gegenstände soll glatt sein. Dies ist in erster Linie eine Forderung der Hygiene: Raue Oberflächen begünstigen die Retention von Speiseresten und somit die Bildung von Plaques, in deren Folge Karies, Parodontopathien und Entzündungen der Mundschleimhaut auftreten können. Glatte Flächen haben zudem ein gefälligeres Aussehen, erleichtern die Reinigung und dienen so auch einer Verbesserung der Kosmetik.

40.3 Oberflächenqualität

Die Qualität einer Oberfläche wird beurteilt nach der Größe und Form ihrer mikrogeometrischen Differenzen gegenüber einer ideal glatten Fläche mit dem gleichen makroskopischen Verlauf. Zur quantitativen Erfassung wird, z.B. mithilfe empfindlicher Taster, ein vergrößertes Oberflächenprofil erstellt. Am einfachsten sind die Verhältnisse an einer makroskopisch ebenen Fläche darzustellen (s. Abb. 148). Als Bezugslinie kann dann eine Gerade (M) gewählt werden, die das Profil so teilt, dass die Flächensumme der Gratprofile oberhalb und die Flächensumme der Riefenprofile unterhalb dieser Geraden gleich groß sind. Zu dieser Geraden zieht man Parallelen durch den tiefsten Punkt der tiefsten Riefe (P_1) und durch die Spitze des höchsten Grates (P_2). Der Abstand R_{max} dieser Parallelen heißt maximale Rautiefe. Die **Rauigkeit** der Oberfläche ist definiert als Quotient aus maximaler Rautiefe und mittlerem Riefenabstand a. Die Rauigkeit ist umso kleiner, die Oberfläche also umso glatter, je kleiner die Rautiefe und je größer der Riefenabstand ist (s. Abb. 149). Ein anderes Maß für die Glätte der Oberfläche ist der **Grad der Völligkeit**. Er berechnet sich als Quotient aus dem Abstand R_M der Bezugslinie von der Grundlinie P_1 zur maximalen Rautiefe R_{max}. Je näher dieser Quotient dem

40.3 Oberflächenqualität

Abb. 148: Oberflächenprofil mit Hilfslinien zur Beschreibung der Oberflächenqualität

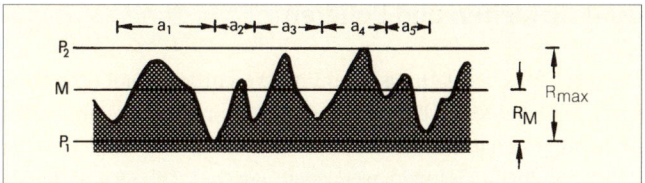

Abb. 149: Bei gleicher Rautiefe R_{max} verursacht der kleinere Riefenabstand die größere Rauigkeit.

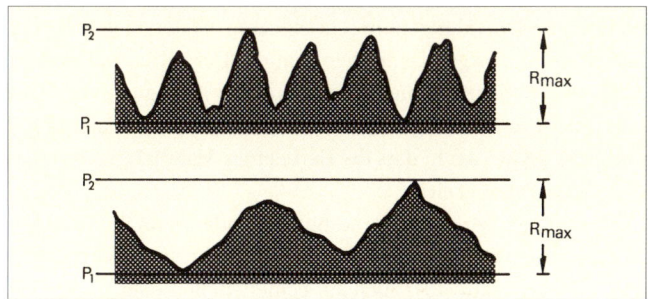

Abb. 150: Bei gleicher Rautiefe R_{max} ist die Oberfläche mit dem größeren Völligkeitsgrad glatter.

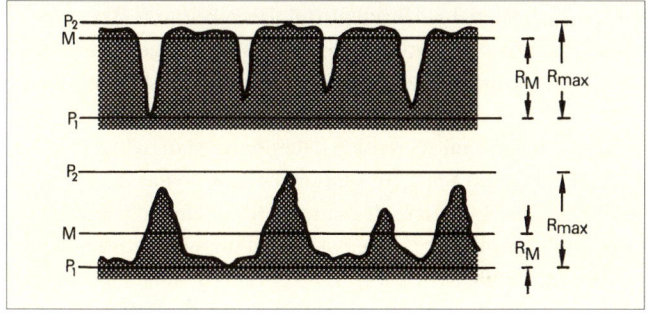

Wert 1 kommt, je näher also die Gerade M an die Parallele P_2 rückt, desto glatter ist die Oberfläche (s. Abb. 150).

Die Oberflächen aller Dentalwerkstoffe (Legierungen, Kunststoffe, keramische Materialien) bedürfen nach der endgültigen Formgebung eines zusätzlichen Arbeitsganges zur Vermittlung einer für die Inkorporierung in die Mundhöhle ausreichend glatten Oberfläche. Das ist in den meisten Fällen eine **mechanische** Oberflächenbearbeitung durch Schleifen und Polieren. Legierungen können auch auf **galvanischem** Wege (elektrolytisches Polieren), keramische Materialien durch oberflächliches Aufschmelzen (**Glasieren**, vgl. Kap. VII. 21.1) geglättet werden.

40.4 Schleifen und Polieren

Die mechanische Glättung beruht im Wesentlichen auf dem Abtragen der Oberflächengrate. Beim **Schleifen** benutzt man dazu kleinste, spitze und scharfkantige Partikel eines Materials, das härter ist als der zu bearbeitende Werkstoff. Die einzelnen Partikel wirken dabei wie kleine Schneidewerkzeuge (Stichel, Schaber, Feilen, Fräsen); das Schleifen zählt somit zu den **spanabhebenden** Bearbeitungsverfahren. Ein effektives Schleifen ist nur an hinreichend harten (= schneidbaren) Materialien möglich. Bei weichen Materialien erfolgt vorwiegend eine Deformation: Der **Schleifpartikel** erzeugt eine Riefe durch Aufwerfen seitlicher Grate und nicht durch Abtragung von Spänen. Das Schleifen bewirkt dann nur einen geringen Materialverlust, das Material schmiert. Dieser Zusammenhang erklärt auch, dass die Härte eines Materials ein wenig zuverlässiger Index für die Abrasionsfestigkeit ist.

Die Schneidwirkung kommt nur zustande, wenn die Partikel gegen die zu glättende Oberfläche bewegt werden. Das gelingt mithilfe von Tüchern, Bürsten und Schwabbeln. Das Schleifgut kann aber auch auf Leinenstreifen oder Papier (Schmirgelpapier) geklebt sein. Bei rotierenden Schleifkörpern befinden sich die Partikel häufig in einer Matrix aus weicherem Material als **Bindemittel**. Festigkeit und Härte des Bindemittels sind dann auf die Härte des zu bearbeitenden Werkstoffes abgestimmt: Das Bindemittel soll einerseits die Schleifpartikel ausreichend verankern, andererseits nach deren Herausbrechen oder Verschleiß aber so schnell abradieren, dass alsbald tiefer gelegene Partikel freigelegt werden. Als Bindemittel werden daher harte Materialien (z.B. keramische Massen, aber auch Metalle) und weichere Substanzen (z.B. Nylon, Kautschuk) verwendet. Ein weiterer Vorteil des Einbettens des Schleifgutes in eine Matrix liegt in der einfachen Gestaltung unterschiedlicher Formen von rotationssymmetrischen Schleifkörpern.

Da beim Schleifen viele einzelne, unregelmäßig angeordnete Partikel auf die Oberfläche einwirken, entsteht keine größere glatte Schnittfläche, sondern eine Vielzahl neuer Riefen. Eine Glättung kann deshalb nur erzielt werden, wenn beim Bearbeiten der Oberfläche die Riefentiefe immer kleiner wird. Entsprechend müssen mehrere Schleifvorgänge mit zunehmend feinkörnigem Schleifgut aufeinander folgen. Beim nachfolgenden Schleifen ist jeweils die Schleifrichtung zu ändern; die einzelnen Bearbeitungsphasen sind beendet, wenn die quer liegenden Schleifspuren der vorausgegangenen Bearbeitung verschwunden sind. Nach jedem Schleifvorgang ist die Oberfläche gründlich zu säubern, damit nicht grobe Schleiftrümmer den Effekt der nachfolgenden Bearbeitung mit feinkörnigeren Partikeln beeinträchtigen.

Die Rautiefe einer richtig beschliffenen Oberfläche ist von der Korngröße des zuletzt verwendeten Schleifmittels abhängig. Die zunehmende Glättung der Oberfläche wird optisch sichtbar durch einen immer deutlicheren **Glanz**. Eine Oberfläche glänzt, wenn das auf sie auffallende Licht in einer Vorzugsrichtung reflektiert wird. Das ist umso mehr der Fall, je geringer der Anteil der diffusen, das heißt der allseitigen Reflexion

40.4 Schleifen und Polieren

(Streureflexion) ist, die von den zur makroskopischen Oberfläche geneigten Grat- und Riefenflächen ausgeht. **Hochglanz** resultiert, wenn die Rautiefe nur noch maximal 0,25 µm beträgt. Dieser Wert ist deutlich kleiner als die Wellenlänge des sichtbaren Lichtes (0,4–0,7 µm). Eine bis zu dieser Rautiefe geglättete Fläche ist daher von einer ideal glatten Fläche optisch nicht zu unterscheiden.

Zwischen dem Schleifen und dem Polieren besteht kein grundsätzlicher Unterschied. Die beiden Begriffe kennzeichnen eher unterschiedliche Zielsetzungen. Die **Politur** strebt ausschließlich eine glänzende Oberfläche an, während beim Schleifen das Abtragen oberflächennaher Schichten (Abrasion) im Vordergrund steht, was allerdings häufig auch zu einer Glättung der Oberfläche führt. Das Polieren ist ein Schleifen mit feineren Mitteln und erfolgt dementsprechend auch in mehreren Schritten unter Verwendung zunehmend feinerer Partikel, vorwiegend mit weichen (Wachs) oder flüssigen (Wasser, Glyzerin) Bindemitteln (Polierpasten und -flüssigkeiten). Der unvermeidliche Materialverlust der zu polierenden Oberfläche soll dabei möglichst gering sein. Dieser Gesichtspunkt bestimmt die Auswahl der Poliermittel und macht verständlich, warum auch Schleifsubstanzen Verwendung finden, die weicher sind als das zu polierende Material. Abrasion ist grundsätzlich eine wechselseitige Erscheinung; der Verschleiß des härteren Materials ist lediglich langsamer und erfordert große Mengen der weicheren Substanz.

Die Schneidwirkung der Schleifpartikel führt bei metallischen Werkstoffen notwendig zu einer plastischen Deformation der Materialschichten unter dem abgetrennten Span. Dadurch kommt es bei Metallen zu einer Kornzerkleinerung des Gefüges mit den kleinsten Kristalliten in Oberflächennähe und außerdem zur **Verfestigung**. Polierte Metalloberflächen sind härter als unbehandelte. Die Verformung kann unter Umständen aber auch Anlass für Rekristallisationsprozesse sein (vgl. Kap. VI. 18.4).

Bei der Politur von Kunststoffen werden in den oberflächennahen Schichten ebenfalls Spannungen induziert, die, unterstützt durch Wärme und Quellvorgänge im Mund, zu Craquelèebildung führen können (vgl. Kap. VI. 18.2).

Die Dicke der deformierten Schichten (bis zu 10 µm) und damit auch das Ausmaß der Verspannungen ist abhängig von den einwirkenden Kräften (Druck, Geschwindigkeit) und von der Festigkeit des bearbeiteten Werkstoffes selbst. Die Festigkeit wiederum ist insbesondere bei den Kunststoffen stark von der Temperatur abhängig. Lokale Überhitzung durch die beim Schleifen und Polieren entstehende Reibungswärme ist somit – vor allem bei der Bearbeitung der Kunststoffe – unbedingt zu vermeiden. Überhitzung äußert sich im Schmieren, wobei die Rautiefe im Allgemeinen wieder zunimmt.

40.4.1 Schleif- und Poliermittel

Die zum Bearbeiten von Oberflächen benutzten Substanzen sollen nicht nur hart, sondern auch spröde sein. Nur dann entstehen beim Zerkleinern der Ausgangsprodukte in geeignete Korngrößen scharfkantige, schneidfähige Partikel. Die Sprödigkeit verhindert auch ein Stumpfwerden der Kanten durch plastische Deformation: Überlastung des Teilchens bewirkt einen Sprödbruch und damit die Entstehung neuer Schneiden. Wichtige Substanzen für Schleif- und Polierzwecke sind in der Reihenfolge abnehmender Härte: Diamant[59], Karbide[60], Korund[61], Schmirgel[62], Quarz[63], Bimsstein[64], Schlämmkreide[65], Chromoxid[66], Eisenoxid[67] und Zinkoxid[68].

40.5 Sandstrahlen

Beim Sandstrahlen werden in einem Pressluftstrom beschleunigte Partikel auf die zu bearbeitende Oberfläche der (meist metallischen) Werkstücke gerichtet. Im Dentalbereich nutzt man anstatt des sonst üblichen Sandes Korund[61] oder Polymethacrylatkügelchen als Strahlgut. Die Partikel erreichen in Abhängigkeit vom Pressluftdruck und Düsenquerschnitt Geschwindigkeiten von etlichen Hundert km/h und damit – je nach Größe und Dichte – eine kinetische Energie, die ausreicht, an der Aufschlagstelle dem Partikelvolumen vergleichbare Bereiche nicht nur plastisch zu deformieren oder aus der Oberfläche herauszuschlagen, sondern auch den Werkstoff lokal bis zur Schmelze zu erhitzen. Letzteres ist in der Regel unerwünscht, weil dann auf jeden Fall die beim Sandstrahlen nie auszuschließende Verunreinigung der bearbeiteten Oberfläche durch das Strahlgut erfolgt.

Kleine, leichte und kugelförmige Partikel (Methacrylat) werden eine raue Metalloberfläche vorwiegend durch plastische Deformation glätten (s. Abb. 32 und 33). Schwere, scharfkantige Partikel (Korund) bewirken dagegen überwiegend ein Abtragen, das dann nicht notwendigerweise mit einer Glättung einhergehen muss. Polierte Oberflächen werden durch Abstrahlen grundsätzlich aufgeraut.

40.6 Elektrolytisches Polieren (Glänzen)

Dieses Verfahren zur Glättung von metallischen Oberflächen ist besonders vorteilhaft für edelmetallfreie Legierungen, bei denen die mechanische Oberflächenbearbeitung wegen ihrer großen Härte, aber auch wegen der Größe der Gussobjekte (Metallbasen) sehr zeitaufwendig ist. Das zu glättende Objekt wird, als Anode geschaltet, in einen geeigneten Elektrolyten (Glänzbad) getaucht, sodass durch den äußeren Stromkreis die anodische Auflösung beschleunigt wird. Ein bloßes Eintauchen des Objektes würde al-

40.6 Elektrolytisches Polieren (Glänzen)

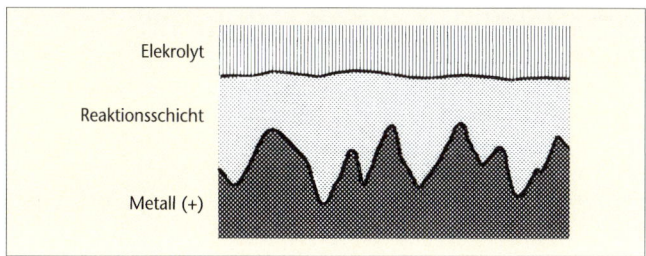

Abb. 151: Visköse Reaktionsschicht zwischen anodisch geschalteter Metalloberfläche und Elektrolyt

lenfalls zu einer Ätzung und damit sogar zur Zerstörung einer eventuell schon vorhandenen Politur führen (vgl. Kap. XI. 34.5). Die forcierte Auflösung erzeugt über der Metallfläche eine mit Korrosionsprodukten stark angereicherte, visköse Schicht mit einem gegenüber dem Elektrolyten erhöhten elektrischen Widerstand. Da die Grenzfläche dieser Schicht zum Elektrolyten praktisch glatt verläuft, ist die Schichtdicke über den Graten der Probe kleiner als über den Riefen (s. Abb. 151). Daraus resultiert eine höhere Stromdichte (kleinerer Widerstand) im Bereich der Grate, sodass diese bevorzugt aufgelöst werden.

Die Einebnung und damit die Glätte der so behandelten Oberflächen ist nicht so vollkommen wie die der mechanisch polierten, da mit zunehmender Einebnung die Voraussetzung für den Effekt, nämlich eine deutlich unterschiedliche Dicke der viskösen Schicht, entfällt. Der Hochglanz der elektrolytisch polierten Flächen wird auf die Entstehung einer dünnen, nur einige Atomlagen dicken Deckschicht zurückgeführt. Eine solche Deckschicht erklärt auch die Tatsache, dass auf diese Weise polierte Metallflächen sich durch eine erhöhte Korrosionsbeständigkeit auszeichnen (vgl. Kap. XI. 35.1.3). Dieses Politurverfahren ist frei von allen mechanischen Einflüssen, sodass die für die mechanische Politur typischen Effekte wie Kornzertrümmerung und Härtesteigerung nicht auftreten.

Das elektrolytische Polieren wird auch als Glänzen bezeichnet. Die Verwendung dieses Begriffes erscheint sinnvoller, weil damit die deutlichen Unterschiede zum herkömmlichen Polierverfahren berücksichtigt werden.

Anhang

SI-Einheiten

Die Werte in den Tabellen sind in *SI-Einheiten* (Système Internationale d'Unités) angegeben, deren Verwendung in der Bundesrepublik Deutschland seit dem 1. Januar 1978 verbindlich ist. Hier sind folgende Größen von Bedeutung:

- **Kraft:** SI-Einheit *Newton* (N)
$$1\,N = 1\,\frac{\text{Kilogramm} \cdot \text{Meter}}{\text{Sekunde}^2} = 1\,\frac{kg \cdot m}{s^2}$$
Nicht mehr erlaubt sind Pond (p) und Kilopond (kp):
1 kp = 9,80665 N ~ 10 N

- **Druck:** SI-Einheiten *Bar* (bar) und, seltener, *Pascal* (Pa)
1 bar = 10^5 Pa = 10^5 N/m^2 = 0,1 N/mm^2
Nicht mehr erlaubt sind Technische Atmosphäre (at), Physikalische Atmosphäre (atm; 1 atm = 760 Torr),
Überdruck (atü; n atü = n + 1 at), Torr (= 1 mm Hg-Säule) und Meter-Wassersäule (mWs):
1 at = 1 kp/cm^2 = 0,9678 atm = 736 Torr = 10 mWs = 0,980665 bar ~ 1 bar

- **Festigkeit, mechanische Spannung:** SI-Einheit *Pascal* (Pa)
1 Pa = 1 N/m^2; daneben gebräuchlich: 1 N/mm^2 = 10^6 Pa = 1 MPa
Nicht mehr erlaubt ist kp/Fläche, z.B. kp/cm^2:
1 kp/cm^2 = 9,807 N/cm^2 = 0,09807 N/mm^2 ~ 0,1 N/mm^2

- **Energie, Arbeit:** SI-Einheit *Joule* (J)
1 J = 1 N · m = 1 Wattsekunde (Ws) (= 1 Voltamperesekunde)
Nicht mehr erlaubt sind Kalorie (cal) und Kilopondmeter (kp · m):
1 cal = 0,4269 kp · m = 4,186 J ~ 4,2 J

- **Leistung:** SI-Einheit *Watt* (W):
1 W = 1 J/s = 1 N · m/s
Nicht mehr erlaubt sind Kalorie/Zeit, z.B. Kalorie/Stunde (cal/h), und Pferdestärke (PS):
1 cal/h = 4,186/3600 J/s = 1,1623 · 10^{-3} W
1 PS = 735,5 W ~ 0,74 kW

◢ **Temperatur:** SI-Einheit *Kelvin* (K); Nullpunkt der *Kelvin*-Temperatur-Skala (thermodynamische Temperaturskala) ist der theoretisch bestimmte absolute Nullpunkt. *Eingeschränkt* zulässig (bei der Angabe von Temperaturen, Temperaturintervallen und -differenzen) und als Skalenteil identisch mit dem *Kelvin* ist noch das *Grad Celsius* (°C). Nullpunkt der *Celsius*-Temperaturskala ist der Eispunkt des Wassers bei 273,15 K:
Temperatur in °C = Temperatur in K − 273,15

Umrechnungsfaktoren für einige *anglo-amerikanische* **Maße in SI-Einheiten:**
1 *inch* (in) = 2,54 cm
1 *foot* (ft) = 30,48 cm
1 *yard* (yd) = 0,9144 m
1 *mile* = 1,609 km
1 *ounce* (oz) = 28,25 g
1 *pound* (lb), als Masse = 453,59 g
   als Kraft = 4,448 N
1 *pound/square inch* (psi) = 6895 N/m² = 0,06895 bar
Fahrenheit-Temperaturskala (°F):
   (Temperatur in °F − 32)/1,8 = Temperatur in °C

Tabellen

Die in den nachfolgenden Tabellen aufgeführten Eigenschaftswerte der verschiedenen Werkstofftypen sind Richtwerte, die in erster Linie eine Vorstellung über die Größenordnung vermitteln und Vergleiche ermöglichen sollen. Verschiedene Fabrikate des gleichen Werkstofftypes können in ihren Eigenschaften deutlich voneinander abweichen. Desgleichen bedeutet die Angabe von Werte-Intervallen nicht unbedingt, dass damit alle auf dem Markt befindlichen Produkte bezüglich dieser Eigenschaft erfasst sind.

Anhang

Tab. 1: Dichte [g/cm³] mit Atomgewicht in ( )

Ag	10,5	(109)	Ir	22,4	(192)
Al	2,7	(27)	Mn	7,2	(55)
Au	19,3	(197)	Mo	10,2	(96)
Be	1,9	(9)	Ni	8,9	(59)
Bi	9,8	(209)	Pb	11,3	(207)
Cd	8,6	(112)	Pd	12,0	(106)
Co	8,9	(59)	Pt	21,5	(195)
Cr	7,1	(52)	Re	20,5	(186)
Cu	8,9	(64)	Sn	7,3	(119)
Fe	7,9	(56)	Ta	16,6	(181)
Ga	5,9	(70)	Ti	4,5	(48)
Hg	13,6	(201)	W	19,4	(184)
In	7,3	(115)	Zn	7,1	(65)

Edelmetall-Legierungen	
Einfach, hochgoldhaltig	
weich – hart	16–19
extrahart	15–16
goldreduziert	13–15
Ag-Pd-Legierungen	10–12
Aufbrennfähig, hochgoldhaltig	17–19
goldreduziert	13–18
Pd-Legierungen	11–12
Universell	14–17
Co-Cr-Legierungen	8–9
Ni-Cr-Legierungen	8–9
18/8-Stahl (Drähte)	8
Messing (70 m% Cu)	8,6
Poly-Methylmethacrylat (Basismaterial)	1,2
MMA-Monomer	0,94
Komposite	1,7–2,3
Amalgame	11,5–12,0
Glas-Ionomer-Zemente	1,8–2,1
Zinkphosphatzemente	2,6
Schmelz	3,0
Dentin	2,2
Halbhydrat	2,8
Gips (Einzelkristall)	2,3
–, porös	1,8–2,2
Dentalkeramik	2,2–2,4
Quarz	2,7
Quarzglas	2,0–2,2
Wachse	0,9–1,03

Tab. 2: Schmelztemperaturen und -intervalle* [°C]

Ag	961	Ir	2410
Al	660	Mn	1244
Au	1064	Mo	2610
Be	1278	Ni	1455
Bi	271	Pb	328
Cd	321	Pd	1552
Co	1495	Pt	1772
Cr	1857	Re	3180
Cu	1083	Sn	232
Fe	1535	Ta	2996
Ga	30	Ti	1668
Hg	−39	W	3410
In	157	Zn	420

Edelmetall-Legierungen	
Einfach, hochgoldhaltig	
weich – hart	900–1200
extrahart	870–1000
goldreduziert	840–1070
Ag-Pd-Legierungen	800–1200
Aufbrennfähig, hochgoldhaltig	1020–1230
goldreduziert	1060–1320
Pd-Legierungen	1100–1300
Universell	900–1100
Co-Cr-Legierungen, Modellguss	1200–1400
aufbrennfähig	1300–1500
Ni-Cr-Legierungen	1100–1370
18/8-Stahl (Drähte)	1420–1460
Messing (70 m% Cu)	920– 955
Quarz	1710

* Bei den Angaben zu den Legierungsgruppen kennzeichnet der 1. Wert die untere Grenze der Solidustemperaturen und der 2. Wert die obere Grenze der Lipuidustemperaturen. Das Schmelzintervall einer bestimmten Legierung ist immer kleiner als die Differenz dieser Grenzwerte. In allen Gruppen überwiegen die Legierungen mit Schmelzintervallen kleiner als 100 °C.

Tab. 3: Linearer thermischer Ausdehnungskoeffizient [10^{-6}/K]

Der thermische Ausdehnungskoeffizient α entspricht der Längenänderung Δl pro Ausgangslänge l_0 und 1 Kelvin Temperaturänderung:

$$a = \frac{\Delta l}{l_0 \cdot \Delta T} \left[\frac{1}{K}\right]$$

Die nachfolgenden Zahlen entsprechen somit der Längenänderung in µm pro cm (= 10 000 µm) Ausgangslänge bei einer Temperaturänderung von 100 °C.

Ag	19	Ni	13
Al	25	Pd	11
Au	14	Pt	9
Co	12	Sn	20
Cr	6	Ta	6,5
Cu	17	Ti	10
Fe	12	W	5
Ir	6	Zn	30
Mo	5	Quarzglas	0,6

Edelmetall-Legierungen	
Einfach	12 – 18
Aufbrennfähig (zwischen 25 und 600 °C)	13,5 – 15,5
Universell (zwischen 25 und 600 °C)	16 – 17
Co-Cr-Legierungen	
Modellguss	15 – 18
Aufbrennfähig (zwischen 25 und 600 °C)	14 – 15
Ni-Cr-Legierungen	14 – 15
18/8-Stahl (Drähte)	11 – 13
Messing (70 m% Cu)	20
Poly-Methylmethacrylat (Basismaterial)	81
Komposite	17 – 55
Amalgame	22 – 28
Glas-Ionomer-Zemente	10 – 14
Zinkphosphatzemente	12
Schmelz	11
Dentin	8
Gips	15 – 17
Dentalkeramik	11 – 14
Elastomere Abformmaterialien:	
Silikon (dünnfließend)	150 – 225
(knetbar)	90 – 150
Polysulfid (dünnfließend)	110 – 140
(schwerfließend)	90 – 120
Polyäther (Impregum)	170
Inlaywachs (zwischen 25 und 37 °C)	bis zu 350
Quarzglas	0,5

Tab. 4: Warmeleitfähigkeit [W/mK]*

Diese Zahl besagt, wieviel Wärme in Joule pro Sekunde (Joule/sec = Watt) bei einem Temperaturgefälle von 1 Kelvin pro Meter (K/m) durch eine Probe mit dem Querschnitt von 1 m² fließt:

$$\lambda = \frac{\text{Watt} \cdot \text{m}}{\text{m}^2 \cdot \text{K}} = \text{W/mK}$$

Ag	427	Mo	138
Al	237	Ni	90
Au	315	Pd	72
Co	69	Pt	73
Cr	91	Sn	64
Cu	398	Ti	21
Fe	80	W	178
Ir	147	Zn	67

Edelmetall-Legierungen	120–300
Co-Cr- und Ni-Cr-Legierungen	40–60
18/8-Stahl	30
Messing (70 m% Cu)	295
Poly-Methylmethacrylat	0,2–0,3
Komposite	0,5–0,7
Amalgame	23
Glas-Ionomer-Zemente	0,6
Zinkphosphatzemente	1,3
Schmelz	0,9
Dentin	0,6
Dentalkeramik	1,0

* Die Warmeleitfähigkeit λ beschreibt den Wärmestrom unter stationären Bedingungen, d.h. unter der Voraussetzung, dass die Temperaturverteilung in der Probe unverändert bleibt. Im nichtstationären Fall bedingt der Wärmestrom auch Temperaturänderungen (Aufheizen, Abkühlen); hier interessiert die Temperaturleitfähigkeit κ:

$$\kappa = \frac{\lambda}{\text{spezifische Wärme} \cdot \text{Dichte}}$$

Das Produkt aus spez. Wärme und Dichte entspricht der Wärme, die die Temperatur des Einheitsvolumens des Materials um 1 K erhöht. Ist dieser Wert groß, so wird viel Wärme zur Erwärmung verbraucht (bzw. beim Abkühlen frei), und die Temperatur ändert sich infolge des Wärmestromes nur langsam, die Temperaturleitfähigkeit ist klein. Silber und Gold (17 bzw. 13 · 10^{-5} m²/sec) haben eine sehr hohe, Palladium, Platin (2,4 bzw. 2,5 · 10^{-5} m²/sec) und Titan (3,3 · 10^{-5} m²/sec) dagegen eine niedrige Temperaturleitfähigkeit.

Tab. 5: Elastizitätsmodul [N/mm²]

Ag	79 000	Ni	210 000
Al	71 000	Pb	16 000
Au	78 000	Pd	123 000
Co	180 000	Pt	170 000
Cu	123 000	Sn	55 000
Fe	211 000	Ti	110 000
Ir	538 000	W	390 000
Mo	330 000	Zn	98 000

Edelmetall-Legierungen	
Einfach, hochgoldhaltig	
weich – hart	80 000 – 95 000
extrahart	90 000 – 100 000
goldreduziert	80 000 – 110 000
Ag-Pd-Legierungen	70 000 – 100 000
Aufbrennfähig, hochgoldhaltig	80 000 – 110 000
goldreduziert	100 000 – 130 000
Pd-Legierungen	90 000 – 150 000
Universell	85 000 – 126 000
Co-Cr-Legierungen, Modellguss	200 000 – 250 000
Aufbrennfähig	180 000 – 240 000
Ni-Cr-Legierungen	180 000 – 220 000
Drahtlegierungen	
Co-Ni-Cr-Legierungen	200 000 – 230 000
Ni-Ti-Legierungen, normal	30 000 – 60 000
pseudoelastisch	100 – 500
Ti-Mo-Legierungen (β-Titan)	60 000 – 70 000
rostfreie Stähle	180 000 – 220 000
Messing (70 m% Cu)	116 000
Poly-Methylmethacrylat (Basismaterial)	2 000 – 3 000
Komposite	3 000 – 18 000
Kompomere	5 000 – 8 000
Amalgame	20 000 – 38 000
Glas-Ionomer-Zemente (hochviskös)	12 000 – 20 000
Zinkphosphatzemente	7 000 – 24 000
Schmelz	50 000 – 85 000
Dentin	15 000 – 20 000
Knochen, Spongiosa	~ 10 000
Kompakta	20 000 – 35 000
Dentalkeramik	60 000 – 130 000
Elastomere Abformmaterialien:	
dünnfließend	1 – 2
mittelfließend	2 – 5
Inlaywachs 23 °C	700 – 800
30 °C	50
Quarz	72 000

Tab. 6: Dehngrenze s 0,2 [N/mm²]

Edelmetall-Legierungen	
Einfach, hochgoldhaltig	
weich – hart	80– 370
extrahart	270(w)– 800(a)
goldreduziert	210(w)– 900(a)
Ag-Pd-Legierungen	80(w)– 900(a)
Aufbrennfähig, hochgoldhaltig	200(w)– 690(a)
goldreduziert	200(w)– 850(a)
Pd-Legierungen	250(w)– 800(a)
Universell	250(w)– 650(a)
Co-Cr-Legierungen, Modellguss	550 – 800
Aufbrennfähig	360 – 560
Ni-Cr-Legierungen	250 – 790
Titan, unlegiert (Grade 2)	250
Drahtlegierungen	
Co-Ni-Cr-Legierungen	800(w)–1400(a)
Ni-Ti-Legierungen	200
Ti-Mo-Legierungen (β-Titan)	500
rostfreie Stähle, weich	<600
hart	1100 –1600
federhart	1600 –1800
extra federhart	1800 –2500
Messing (70 Gew. % Cu)	
weich	130
federhart	580
Poly-Methylmethacrylat (Basismaterial)	26 – 28

w nach dem Guss,   a ausgehärtet.

Anhang

Tab. 7: Härtewerte nach Brinell (HB) und Vickers (HV)

Die Härte (Dimension Kraft/Fläche) wird nach wie vor mit der Krafteinheit Kilopond (kp) berechnet; seit diese Einheit nicht mehr zulässig ist, werden Härtezahlen ohne die Dimension (kp/mm^2) angegeben (vgl. Kap. VIII. 2.3.1). H_B und H_V stimmen bis zu Werten von 300 in etwa überein, mit eher etwas größeren H_V-Werten; mit weiter steigender Härte bleibt der H_B-Wert zunehmend hinter dem H_V-Wert zurück.

	H_B	H_V
Edelmetall-Legierungen		
Einfach, hochgoldhaltig		
weich – hart		50 – 150
extrahart		120(w)– 300(a)
goldreduziert		130(w)– 300(a)
Ag-Pd-Legierungen		50(w)– 280(a)
Aufbrennfähig, hochgoldhaltig		110(w)– 270(a)
goldreduziert		140(w)– 300(a)
Pd-Legierungen		180(w)– 400(a)
Universell		140(w)– 295(a)
Co-Cr-Legierungen, Modellguss		330 – 430
Aufbrennfähig		230 – 350
Ni-Cr-Legierungen, aufbrennfähig		180 – 400
Titan, unlegiert (Grade 2)		160
18/8-Stahl (Drähte)		
weich		170
mittelhart		250
federhart		350
Messing (70 m% Cu)		
weich		75
federhart		170
Hartmetall (WC in 6 m% Co)		1600
Hartmetall (WC in 30 m% Co)		900
Poly-Methylmethacrylat (Basismaterial)	16– 22	
Komposite	50– 130	
Kompomere		50 – 60
Amalgame	90– 120	
Glas-Ionomer-Zemente (hochviskös)	60– 90	
Zinkphosphatzemente	36	
Schmelz	300–350	
Dentin	60– 70	
Gips (nach 24 h)		
Typ II (Alabaster)	2– 3	
Typ III (Hartgips)	6– 13	
Typ IV (Spezialhartgips)	16– 22	
Dentalkeramik	bis zu 400	

w nach dem Guss,   a ausgehärtet.

Tab: 8: Druckfestigkeit [N/mm^2]

Komposite	280–500
Kompomere	200–260
Amalgame	300–480
Glas-Ionomer-Zemente (hochviskös)	140–220
Zinkphosphatzemente	70–120
Schmelz	100–400
Dentin	200–350
Gips (nach 24 h):	
Typ II (Alabaster)	10–20
Typ III (Hartgips)	20–50
Typ IV (Spezialhartgips)	30–70
Dentalkeramik	350–550

Tab. 9: Dentalgusslegierungen

Legierungstyp	Einfache Legierungen	Aufbrennfähige Legierungen
EM-Legierungen		
Gold-Leg., hochgoldhaltig	Au (>70) + Pd (0–4) + Pt (0–8): >/= 75, Ag (<15), R1	Au (>75) + Pd(0–10) + Pt (5–20): >/= 95, Ag (<3), R1
goldreduziert	Au (>/= 50) + (Pt) Pd: 60–75, Ag (<20), R1 (<20)	Au (–50) + (Pt) Pd (20–30): 75–95, Ag (10–20), R1
goldreduziert, silberfrei	./.	Au (–50) + (Pt) Pd (–40): 75–95, R1
goldarm [cavel]	Au (30–40) + (Pt) Pd: < 60, Ag (<40), R1	./.
universell	mit niedrigschmelzenden Keramikmassen: Au (55–75) +	Pt (0–12) + Pd (0–10): 65–85, Ag (9–30), R1
Palladium-Leg.	Pd (35–40), Ag (20–30), R1	Pd (50–60), Ag (30–40), R1
Palladium-Leg., silberfrei	Pd (60–80), Co (0–30), R1	Pd (70–80), Au (<3), meist Cu (5–14), R1
Silber-Leg.	Ag (50–70), Pd (25–30), Au (0–20), R1	./.
Weitere mögliche Bestandteile	(= R1): Co, Cu, Fe, In, Ga, Ir, (Ni), Si, Sn, Ti, Zn;	
NEM-Legierungen		
Kobalt-Leg.	Co (–65), Cr (25–30), Mo (–5), (Ni), R2	Co (55–67), Cr (–30), Wo (0–12), Mo (–5), R2
Nickel-Leg.	./.	Ni (60–75), Cr (13-2- 6), Mo (3–11), Nb, R2; [Cr>20!]
Weitere mögliche Bestandteile	(= R2): Al, Cu, Fe, Ga, Mn, P, Ru, Si, Sn, Ta, Ti, W;	
Titan (unlegiert)	./.	Ti (>99), Fe, O, N, C, H

* Alle Werte in Massenprozent [m%]
>/= größer oder gleich; ~ ca.

Tab. 10: Eigenschaften von Titan Grad 1 bis 4

Werkstoff		Chemische Zusammensetzung (Massen-%)						R_m	$R_{p0,2}$	HV 30
Kurzzeichen	Nummer	Fe_{max}	O_{max}	N_{max}	C_{max}	H_{max}	Ti	[MPa]		
Ti 1	3.7025	0,15	0,12	0,05	0,06	0,013	Rest	300...420	200	100
Ti 2	3.7025	0,20	0,18					400...550	250	120
Ti 3	3.7025	0,25	0,25					470...600	360	160
Ti 4	3.7025	0,30	0,35					550...750	420	180

Tab. 11: Einteilung der Dentalgipse

Typ		
Klasse I	Abdruckgips (rosa Gips)	Gipsfutterabdrücke mit individuellen Löffeln für Totalprothesen Teilabdrücke bei Kronen- und Brückenarbeiten Unterfütterungsabdrücke Bissfixationen und intraorale Registrierungen
Klasse II	Alabastergips (Weiß- oder Modellgips)	Herstellung von Übersichts-, Studien- und Archivmodellen Eingipsen von Modellen in den Okkludator oder Artikulator
Klasse III	Hartgips	Meistermodelle in der Totalprothetik Meistermodelle mit Kleinststumpfmodellen Gegengebisse bei Kronen- und Brückenarbeiten
Klasse IV	Hartgips, extrahart (Spezialhartgips)	Meistermodelle mit/ohne Sägetechnik Stumpfmodelle für Inlays, Kronen, Brücken Modelle zur Okklusionsanalyse

Anhang 331

Quellenverzeichnis zum tabellarischen Anhang

Anderson J, Applied Dental Materials. 4. Aufl. Blackwell, Oxford 1972
Breustedt A, Lenz L (Hrsg.) Stomatologische Werkstoffkunde. Barth, Leipzig 1978
Bundeszahnärztekammer (Hrsg.) Das Dental Vademekum. Deuscher Ärzte-Verlag, Köln 1991
Combe E, Zahnärztliche Werkstoffe – Zusammensetzung, Verarbeitung, Anwendung. Deutsche Ausgabe von K. Dermann. Hanser, München 1984
Craig R, Peyton F, Restorative dental materials. 5. Aufl. Mosby, Saint Louis 1975
DEGUSSA, Edelmetall-Taschenbuch. DEGUSSA, Frankfurt a. M. 1967
Dreyer-Jørgensen K, Amalgame in der Zahnheilkunde. Hanser, München 1977
Eichner K, Zahnärztliche Werkstoffe und ihre Verarbeitung. 4. Aufl. Hüthig, Heidelberg 1981
Finger W, Der Wärmeausdehungskoeffizient gummielastischer Abformmaterialien. Dtsch Zahnärztl Z 28, 671 (1973)
Franz G, Dentalgipse, Hanser, München 1981
Hickel R, Moderne Füllungswerkstoffe. Dtsch Zahnärztl Z 52, 572 (1997)
Kaloyannides T, Elasticity of elastomer impression materials. J Dent Res 52, 439 (1973)
Kuchling H, Taschenbuch der Physik. Deutsch, Thun 1978
Kullmann H, Zemente, Adhäsive und Komposit-Kunststoffe. In: Voß, R., Meiners, H. (Hrsg.): Fortschritte der Zahnärztlichen Prothetik und Werkstoffkunde, Band IV. Hanser, München 1989
Kullmann W, Glas-Ionomer-Zemente – Entwicklung, Eigenschaften und Verarbeitung. Deutscher Zahnärzte Kalender 1986. Hanser, München 1986
Lutz F u.a., Adhäsive Zahnheilkunde. Juris, Zürich 1976
O'Brien W, Ryge G, An outline of dental materials. Saunders, Philadelphia 1978
Philips RW, Skinner's sience of dental materials. 7. Aufl. Saunders, Philadelphia 1973
Schwickerath H, Werkstoffe in der Zahnheilkunde. Quintessenz, Berlin 1977
Stoeckhert K, Kunststoff-Lexikon. 7. Aufl. Hanser, München 1981
Wagner E, Werkstoffkunde der Dental-Edelmetall-Legierungen. Neuer Merkur, München 1980
Weast R (Hrsg.) Handbook of chemistry and physics. 60. Aufl. CRC Press, Boca Raton, Florida USA
Weber H, Pröbster L, Geis-Gerstorfer J, Titan als prothetischer Werkstoff. Dtsch Zahnärztl Z 47, 473 (1992)
Wieland-Werke AG, Das Wieland-Buch Schwermetalle. Wieland-Werke, Ulm 1964

Erläuterungen zum Text

[1] Latexhandschuhe können die Additionsreaktion beeinträchtigen; die Massen werden dann nicht fest.

[2] Borax: Natriumtetraborat ($Na_2B_4O_7 \cdot 10H_2O$).

[3] Paraffin: gesättigte Kohlenwasserstoffe (C_nH_{2n+2}); fest bei Raumtemperatur ab n > 17.

4 Talkum: Magnesium-Silikat (3MgO · 4SiO$_2$ H$_2$O).
5 Agar-Agar: Polygalaktopyranose (etwa jede 10. H$_2$COH-Gruppe ist mit H$_2$SO$_4$ versetzt):

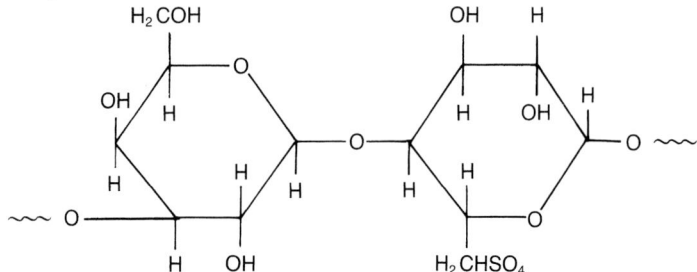

6 Harze: Gemische von Terpenen, Estern, Alkoholen und Harzsäuren (Beispiele: Kolophonium, Kopal, Mastrix, Sandarak).
7 Kreide: Kalziumkarbonat (CaCO$_3$).
8 Kieselgur, auch Diatomeenerde: entstanden durch Zerfall des Kieselsäurepanzers abgestorbener Kieselalgen (Diatomeen) = feinkörniges, graubraunes Pulver, im Wesentlichen SiO$_2$.
9 Weißer Bolus: wasserhaltiges Tonerdesilikat (Al$_2$O$_3$ · SiO$_2$ · 2H$_2$O).
10 Roter Bolus: mit Eisenoxid (Fe$_2$O$_3$) gefärbter Bolus.
11 Haftvermittler (Adhäsive): Lösungen von Gummi, Harzen oder Polysiloxanen in fluchtigen Lösungsmitteln; es empfiehlt sich, nur die dem jeweiligen Abformmaterial vom Hersteller beigegebenen Haftlacke zu verwenden.
12 Wasserglas: Gemisch verschiedener Natrium- oder Kaliumsilikate.
13 Epoxide: Verbindungen mit ∼∼HC—CH$_2$ (über O) als reaktive Gruppen.
14 Epimine: Verbindungen mit 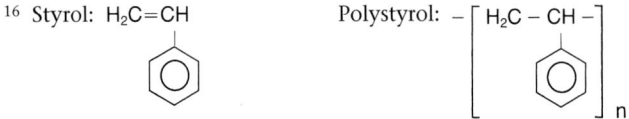 als reaktive Gruppen.
15 Polyurethane: Polyaddukte aus Polyisocyanaten (O = C = N – R$_1$ – N = C = O) und Polyalkoholen (HO – R$_2$ – OH): – [R$_1$ – NH – CO – O – R$_2$]$_n$
16 Styrol: H$_2$C=CH–C$_6$H$_5$ Polystyrol: – [H$_2$C – CH(C$_6$H$_5$) –]$_n$

17 Polykarbonat: Polykondensat aus binärem Alkohol (HO–R–OH) und Kohlensäure

$$(HO-\underset{\underset{O}{\|}}{C}-OH): \quad -\left[R-O-\underset{\underset{O}{\|}}{C}-O-\right]_n$$

Als Alkohol wird haufig Bisphenol-A verwendet:

$$HO-\underset{}{\langle O \rangle}-\underset{\underset{CH_3}{|}}{\overset{\overset{CH_3}{|}}{C}}-\langle O \rangle-OH$$

18 Hitze- und chemikalienbeständige faserige Mineralien auf Silikatbasis; das früher genutzte Asbest, ein Magnesiumsilikat, ist wegen der kanzerogenen Wirkung des Asbeststaubes nicht mehr zulässig.

19 Rechenbeispiel zur Abbildung 25
Außenradius $R_1 = 6$ mm, Innenradius $r_1 = 5$ mm, Dicke $d_1 = R_1 - r_1 = 1$ mm.
Nach einer Expansion um 2% linear:
$R_2 = R_1 + 0{,}02 \cdot R_1 \cdot (1 + 0{,}02) = 1{,}02 \cdot R_1 \quad = 6{,}12$ mm
$r_2 = \qquad\qquad\qquad\qquad\qquad 1{,}02 \cdot r_1 \quad = 5{,}10$ mm
$d_2 = R_2 - r_2 = 6{,}12 - 5{,}10 = \qquad 1{,}02 \cdot d_1 \quad = 1{,}02$ mm
Wird mit α % die lineare und mit β % die Volumen-Expansion angegeben, so gilt:
$l_2 = l_1 \cdot (1 + \alpha/100)$ bzw. $V_2 = V_1 \cdot (1 + \beta/100)$
Für einen Würfel mit der Kantenlange l_1 gilt $V_1 = l_1^3$ und somit:
$V_2 = l_2^3 = l_1^3 \cdot (1 + \alpha/100)^3$
Ausmultiplizieren des Klammerfaktors liefert:
$V_2 = l_1^3 \cdot (1 + 3\alpha/100 + 3\alpha^2/10\,000 + \alpha^3/1\,000\,000)$
Die beiden letzten Glieder der Klammer haben so große Nenner, dass sie zumindest für kleine Werte von α vernachlässigt werden dürfen. Daraus folgt:
$V_2 \approx l_1^3 \cdot (1 + 3\alpha/100) = V_1 \cdot (1 + 3\alpha/100)$
Somit gilt in erster Näherung:
$\beta = 3\alpha$
Der Volumenausdehnungskoeffizient β entspricht dem dreifachen Wert des linearen Ausdehnungskoeffizienten α.

20 Eugenol = Nelkenöl:

$$\underset{CH_2-CH=CH_2}{\underset{}{\langle O \rangle}}\overset{OH}{\underset{}{-}}OCH_3$$

21 Athoxybenzoesäure:

$$\overset{COOH}{\underset{}{\langle O \rangle}}-O-CH_2-CH_3$$

22 Acrylsäure: $CH_2 = CH - COOH$

23 Vaseline: Pastöser Rückstand der Erdöldestillation.

24 Alginsäure (bzw. Na-Alginat) = Poly-Mannuronsäure:

Vernetztes Ca-Alginat:

25 Tierische Wachse: Bienenwachs, Chinesisches Wachs (Blattlaus), Wollwachs (auch Lanolin, aus Schafwolle), Walrat (in der Stirnhöhle des Pottwals).

26 Pflanzliche Wachse: Karnaubawachs (brasilianische Wachspalme, sehr hart), Japanwachs (Pflanzenfett).

27 Mineralwachse: Montanwachs (Estergemisch im Braunkohlerückstand), Erdwachs (fester Bestandteil einiger Erdöle), Paraffine[3].

28 Synthetische Wachse: Lanettewachs (Gemisch höherer Fettalkohole), Chemiewachse (sehr unterschiedliche Zusammensetzung, auch – im physikalischen Sinne – wachsähnliche Substanzen).

29 Methacrylsäuremethylester (auch *Methylmethacrylat*, MMA):

$$H_2C = C(CH_3)COOCH_3 \quad - \quad \left[H_2C - C(CH_3)(COOCH_3) - \right]_n$$

Monomer   Polymer (PMMA; Plexiglas)

30 Hydrochinon: HO–⟨O⟩–OH; Chinon: O=⟨O⟩=O

　Hydrochinon + •C–C• → H–C–C–H + Chinon

31 Benzoylperoxid: O=C–O–O–C=O $\xrightarrow{\text{Wärme}}$ 2 O=C–O•
　　　　　　　　　　　|　　　　|
　　　　　　　　　　⟨O⟩　　⟨O⟩　　　　　　⟨O⟩

32 Tertiäres Amin: R–N–R,　z.B. Dimethyl-p-Toluidin: H_3C–⟨O⟩–$N(CH_3)_2$
　　　　　　　　　　|
　　　　　　　　　　R

33 Sulfinsäure: R–SOOH, z.B. Toluolsulfinsäure: H_3C–⟨O⟩–SOOH

34 z.B. Trimethylbarbitursäure:

$$\begin{array}{c}
H_3CO \\
\diagdown\diagup\diagup \\
N\text{—}C \\
/\diagdown \\
O=CCH\text{–}CH_3 \\
\diagdown/ \\
N\text{—}C \\
\diagup\diagdown\diagdown \\
H_3CO
\end{array}$$

35 Divinylbenzol:　　　　　polymerisiert:
　　CH_2　　　CH_2　　　　　　　ξ　　　　　ξ
　　‖　　　　　‖　　　　　　　　　CH_2　　　CH_2
　　HC–⟨O⟩–CH　　　　　　　　　|　　　　　|
　　　　　　　　　　　　　　　　HC–⟨O⟩–CH
　　　　　　　　　　　　　　　　ξ　　　　　ξ

36 z.B. Glykoldimethylacrylat (n = 1):
　　CH_2　　　　　　　　　　　　　　CH_2
　　‖　　　　　　　　　　　　　　　　‖
　H_3C–C–C–[O–CH_2–CH_2]$_n$–O–C–C–CH_3
　　　　　‖　　　　　　　　　　　　　‖
　　　　　O　　　　　　　　　　　　　O

Mit n > 1 bewirkt die Vernetzung eine geringere Versprödung!

37 Vinylchlorid: H_2C=CH
　　　　　　　　　　|
　　　　　　　　　　Cl

38 Vinylacetat: H_2C=CH–O–C–CH_3
　　　　　　　　　　　　　‖
　　　　　　　　　　　　　O

[39] Polyacetal; Grundeinheit der Polyacetale

$$-\begin{bmatrix} H \\ | \\ C-O \\ | \\ R \end{bmatrix}_n -$$

z.B. Polyoxymethylen (POM)

$$-\begin{bmatrix} H \\ | \\ C-O \\ | \\ H \end{bmatrix}_n -$$

[40] Dioctylphthalat:

$$\text{Phthalat mit } -COC_8H_{17} \text{ und } -COC_8H_{17} \text{ (beide als Ester, C=O)}$$

[41] Äthylen: $H_2C = CH_2$.
Polyäthylen: $- [H_2C - CH_2 -]_n$.

[42] Feldspate: Kalifeldspat (Orthoklas, $K_2O \cdot Al_2O_3 \cdot 6SiO_2$)
Natronfeldspat (Orthoklas, $K_2O \; Al_2O_3 \cdot 6SiO_2$)
Kalkfeldspat (Anorthit, $CaO \cdot Al_2O_3 \; 2SiO_2$).

[43] Kaolin: Porzellanerde ($Al_2O_3 \cdot 2SiO_2 \; 2H_2O$).

[44] Leuzit: $K_2O \cdot Al_2O_3 \cdot 4SiO_2$.

[45] Ein anderes Maß für die Lichtdurchlässigkeit (z.B. bei Röntgenaufnahmen) ist die Schwärzung S; sie entspricht dem dekadischen Logarithmus der Opazität. Rechenbeispiel: $I_0 = 1000$; $I = 10$; Opazität $= 1000/10 = 100$; $S = \log 100 = 2$.

[46] z.B. 4-Methacryloxyäthyltrimellitatanhydrid (4-META; *Tanaka, Masuhara u. a.,* J. Dent. Res. 60, 1697 [1981]):

$$H_2C = C(CH_3) - C(=O) - O - CH_2 - CH_2 - O - C(=O) - \text{(Benzolring mit Anhydridgruppe)}$$

[47] Zahnpasten enthalten in einem kolloidalen Bindemittel mittelharte Schleifmittel sowie Benetzungsmittel (Detergentien); es werden auch Fluoridierungsmittel und andere Therapeutika zugesetzt.

[48] z.B. Härteskala nach *Mohs* (heute nur noch in der Mineralogie gebräuchlich) ordnet die 10 Minerale Talk, Gips, Kalkspat, Flussspat, Apatit, Feldspat, Quarz, Topas, Korund und Diamant so, dass jedes vom nachstehenden geritzt wird, also weicher ist.

[49] Als Korrosion bezeichnet man allgemein die von der Oberfläche ausgehende Schädigung eines Werkstoffes durch Reaktion mit dem umgebenden Medium (Elektrolyte,

Lösungsmittel, Schmelzen, Gase); sofern nichts anderes erwähnt wird, steht der Begriff jedoch für die *elektrolytische* Auflösung *metallischer* Werkstoffe.

50 Karat: 1. Konzentrationseinheit (= 1/24 = 4,17m%) für Edelmetalllegierungen, 2. Gewichtseinheit (früher = 0,205 g; metrisches Karat = 0,200 g) für Edelsteine.

51 Zur Umrechnung der Massenprozente (bezüglich der Zahlenwerte identisch mit den inzwischen verlassenen Gewichtsprozenten) $c_A, c_B, \ldots c_N$ einer Legierung mit den Komponenten A, B, … N in die Atomprozente $x_A, x_B, \ldots x_N$, bestimmt man mit den zugehörigen Atomgewichten $M_A, M_B, \ldots M_N$ (vgl. Tab. 1) die Zahl der pro Masseneinheit in der Legierung vorhandenen Mole der Komponenten:
$m_A = c_A/M_A; m_B = c_B/M_B; \ldots m_N = c_N/M_N;$
Für die Atomprozente gilt dann:

$$x_A = \frac{m_A}{m_A + m_B + \ldots m_N} \; ; x_B = \frac{m_B}{m_A + m_B + \ldots m_N} \; \text{usw.}$$

52 Itakonsäure:

```
         CH₂ – COOH
          |
   H₂C = C
          |
         COOH
```

53 Bisphenol-A-Glycidyl-Methacrylat (Bis-4-MA, auch *Bowen*-Formel):

```
        O              OH
        ||             |
H₂C = C – C – O – CH₂ – CH – CH₂ – O
       |                              \
       CH₃                           (◯)
                                      |
                              H₃C – C – CH₃
                                      |
        O              OH            (◯)
        ||             |             /
H₂C = C – C – O – CH₂ – CH – CH₂ – O
       |
       CH₃
```

54 Methacryloxy-Propyl–Trimethoxysilan:

```
        O                               O – CH₃
        ||                              |
H₂C = C – C – O – CH₂ – CH₂ – CH₂ – Si – O – CH₃
       |                                |
       CH₃                              O – CH₃
```

55 Benzoin-Methyläther:

```
              H
              |
     (◯) – C – C – (◯)
              |   ||
              O   O
              |
              CH₃
```

⁵⁶ Kampferchinon:

$$\begin{array}{c} \text{CH}_3 \\ | \\ \text{H}_2\text{C}-\text{C}-\text{C}=\text{O} \\ |\ \text{H}_3\text{C}-\text{C}-\text{CH}_3\ | \\ \text{H}_2\text{C}-\text{C}-\text{C}=\text{O} \\ | \\ \text{H}_2 \end{array}$$

⁵⁷ N,N-Dimethylaminoäthylmethacrylat:

$$\begin{array}{c} \quad\quad\quad\quad\quad\quad \text{CH}_3 \\ \quad\quad\quad\quad\quad\quad | \\ \text{H}_2\text{C}=\text{C}-\text{C}-\text{O}-\text{CH}_2-\text{CH}_2-\text{N}-\text{CH}_3 \\ \quad\quad\quad\quad || \quad\quad\quad\quad\quad\quad\quad | \\ \quad\quad\quad\quad \text{O} \quad\quad\quad\quad\quad\quad\quad \text{CH}_3 \end{array}$$

⁵⁸ Kavitätenlacke: Lösungen von natürlichen oder synthetischen Harzen in flüchtigen organischen Lösungen (Äther, Azeton, Chloroform); sie können zudem Kalziumhydroxid oder Zinnoxid enthalten. Nach dem Trocknen bilden die gelösten Substanzen auf dem behandelten Dentin eine zusammenhängende Deckschicht.

⁵⁹ Diamant: Modifikation des Kohlenstoffs; in keramischen Bindemitteln oder als Splitterbelag auf Hartmetallschleifkörpern zum Ausarbeiten von Nichtedelmetalllegierungen und zum Beschleifen von Zähnen.

⁶⁰ Karbide: Wolframkarbid (WC), Abrasiv in Hartmetallbohrern mit Kobalt als Bindemittel. Borkarbid (B_4C), und Siliziumkarbid (SiC, Karborundum); Letzteres wird gesintert (also ohne Bindemittel) oder mit Keramik oder Gummi zu Schleifkörpern verarbeitet.

⁶¹ Korund: Aluminiumoxid (Al_2O_3), heute vorwiegend technisch gewonnen; wird zu Schleifkörpern gesintert oder als künstlicher Schmirgel auf Papier geklebt.

⁶² Schmirgel: verunreinigtes Aluminiumoxid. Art und Menge der Verunreinigungen (z.B. Fe_2O_3) variieren mit den Fundorten; herkömmliches Abrasiv des Schmirgelpapiers.

⁶³ Quarz: Siliziumoxid (SiO_2), Sandpapier, Sandstrahlmittel, Arkansasstein.

⁶⁴ Bimsstein: erstarrte Lavamasse, vorwiegend ein Aluminiumsilikat; in Pulver- oder Breiform entsprechend feiner Körnung auch als Poliermittel.

⁶⁵ Schlämmkreide: Kalziumkarbonat ($CaCO_3$) unterschiedlicher Modifikationen, durch Ausschlämmen im Wasser Fraktionierung nach Korngröße, Poliermittel (in Wasser suspendiert), auch als Abrasiv in Zahnpasten.

⁶⁶ Chromoxid: Cr_2O_3, mit Wachs, aber auch mit Seife als Bindemittel zu Polierpasten verarbeitet; „Poliergrün" für Nichtedelmetalllegierungen.

⁶⁷ Eisenoxid: Fe_3O_2 (Pariser Rot), Polierpaste (Wachs, Seife als Bindemittel) für Edelmetalllegierungen.

⁶⁸ Zinkoxid: ZnO, mit Wasser, Alkohol oder Glyzerin, Polierflüssigkeit für Amalgam.

Register nach Werkstoffgruppen

Abformwerkstoffe

Abformgipse 23
Alginate 85
Hydrokolloide 10
Kunststoffpasten 91
Polyäther 8
Polysulfide 9
Silikone 5
Thermoplaste 22
Zink-Eugenol-Pasten 92

Amalgame

γ_2-freie Amalgame 245
Herkömmliche Amalgame 242, 244
Kupferreiche Amalgame 243
Kupferamalgam 249

Einbettmassen

Gipsgebundene Einbettmassen 43
Phosphatgebundene Einbettmassen 149
Silikatgebundene Einbettmassen 149
Löteinbettmassen 79

Füllungswerkstoffe

Amalgame (s. dort)
Cermet-Zemente 240
Glas-Ionomer-Zemente 239
Hybrid-Komposite 227
Kompomere 231
Komposite 224
Kompositinlays 229
Kompositkleber 229
Ormocere 233
Schmelz-Dentin-Adhäsive 235
Silikatzemente 237

Implantatwerkstoffe

Titan 73
Zirkoniumdioxid 73

Keramische Werkstoffe

Dentalkeramik 168
Glaskeramik 179
Infiltrationskeramik 179
Keramikzähne 99
Oxidkeramik 173
Presskeramik 180
Silikatkeramik 168
Verblendkeramik 197
Vollkeramik 177
Zirkoniumdioxid 173

Kunststoffe

Acrylate 102
Autopolymerisate 105
Copolymerisate 118
Heißpolymerisate 104
Kunststoffverblendung 191
Kunststoffzähne 99
Thermoplaste 119
Unterfütterungskunststoffe 125

Metalle und Legierungen

Aufbrennfähige Legierungen 201
Edelmetall(EM)-Legierungen 201
Edelmetallfreie(EMF)-Legierungen 203
Goldreduzierte Legierungen 202
Hochgoldhaltige Legierungen 201
Kobaltbasis-Legierungen 203
Lote 79, 217
Metallkeramik 211

Nickelbasis-Legierungen 203
Palladiumbasis-Legierungen 202
Titan 73, 204
Wurzelstifte 69

Modellwerkstoffe

Arbeitsmodell 33
Gipse 29

Wachse

Gußwachs 37, 88
Klebewachs 88
Modellierwachs 88

Zemente

Befestigungskomposite 61
Befestigungszemente 57
EBA-Zemente 60
Cermet-Zemente 240
Glas-Ionomer-Zemente 61, 239
Kompositkleber 229
Polyacrylsäure-Zemente 60
Silikatzemente 237
Zink-Eugenol-Zemente 59
Zinkphosphat-Zemente 59

Stichwortverzeichnis

4-Meta 192

A

Abbeizen 80
Abbindeexpansion 30, 32f., 43, 80
Abformgenauigkeit 3, 13, 15, 17, 23, 94
Abformgips 23, 31
Abformmaterial 3, 5, 19, 23, 28, 34, 91, 295
 – elastisches 4f., 14f., 19, 24, 53, 85
 – starres 22, 91
 – Verarbeitung 12, 23
Abformmethode 91, 181
Abrasionsfestigkeit 93, 99, 116, 118, 150, 172, 194, 219, 224, 226, 240, 314
Abscheiden, galvanisches 150
α-case 205
Acrylat 87, 91, 99, 101, 103, 106, 115f., 118ff., 126, 187, 192, 194, 224f., 233, 235, 295, 304
Acrylsäure 60, 120, 239
Adhäsion 78, 81, 212
Adhäsiv 228, 235
Adhäsivbrücke 81
Adhäsivtechnik 61, 182, 235
Aerosil 227
Agar-Agar 10f., 150
Aktivierung 126, 192, 242
Alabaster 31f.
Alginat 5, 12, 20, 28, 85, 108, 112, 149
Alkenoat 240
Allergie 120, 294, 302
Alternativmedizin 299
Alterung 34, 193, 195, 223, 242

Amalgam 29, 69, 229, 241, 272f., 280, 289, 300, 302
 – herkömmliches 241f., 246, 280, 289
 – kupferreiches 241, 243f., 246, 249, 289, 302
 – zinkfreies 246
Amalgamabscheider 303
Analyse, thermische 257, 259
Anelastizität 16
Angießen 160
Anhydrit 29, 32, 80
Anode, anodische Reaktion 55, 150, 162, 269, 271, 273, 278, 283, 285, 287, 316
Arbeitsmodell 3, 32f., 66
Arbeitstemperatur 78f., 150, 161, 217
Atomprozent 286
Aufbrennkeramik 197, 208
Aufgießen 160
Aufwachstechnik 37f.
Ausdehnung 35, 43, 138, 149, 169, 193, 206, 223, 233, 255, 265
Ausdehnung/Kontraktion, thermische 138
 – Abformmaterial 18f., 23, 35
 – Einbettmasse 80, 149
 – Keramik 170, 178, 197, 213
 – Komposit 224
 – Kunststoff 99, 110, 114, 192f.
 – Legierung 43, 147, 255
 – Wachs 37, 89
Autopolymerisat 87, 105, 111, 113, 187, 224, 229

B

Basismaterial 101, 116, 118f., 121, 147, 295
Befestigungszement 57, 229
Belüftungselement 193, 246, 272, 283, 289
Benetzung 28, 78, 211f., 242
Benzoylperoxid 104
Beryllium 204, 300
Beschichtung 150, 192
– tribochemische 193
Beschleuniger 11, 32
Bevel 62
Bezugselektrode 270, 273, 280
Biegefestigkeit 116, 173, 182, 199, 227
Biegeversuch 134, 137, 152, 199
Biegewiderstand 136, 154, 200
Bimsstein 316
Bindemittel 43, 80, 170, 314
Bindungskräfte 46, 89, 212, 224, 255
Biokompatibilität 165, 204, 285
Bis-GMA 225
Borax 10, 32, 80
Boxing Wax 86
Brennen
– Keramik 165, 170, 211, 297
Brennschwund 165, 170, 178
Brenntemperatur 29, 165, 169, 197, 201
Brinell-Härte 210

C

CAD-CAM-Technik 181
Celay-System 180
Cermet-Zement 240
Chemiegips 31
Chemoplaste 102
CNC-Maschinen 181
Copolymerisat 8, 101, 118f., 125, 195, 225
Crampon 99
Craquelierung 115f., 120, 139, 194, 237, 315
Cristobalit 43, 256

D

Dauerbiegefestigkeit 119
Deckschicht 144, 150, 239, 272, 276, 289, 317
Deformation 7, 15, 23, 117, 137, 140, 159, 197, 213
– elastische 13, 25, 53, 109, 131, 135, 137
– plastische 55, 133, 136f., 141, 152, 248, 315
Dehngrenze 132, 139, 152
Dehnspannung 37, 198
Dehnung 16, 130, 144, 193, 198
Dendrit 265, 267
Dentalkeramik 165, 169f. S. auch Keramik
Dentalkunststoff 297. S. auch Kunststoff
– Abformmaterial 91
– Basismaterial 101, 119, 147
– Füllung 224
– K&B-Material 116, 187
– Kleber 81
– künstliche Zähne 99
– Modellmaterial 55
– Tiefziehen 38, 87
– Verblendung 191, 195
– weich bleibender 125
Dentallegierung. S. auch Legierung
– Amalgam 241, 289
– aufbrennfähige 201, 288
– Draht 143
– Edelmetall-(EM-)Legierung 43, 48, 69, 123, 143, 208, 212, 281, 286
– Edelmetallfreie (EMF-)Legierung 41, 147, 203, 212, 288, 316
– Gold 48, 171, 266, 286
– goldarme 49
– Gold-Kupfer 257, 286
– goldreduzierte 49, 202, 287
– hochgoldhaltige 49, 201, 287
– Kobaltbasis 203, 288
– Kobalt-Chrom 69, 123, 147
– Kobalt-Chrom-Nickel 144, 148
– Lot 79
– Messing 27, 256

- Modellgusslegierung 144, 147, 288
- Nickel 144, 148, 203, 288, 295, 300
- Nickel-Titan 144
- Palladium 49, 202, 209, 288, 295, 297, 300
- Palladium-Silber 49
- Silber 48, 201, 207, 288
- silberfreie 202, 211
- Silber-Kupfer 243
- Silber-Palladium 49, 202
- Stahl 143
- Titan 41, 69, 73, 144, 148, 150, 197, 204, 256, 272, 289
- Universallegierung 202
- Wurzelstift 69

Dentallot 79
Dentin 50, 57, 165, 177, 228, 235, 304
Dentinmasse 177
Depolymerisation 102
Desinfektion 20, 28
Dichte 147, 203f.
Diffusion 78, 142, 207, 244f., 266
Dimethacrylat 116, 225, 233
Distanzlack 62
Doppelmischabformung 26
Doppelschicht, elektrische 270, 278, 307
Dosierung 13, 92, 242
Dosis 293, 299
Draht 55, 129, 141, 276
Druckfestigkeit 60, 172, 227, 247
Druckknopfprinzip 159
Druckpolymerisation 107
Druckspannung 37, 138, 198, 213, 247
Dualzement 61, 229, 240
Dubliermasse 12, 112, 149
Duktilbruch 171
Duktilität 143, 148
Durchbruchpotenzial 276, 287

E

EBA-Zement 60
Edelmetall-(EM-)Legierung. *S. auch Dentallegierung*
Effektmasse 177
Eigenfestigkeit 81, 162, 214

Eigenschaft, optische 174, 177
Eigenspannung 87, 110, 137, 213, 256
Einbettmasse 39, 42f., 63, 148f.
- gipsgebundene 43, 51
- Löten 79
- phosphatgebundene 149, 204
- silikatgebundene 149
- Titan 205
Einfärbung
- Abformmaterial 12
- Gips 23
- Keramik 169, 178
- Komposit 225
- Kunststoff 106
Einlagerungsmischkristall 257
Einphasenabformung 27
Elastizitätsgrenze 132f., 141
Elastizitätsmodul (E-Modul) 116, 130, 135, 147, 152, 156, 160, 171, 187, 202, 213
Elastomer 6, 13
Elektrolyt 55, 150, 266, 269, 271, 275, 277, 282
Elektrophorese 180
Element, galvanisches 270f., 277
Elementarzelle 254
Empress-System 180
Epimin 187
Ermüdung 117, 139, 194, 249
Erstarrungsbedingung 203, 280
Erstarrungsintervall 257, 263
Erstarrungskontraktion 42, 114
Erstarrungstemperatur 47, 261
Erweichungstemperatur 22, 88, 119
Eugenol 92, 115, 194
Eutektikum 243, 261
Expansion 18, 29, 32, 44, 149, 193, 245

F

Farbwirkung 170, 175
Faser, neutrale 135, 198
Feilung 241
Feld, elektrisches 150, 180, 270, 307
Feldspat 165, 168
Feldstärke, elektrische 279

Festkörperreaktion 142, 245, 266
Flexibilität 116, 126
Fließfähigkeit 12, 17, 22, 29, 63, 85, 91, 109, 225
Flow 248
Fluoreszenz 174
Fluorid 86, 173, 225, 231, 237, 239
Flussmittel 80, 217, 237
Folientechnik 206
Formung 91
Fotoinitiator 228, 240
Friktion 159
Fritte 168f.
Frozen-slab-Technik 59
Füllstoff 12, 22, 85, 194, 224f., 233
Füllungswerkstoff 223, 304
Funkenerosion 3

G

Galvanisierung 20, 55, 150, 192, 206, 313
Galvanokrone 55, 206
Galvanoplastik 55
Gefüge 47, 79, 125, 142, 147, 203, 256, 262, 267, 315
Geschiebe 159
Gewichtsprozent 48
Gießen 69, 148, 160, 202, 205, 215
Gießverfahren
 – Keramik 179
 – Kunststoff 102, 114
Gift 293
Gips 5, 11, 21, 23, 29, 33, 43, 51, 86, 94, 97, 108
 – synthetischer 31
Gipsex 56
Gitterumwandlung 43, 144, 205, 256
Glanz 178, 314
Glänzen 316
Glas-Ionomer-Zement 61, 69, 231
 – lichthärtender 240
Glaskeramik 165, 168, 179, 182
Glasklarmasse 177
Glastemperatur 167, 213
Glasur 171, 178

Glasurmasse 178
Glaszustand 167
Gleiten 133, 159
Goldhämmerfüllung 162, 223, 256
Goldlegierung 49, 162
Grundmasse 197, 211
Gummielastizität 5f.
Gusshaut 205
Gusstechnik 41, 112, 205
Gusswachs 37, 88

H

Haftoxid 201f., 211, 297
Haftsilan 225
Haftung
 – Abformung 20, 86
 – Komposit 228
Haftvermittler 24, 192, 219
Halbhydrat 31
Härte 22f., 29f., 45, 49, 56, 88, 141, 147, 208f., 314, 316
Hartgips 31, 87, 97
Hartkernmasse 177f.
Hartlot 78
Harz 22, 33, 88, 239
Heißpolymerisat 104, 112
Hemihydrat 29
Hochfrequenzschmelzen 41
Hochglanz 227, 312, 315, 317
Homogenisierung 202, 209, 266
Hooksches Gesetz 16, 130, 198
Hybrid-Komposit 227
Hydrokolloid 5, 10, 17, 20, 112, 150
Hydrolyse 192, 226
Hydrophilie 6, 236
Hydrophobie 6, 192, 225

I

Immersionstest 285
Implantat 73, 165, 204, 308
In-Ceram-System 179, 215
Infiltrationskeramik 173
Inhibition 235
Inlay 49, 63, 165, 223, 229
Isoliermittel 33, 108, 160

K

Kalomelelektrode 270
Kaltschweißen 162
Kaltverformung 133, 142, 241
Kaolin 168
Karatzahl 286
Karbid 316
Kathode, kathodische Reaktion 55, 150, 162, 269, 271, 273, 279, 283
Kavitätenlack 304
Keramik 56, 60, 175, 211, 305, 312.
S. auch Dentalkeramik
 - Brennen 165, 178
 - Einsetzen 182
 - hydrothermale 197
 - Masse 177
 - Pellet 180
 - silberunempfindliche 202, 211
 - Stift 69
 - verstärkte 173, 180
Keramikizähne 99
Keramikkrone 165, 182
Keramiktiegel 41
Keramisierung 179
Kerbwirkung 171
Kernmasse 173, 177, 182
Kettenreaktion 105
Klammerretention 151
Klebebrücke 81, 193, 229
Kleben 58, 160, 182
Kleber 81
Klebewachs 88
Kohäsion 81
Kompomer 231, 235
Komposit 69, 191, 229, 235
 - dualhärtende 61
 - Hybrid 227
 - konventionelle 225
 - mikrogefülltes 219, 227
 - Verarbeitung 228
Kompositinlay 229
Kompositkleber 182, 229
Kondensation (Amalgam) 243, 248
Konditionierer 235
Konditionierung 81, 182, 192, 235
Kontakt
 - elektrischer 277, 307
 - Haut/Schleimhaut 120, 178, 294, 304, 311
Kontraktion 18, 28, 35, 108, 193, 229, 245
Konuskrone 159
Konzentrationselement 283
Kopierschleifen 180
Kornfeinerung 148
Kornflächenätzung 268
Korngrenzätzung 267
Korngröße 46, 48, 143, 227, 242, 267
Kornseigerung 264, 267
Korrekturabformung 24
Korrosion 69, 79, 266, 271, 275, 285, 317
 - Amalgam 246, 249, 289
 - Edelstahl 143, 147
 - EMF-Legierung 203, 288
 - EM-Legierung 202, 286
 - Keramik 172
 - Titan 148, 150, 204, 289
Korrosionstest 285
Korund 316
Kreide 22
Kriechen 111, 140, 248
Kristall 16, 29, 46, 133, 142, 166, 207, 244, 253, 260, 266
Kristallisationskeim 29, 47, 148, 255, 264
Kristallkeimbildung 47
Krümmung 199
Kugelamalgam 242f., 247
Kunststoff 32, 60, 101, 104, 116, 225, 295, 304. S. auch Dentalkunststoff
 - Verarbeitung 92, 101, 103, 107, 111, 191, 228, 235, 315
Kunststoffverblendung
 - Metallverbund 191
Kunststoffzahn 116
Kupferamalgam 249
Kurzschluss 278, 280, 283

L

Laserschweißen 162
Leerstelle 266, 287
Legierung 43, 143, 147, 203, 257, 285, 297, 300, 309. S. auch Dentallegierung
- begrenzt mischbare 262
- Bezeichnung 48, 256
- eutektische 78, 260, 262
- heterogene 257, 266, 268, 280
- homogene 256
- lückenlos mischbare 259
Legierungspulver (Feilung) 241, 246
Leitsilber 55, 206
Leuzit 168, 173, 197
Lichtbogen-Schmelz-Anlagen 41
Liquidustemperatur (-linie) 42, 46, 78, 257, 259, 263
Löffel 11, 17, 20, 23, 85
- individueller 87, 94
Lokalelement 79, 150, 203, 246, 266, 280, 287
Löslichkeit 29, 207, 237, 244, 262
Löten 78, 160f., 205, 217
Lumineszenz 174
Lunker 42, 51, 148, 205
Luxene 119

M

Machinable Ceramic System 180
Maltechnik 179
Massenkonzentration 286
Massenprozent 48, 286
Mechanische Eigenschaft 129
- Abformmaterial 5, 15
- Amalgam 247
- Gips 30
- Keramik 171
- Komposit 225
- Kunststoff 102, 106, 116
- Legierung 46, 143, 148, 207
- Zement 59, 237
Mechanische Spannung 212, 247, 315
Memoryeffekt 145
Messing 27

Metall 41f., 48, 78, 101, 123, 129, 147, 169, 201, 211, 241, 253, 256, 269, 277, 286, 295
Metallgerüst 123, 147, 197, 206, 211, 215
Metallgeschmack 308
Metallkeramik 165, 197, 211, 219
Metallverbund 123, 191
Methacrylat 106, 108, 119, 225, 316
Methacrylsäure 102, 125, 239
Mikroplasmabrenner 162
Mischkristall 144, 262f.
- geordneter 256
- homogener 266
- inhomogener 264, 280
Mischpotenzial 279
Modellgenauigkeit 34
Modellgips 23, 28, 86
Modellherstellung 11, 28, 33, 35
Modellierwachs 88, 148
Modellmaterial 28, 34
Modellsystem 34
Monomer 5, 101, 103f., 107, 116, 120, 225, 235, 295, 304
Muffelauskleidung 43

N

Nassbrennen 31
Normalpotenzial 270, 287

O

Oberflächenqualität 11, 28, 32, 52, 227, 312
Oberflächenspannung 47
Opaker
- Keramik 177, 197, 211
- Kunststoff 192
Opaleszenz 174
Opazität 174, 197
Ordnungsstruktur 257
Ormocer 233
Oxidationsglühen 203, 212
Oxidkeramik 165, 169, 173, 182

P

Paraffin 10, 22, 88

Passgenauigkeit 3, 55, 65, 77, 117, 121, 180, 205f.
Passivschicht 204, 272, 276, 288
Perkolation 193
Phantommetall 27
Phosphoreszenz 174
Plastifizierungstemperatur 102, 110, 114, 121
Plexiglas 116
Polarisation 192, 273, 285
Polieren 93, 281, 303, 315
– elektrolytisches 316
Poliermittel 316
Polyacetal 119, 187, 295
Polyacrylsäurezement 60, 239
Polyaddition 8, 101, 118
Polyalkenoat-Zement 239
Polyäther 5, 8, 17, 20, 295
Polykarbonat 38, 87, 119
Polykondensation 5, 9, 101, 118, 149, 233
Polykristall 173, 256
Polymer 6, 60, 101f.
Polymerisation 101f., 107, 111, 118, 187, 191, 225, 228, 230, 235, 297, 304
– Autopolymerisation 87, 106, 228
– Heißpolymerisation 104, 113
– Lichtpolymerisation 87, 240
Polymerisationsgrad 102, 110, 228
Polymerisationsschrumpfung 103, 108, 111, 192, 224, 228
Polymethacrylat (PMMA) 60, 102, 110, 120, 125, 316
Polyoximethylen 119
Polysäure 239
Polystyrol 38, 87
Polysulfid 9, 17, 26
Polythylen 126
Pore 41, 169f., 174, 248
Porosität 31, 42, 51, 107, 148, 168, 178, 248
Porzellan 169
Potenzial 280
Potenzial, elektrisches 269, 273, 278, 283, 287, 289
Presskeramik 180, 182

Primärausscheidung 261f.
Primer 235
Prothesengenauigkeit 112
Prothesenlack 120
Prothesenreinigung 120
Prothesenstomatitis 304
Pseudoelastizität 144, 256
Pulver-Flüssigkeit-Verfahren 224
Punktschweißverfahren 161

Q

Quarz 43, 149, 167, 169, 225, 237, 316
Quecksilber 241f., 244, 295, 300, 302
– Belastung 243, 248, 301, 303
Quellen 20, 103, 126, 139, 194
Quellenspannung 278, 282
Querkontraktion 133

R

Randspalt
– dorsaler 112
– Füllung 228, 237, 246
– klinischer 62, 65
– Verblendung 192
– Zement 63
Rauigkeit 48, 50, 81, 92, 226, 312
Rautiefe 50, 312, 314
Reibung (Gleit-, Haft-) 159
Reibungswiderstand 13
Rekristallisation (Weichglühen) 142
Relaxation 38, 110, 113, 140, 230, 242
Reproduktion (Detailwiedergabe) 24, 29, 50, 93
Resistenzgrenze 286
Restmonomer 105, 228, 233, 295, 304
Retention 81, 159, 235
– Klammer 151
– Metallverbund 212
– Wurzelstift 69
– Zement 58
Riegel 159
Ringabformung 27
Rocatec-Verfahren 187, 193
Rückstellvermögen 15, 23, 86
Ruhepotenzial 274, 286

S

Sägemodell 33
Sammelabformung 4, 27
Sandstrahlen 73, 81, 178, 192, 316
Sandwich-Technik 27
Sauerstoffinhibition 228
Sauerstoffkorrosion 272, 275, 279
Schichtkristall 264
Schichtung 177, 191, 211, 224, 228
Schlagfestigkeit 116, 119
Schlämmkreide 316
Schleifen 93, 314
Schleifmittel 194, 314
Schleuderguss 41
Schlicker 169, 179, 206
Schliffbild 265, 267
Schmelz 81, 165, 172, 177, 228
Schmelzätztechnik 81, 228, 235
Schmelz-Dentin-Adhäsiv 235
Schmelze 41, 46, 148, 166, 255, 260, 262
Schmelzintervall 69, 79, 88, 148, 161, 201, 257
Schmelzmasse 177, 182
Schmelztemperatur 78, 88, 165, 255, 258
Schmierschicht 235
Schmirgel 314, 316
Schutzlack 239
Schweißen 69, 160f., 205
Selbstaushärtung 208
Siedeblasen 107
SI-Einheit 210
Silanisierung 69, 99, 192, 219, 225
Silber 241, 271, 286
Silicoater-Verfahren 192
Silikat 6, 148f., 166, 225, 231, 237, 239
Silikatkeramik 165, 171, 182, 197
Silikon 5, 14, 20, 27, 33, 55, 91, 112, 126, 149, 295
Siliko-Phosphat-Zement 238
Sintern 165, 206
Sintertechnik 206, 214
Solidustemperatur (-linie) 42f., 78, 147, 257, 259, 261, 263
Spaltkorrosion 123, 272

Spannung
– elastische 13
– elektrische 270, 273, 281, 307
– innere 14, 18, 29, 37, 109, 111, 115, 137, 241
– mechanische 171
Spannung-Dehnung-Diagramm 130, 132, 141
Spannungsquelle 271, 273, 277, 281, 283
Spannungsreihe 271
Spezialhartgips 31
Spinell 169, 181
Splitteramalgam 241
Spritzen-Löffel-Technik 10, 26
Spritzgussverfahren 112, 119
Spritzpressverfahren
– Keramik 180
– Kunststoff 111
Sprödbruch 142, 171, 316
Stabilisator 104, 106, 304
Stahl 48, 143
Stanniolpapier-Effekt 308
Startradikal 104, 228
Startreaktion 104
Stauchung 15, 135, 193
Stopfverfahren 101, 111, 121
Störfeld 307
Streuung 65, 174, 294
Strom, elektrischer 55, 273, 278, 281f., 285, 294
Strom-Potenzial-Diagramm 273, 279, 287
Substitutionsmischkristall 256

T

Talkum 10, 22, 33, 85
Targis 187
Tauchverfahren 38
Teleskop 159
Thermoplast 22, 87, 102f., 112, 119
Thermoplastizität 22
Thiokol 9
Thixotropie 27
Tiefziehen 38, 187
Tiegel 41, 203
Toxizität 294, 297, 299, 302, 304, 308

Stichwortverzeichnis

Transferkäppchen 27
Transluzenz 165, 169, 173f., 187, 197
Transparenz 165, 169, 174
Triturieren 243, 303
Trockenbrennen 31

U

Überabdruck 4, 23, 27
Überexpansion 77
Überhitzung 47, 161, 187, 315
Unterfüllung 240, 249, 304

V

Vakuumbrand 168
Vakuum-Druck-Guss 41
Vaseline 80, 229
Vectris 187
Verarbeitungszeit 26, 57, 85, 106, 244
Verblendmaterial
– Keramik 180
– Kunststoff 192f.
– Reparatur 219
Verbundwerkstoff 224, 247
Verfärbung
– Amalgam 250
– Keramik 202, 219
– Kunststoff 106, 120, 193
– Legierung 79, 269, 281
Verfestigung
– Abformmaterial 5, 19
– Amalgam 244, 248
– Einbettmasse 149
– Gips 29
– Keramik 168
– Kunststoff 102, 109, 192
– Legierung 141, 209, 315
Verformung 7, 17, 52, 129, 140f., 143, 315
– elastische 130
– plastische 131, 139, 208, 210
– pseudoelastische 144, 256
Verformungswiderstand 116, 151, 160, 248
Vergütung 134, 207
– Komposit 229

Vernetzung 5, 13, 85, 116, 225
Versetzung 133
Versiegler 228
Versprödung 116, 141
Verzögerer 11, 32, 85
Vickers-Härte 56, 210
Vinylacetat 119, 126
Vinylchlorid 119
Viskoelastizität 15
Viskosität 14, 27, 166, 225
Völligkeitsgrad 312
Vollkeramik 165, 215
Volumenänderung 37
Volumenänderung/-effekt 28, 110, 170, 223, 246
Volumenverhalten
– Abformmaterial 11, 18, 86, 94
– Amalgam 245
– Einbettmasse 63, 149
– Gips 30
– Keramik 173
– Kunststoff 103, 109, 115, 193, 225
– Legierung 42f., 147
– Zement 237

W

Wachs 22, 32, 37, 54, 88, 180, 255, 315
Wärmebehandlung 134, 142, 207, 242, 288
Wärmeleitfähigkeit 48, 57, 123, 161, 204
Wärmespannung 138, 213
Warmfestigkeit 134, 202, 204, 208, 215
Wasseraufnahme 30, 86, 115, 228
Wasserglas 33, 149
Wasserstoffelektrode 270
Wechselbelastung 117, 139, 193
Weichglühen (Rekristallisation) 142
Weichlot 78
Weichmacher 91, 106, 116, 125, 224, 239
Werkstoffkette 35
Widerstand
– elektrischer 161, 278, 284, 317
Wirkung, elektrische 307
Wol-Ceram-System 180

Z

Zähne
 – künstliche 99, 175
Zahnfarbe 175
Zahnpasta 194
Zement 29, 37, 57, 61, 179, 304
 – provisorischer 60
Zementieren 57, 61, 63, 81, 198, 219, 229, 304
Zerreißfestigkeit 133, 136, 142, 171, 199
Zersetzung 43, 262
Zinkoxid 12, 59, 85, 316
Zinkoxid-Eugenol-Paste 92
Zinkoxid-Eugenol-Zement 59
Zinkphosphatzement 59, 239, 304
Zugfestigkeit 60, 132, 147, 171, 248
Zugspannung 130, 137, 171, 198, 213
Zugversuch 129
Zustandsdiagramm 258, 262
Zwischengitterplatz 257
Zwischenzonenmaterial 212